临床常见疾病诊治与护理

主　编　李丛言　徐淑爽　刘金凤　李　丽
副主编　王萍萍　赵　娟　王小锋　宋发亮
　　　　张梦馨　千维娜　陈淑良　吴昭利
　　　　黄家珍
编　者　(按姓氏笔画排序)
　　　　千维娜　王小锋　王萍萍　朱晓英
　　　　刘金凤　李　丽　李丛言　李成军
　　　　杨立群　杨晓午　吴昭利　宋发亮
　　　　张　倩　张梦馨　陈卫红　陈淑良
　　　　陈磊鑫　赵　娟　徐淑爽　黄家珍

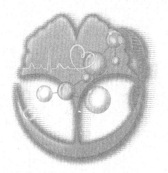

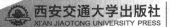

西安交通大学出版社
XI'AN JIAOTONG UNIVERSITY PRESS

国 家 一 级 出 版 社
全国百佳图书出版单位

图书在版编目(CIP)数据

临床常见疾病诊治与护理 / 李丛言等主编. — 西安：
西安交通大学出版社，2022.7
ISBN 978 - 7 - 5693 - 2677 - 2

Ⅰ. ①临⋯　Ⅱ. ①李⋯　Ⅲ. ①常见病-诊疗 ②常见
病-护理　Ⅳ. ①R4

中国版本图书馆 CIP 数据核字(2022)第 113904 号

书　　名	临床常见疾病诊治与护理
主　　编	李丛言　徐淑爽　刘金凤　李　丽
责任编辑	张永利
责任校对	赵丹青
出版发行	西安交通大学出版社
	（西安市兴庆南路 1 号　邮政编码 710048）
网　　址	http://www.xjtupress.com
电　　话	(029)82668357　82667874(市场营销中心)
	(029)82668315(总编办)
传　　真	(029)82668280
印　　刷	河北正德印务有限公司
开　　本	787mm×1092mm　1/16　印张 14.25　字数 350 千字
版次印次	2022 年 7 月第 1 版　　2022 年 7 月第 1 次印刷
书　　号	ISBN 978 - 7 - 5693 - 2677 - 2
定　　价	88.00 元

如发现印装质量问题,请与本社市场营销中心联系、调换。
订购热线:(029)82665248　(029)82667874
投稿热线:(029)82668803
读者信箱:med_xjup@163.com

前　言

随着现代科学技术的发展,医学知识也在不断更新,医务工作者需要不断用新的知识来丰富自己的头脑,只有这样,才能跟上医学发展的步伐。为此,我们组织了拥有多年临床经验的专家及护理人员,在参考了大量文献的基础上,编写完成了这本《临床常见疾病诊治与护理》。

本书分为四篇,共包括十四章内容,较为系统地介绍了内科、外科、五官科、皮肤科及感染科常见疾病的诊疗与护理要点。每种疾病基本都涵盖了病因与发病机制、临床表现、诊断、鉴别诊断、治疗、护理等内容。

本书内容丰富,语言精练,理论与实际紧密结合,并融入了当前国内外临床医学发展的新理论、新方法和新技术,集实用性、科学性和先进性于一体,有较高的临床参考价值,除可满足临床医师知识学习及拓展使用外,还可作为医学院校临床医学专业本科生及研究生的课外参考用书。

本书的编者人员均长期工作在繁忙的医、教、研第一线,为完成本书的编写付出了艰辛的劳动,在此特向各位编委致以诚挚的谢意。

由于医学各学科发展迅速,知识更新较快,因此书中难免有不足之处,恳请使用本书的读者多提宝贵意见及建议,以便今后不断完善。

编　者
2022 年 3 月

目　　录

第一篇　内科常见疾病

第二篇　外科常见疾病

第三篇　五官科常见疾病

第四篇　皮肤科及感染科常见疾病

第一篇

内科常见疾病

第一章 消化内科疾病

第一节 反流性食管炎

反流性食管炎是指过多的胃、十二指肠内容物反流入食管引起胃灼热感、反酸、吞咽困难等症状，并导致食管黏膜糜烂、溃疡等病变的疾病。近年来发现，幽门螺杆菌感染与反流性食管炎有一定的关系。反流性食管炎的症状易与消化性溃疡相混淆，中老年人以及肥胖、吸烟、饮酒、精神压力大者是反流性食管炎的高发人群。

一、病因与发病机制

食管下端括约肌功能降低及一过性食管括约肌松弛，可引起抗反流的屏障功能减弱及对胃反流物廓清能力障碍，并可对黏膜屏障功能造成损害，是反流性食管炎的主要病因。此外，小肠细菌过度生长及心理-社会因素也是胃食管反流的原因。

反流性食管炎的发病机制为：①食管抗反流机制减弱，使食管下括约肌的压力降低（正常人静息压为 $2\sim4kPa$），食管对反流物的清除发生障碍。②胃内膨胀和胃的排空延迟，使胃内压力增高。③反流物（尤其是 H^+）对食管黏膜的损伤。④食管黏膜屏障作用的减弱。

二、临床表现

反流性食管炎具有一定诊断价值的临床表现为胃食管反流症状，其中最典型者为上腹部或胸骨后区有烧灼感，可上达咽部，经常在餐后发生，在做弯腰动作时也易出现，其他还有反胃、反酸、嗳气等。如有吞咽食物疼痛，特别是吞咽热流质时更甚，提示食管黏膜已受损；吞咽困难常因食管黏膜有活动性炎症或消化性狭窄；如有出血，大便隐血可间歇阳性，久之会发生贫血，常为食管溃疡所致，合并急性大出血者少见。反流性食管炎的并发症中以呼吸道并发症最为常见，据报道，呼吸道并发症的发生率高达 40％ 左右，患者可发生声音嘶哑、夜间咳嗽、哮喘（成人哮喘 80％ 以上可能是胃食管反流所致），更甚者可发生吸入性肺炎、肺不张、肺脓疡和肺间质纤维化等。因此，临床上对难以解释的慢性咳嗽、发热、反复肺炎者，应排除胃食管反流和反流性食管炎。

三、诊断

(一)诊断要点

1.病史

患者通常有胃或食管手术史，或有呕吐、饮酒史，或曾经摄入了过多的巧克力、咖啡等饮料，或有应用氨茶碱、阿托品、普萘洛尔、烟酸、黄体酮等药物史。

2.症状与体征

患者常有剑突下烧灼感、吞咽食物时食管刺激感、胸骨后疼痛、咽下困难、反流,一般无明显体征,少数患者可以有剑突下轻压痛。

(二)辅助检查

1.内镜检查

目前一致认为内镜肉眼观察和组织学活检为诊断反流性食管炎最为特异和敏感的方法。内镜下食管炎分级 Savary-Miller 标准目前仍在广泛采用。Ⅰ级:孤立性糜烂灶与红斑灶和/或渗出;Ⅱ级:散在糜烂和溃疡,未波及食管全周;Ⅲ级:糜烂和溃疡波及食管全周;Ⅳ级:慢性病损或溃疡伴食管纤维化、狭窄、短食管、Barrett 食管(食管黏膜的鳞状上皮细胞代以柱状细胞,属一种癌前病变,是内镜重点随访对象)。

2.24 小时食管 pH 监测

将带有 pH 电极的导管经鼻插入,安置于食管下括约肌上方 5cm 处。正常人食管下端 24 小时 pH 值<4 的时间仅占 0～4%;如≥5%,提示有胃食管反流,往往在餐后和夜间更为明显。该法是判断有否胃食管反流的金标准。

3.食管腔内压力测定

采用充满水的连续灌注导管系统可测定食管腔内压力。测压时,先将测压管插入胃内,之后以 0.5～1.0cm/min 的速度抽出导管,并测量食管内压力。当静止时,食管下括约肌压力<0.8kPa 或食管下括约肌压力和胃腔内压力比值<1,提示食管下括约肌功能不全,或有胃食管反流存在。该试验对判断是否有胃食管反流有一定的局限性,仅用于不典型的胸痛患者或反流性食管炎患者经内科治疗失败而考虑做抗反流手术者。

4.核素成像检查

患者空腹口服核素标记液 300mL,再饮冷开水 20～30mL 以清除食管内残留试剂,15 分钟后,先取立位观察食管有无放射性物质出现,若无,则取仰卧位,并以压力装置的腹带缚于胃部,给予不同压力,同时进行食管部位 γ 摄像,若食管出现放射性物质,即提示有胃食管反流,并可计算反流量。如肺内显示核素增强时,表明过多的反流入肺,是肺部病变的原因。该法对胃食管反流判断的敏感性和特异性约为 90%。

5.其他检查

X 线检查仅对严重食管炎或伴有食管裂孔疝者有意义;食管滴酸试验对诊断反流性食管炎也有一定帮助,但现已较少应用。

目前一致认为,24 小时食管 pH 监测和内镜检查是诊断反流性食管炎的"标准方法"。24 小时食管 pH 监测可确定有否胃食管反流,内镜检查可观察食管下端有否黏膜损伤及其程度。

四、鉴别诊断

反流性食管炎应与消化性溃疡、食管癌、食管霉菌感染相鉴别。自从内镜检查普及以后,反流性食管炎的鉴别不再困难。反流性食管炎能产生不典型胸痛,酷似心绞痛,也可诱发真正的心绞痛,因而反流性食管炎还要与冠心病之心绞痛、心肌梗死进行鉴别。

五、治疗

(一)一般治疗

不论反流性食管炎是轻是重,均应先调整患者的生活方式,并嘱其避免过劳或弯腰(尤其在饱餐后),夜间临睡前不要进食,睡觉时把头侧床脚抬高 20cm,戒烟限酒,不饮用浓咖啡等。经一般治疗无效者,可用药物进行治疗。

(二)药物治疗

胃食管反流物中以 H^+ 对食管黏膜的损害最为强烈,因此制酸治疗十分重要。

1. 制酸剂

制酸剂可中和胃酸,能缓解反流症状,但只对轻症有效。

(1)H_2 受体拮抗剂:可竞争性地抑制 H_2 受体,从而抑制胃酸分泌。常用的药物有西咪替丁,0.4g,2 次/天,或雷尼替丁,150mg,2 次/天,必要时剂量可加大。另据报道,使用尼扎替丁,150mg,2 次/天,其疗效优于西咪替丁及雷尼替丁,值得临床进一步观察。

(2)质子泵抑制剂:常用奥美拉唑和兰索拉唑,能有效抑制反流症状,通过抑制与质子分泌有关的酶(H^+-K^+-ATP 酶),从而减少胃酸分泌。这些药物作用可维持 24 小时或以上,因此每天服药 1 次即可。目前公认质子泵抑制剂为治疗活动性反流性食管炎的首选药物。

2. 促胃肠动力药

其作用机制为抗反流,通过增强食管下括约肌的紧张性和促进胃的排空而减轻反流。在临床上,单独应用该药治疗的疗效逊于抑制胃酸分泌的药物,但对胆汁反流的反流性食管炎,其疗效似乎优于制酸剂。常用的药物有吗丁啉,10mg,3 次/天;或西沙必利,5~10mg,3 次/天,饭前服用,必要时临睡前加服 1 次。需要注意的是,胃复安长期服用不良反应较多,故不宜应用于反流性食管炎。

3. 胃肠黏膜保护剂

现常用的胃肠黏膜保护剂为硫糖铝,其中以硫糖铝混悬剂(如舒可捷、苏克菲)更适合于反流性食管炎,每次 1g(10mL),每天 3 次或 4 次,但单独应用疗效并不满意。

总之,反流性食管炎的治疗应根据病情选用药物,治疗剂量应个体化,必要时可将制酸剂与促胃肠动力药联合应用。当联合药物治疗无效时,特别是对年轻患者,可考虑行外科手术治疗,大多主张做胃底折叠术。

六、护理

(一)一般护理

为减少患者平卧时及夜间的反流量,可将床头抬高 15~20cm;避免睡前 2 小时内进食,白天进餐后亦不宜立即卧床;还应避免食用使食管下括约肌压力降低的食物和药物,如高脂肪、巧克力、咖啡、浓茶以及硝酸甘油、钙拮抗剂等。此外,应嘱患者戒烟及限酒,减少一切影响腹压增高的因素,如肥胖、便秘、紧束腰带等。

(二)用药护理

遵医嘱给予药物治疗,注意观察药物的疗效及不良反应。

1. H₂受体拮抗剂

H_2受体拮抗剂应在餐中或餐后即刻服用,若需同时服用抗酸药,则两药应间隔 1 小时以上。若静脉给药,应注意控制速度,过快可引起低血压和心律失常。西咪替丁对雄激素受体有亲和力,可导致男性乳腺发育、阳痿以及性功能紊乱,应做好解释工作。此外,H_2受体拮抗剂主要通过肾排泄,用药期间应监测肾功能。

2. 质子泵抑制剂

奥美拉唑可引起头晕,应嘱患者用药期间避免开车或做其他必须高度集中注意力的工作。兰索拉唑的不良反应包括荨麻疹、皮疹、瘙痒、头痛、口苦、肝功能异常等,轻度不良反应不影响继续用药,较严重时应及时停药。

3. 抗酸药

嘱患者抗酸药应在饭后 1 小时和睡前服用,服用片剂时应嚼服,乳剂用药前应充分摇匀,抗酸剂应避免与奶制品、酸性饮料及食物同时服用。

(三)饮食护理

(1)指导患者规律进餐,饮食不宜过饱,选择营养丰富、易消化的食物,避免摄入过咸、过甜、过辣的刺激性食物。

(2)制订饮食计划:与患者共同制订饮食计划,指导患者及其家属提高烹饪技巧,增加食物的色、香、味,以刺激患者食欲。

(3)观察并记录患者每天进餐数量、种类,以了解其摄入营养素的情况。

第二节 慢性胃炎

慢性胃炎是指各种病因引起的胃黏膜慢性炎症。目前我国采纳了新悉尼系统的分类方法,将慢性胃炎分成浅表性(非萎缩性)、萎缩性和特殊类型三大类。慢性萎缩性胃炎又可分为多灶萎缩性胃炎(B 型)和自身免疫性胃炎(A 型)两大类,B 型表现为萎缩性改变,在胃内呈多灶性分布,以胃窦为主,多数由幽门螺杆菌(Hp)感染所致;A 型表现为萎缩改变,主要位于胃体部,由自身免疫引起。

一、病因与发病机制

慢性胃炎的病因与发病机制迄今尚未完全阐明,目前认为可能与下列因素有关。

1. 微生物

(1)幽门螺杆菌:可致慢性活动性胃窦胃炎或全胃炎。人群中幽门螺杆菌感染的阳性率随年龄增长而增加,60 岁时可达 50% 以上。据统计,我国慢性胃炎中幽门螺杆菌的检出率为 50%～70%。经研究表明,幽门螺杆菌经口进入胃内,利用菌体及鞭毛穿过黏液层而稳定地寄居在黏液层下和上皮之间,呈克隆性生长,其间可产生脂多糖、细菌毒素、尿素酶及蛋白酶等多种酶类,加之局部的免疫反应,导致胃黏膜屏障功能降低、H^+ 反渗,从而造成炎细胞浸润、细胞变性坏死,最终引起胃炎改变。

(2)其他细菌:口、鼻、咽喉等部位存在慢性感染灶,经常咽下带细菌或细菌毒素的分泌物,使其刺激胃黏膜而致慢性胃炎。

(3)病毒:巨细胞病毒、单纯疱疹病毒等偶尔也可引起慢性胃炎。

2.理化刺激

长期饮用烈性酒、浓茶、咖啡,进食辛辣、过硬及粗糙食物,服用水杨酸等对胃有刺激的药物,均可导致慢性胃炎。

3.肠液反流

由于幽门功能失调及胃次全切除术后小肠液反流入胃,肠液中的胆酸、酶类和溶血卵磷脂等物质破坏了胃黏膜屏障,使 H^+ 反渗入胃黏膜,可引起慢性胃炎的发生。

4.自身免疫

根据在某些胃体萎缩性胃炎(CAG)患者可测得壁细胞抗体(PCA)和/或内因子抗体(IFA),认为自身免疫功能的改变在胃体萎缩性胃炎的发病中起着一定作用,称为自身免疫性胃炎。

二、临床表现

慢性胃炎常缺乏特异性症状和体征,主要有中上腹部隐痛、灼痛、钝痛、胀痛,可见嗳气、反酸、腹胀、恶心、呕吐、食欲缺乏和体重减轻。出血性胃炎及胃黏膜糜烂较甚者可出现柏油样便,甚至呕血,可导致贫血。

三、诊断

(一)诊断要点

慢性胃炎因无特异性症状和体征,故诊断主要依据内镜检查、病理组织学检查和泌酸功能检查。

(二)辅助检查

1.胃镜及活组织检查

该检查是本病最可靠的确诊方法。浅表性胃炎病变黏膜红白相间,以红为主,黏膜充血、红肿,可有糜烂及出血点,黏液分泌增多;萎缩性胃炎黏膜呈灰白色,也可红白相间,以白为主,黏膜皱襞平坦,黏膜下血管显露,黏膜表面易有糜烂及出血,或有不规则颗粒状结节。内镜下活组织检查可进行病理学诊断。

2.幽门螺杆菌检测

侵入性方法有活检标本快速尿素酶试验、活检黏膜微氧环境下培养、活检标本病理切片观察幽门螺杆菌或做 Warthin-starry 银染色法观察幽门螺杆菌;非侵入性方法包括血清抗幽门螺杆菌抗体测定(适用于流行病学检查)、^{13}C 或 ^{14}C 尿素呼气试验(敏感度和特异度较高,适用于治疗后复查)。

3.血清学检查

萎缩性胃体胃炎(A 型胃炎)患者血清促胃液素水平明显升高,血清壁细胞抗体、内因子抗体呈阳性;萎缩性胃窦胃炎(B 型胃炎)患者血清促胃液素水平正常或下降,随 G 细胞破坏程度而定。

4. X线钡餐检查

萎缩性胃炎可见胃黏膜皱襞变细或消失,张力低;胃窦炎可见窦区狭窄、皱襞增粗;浅表性胃炎可无阳性发现。

四、鉴别诊断

慢性胃炎首先应与胃癌相鉴别,特别是早期胃癌中的平坦型,与糜烂型胃炎极为相似,有的肉眼难以辨认。内镜检查中每遇有可疑病灶时,应做活组织检查及切片检查,以防误诊及漏诊。如伴有重度不典型增生及Ⅲ型肠上皮化生,应视为癌前病变。

慢性胃炎还应与消化性溃疡、慢性肝胆疾病及胰腺疾病进行鉴别,经影像学及内镜检查常可明确诊断。

五、治疗

1. 一般治疗

慢性胃炎无明显症状者可不应用药物治疗,注意饮食调节即可。对于活动期者,饮食调节也非常重要,以柔软、富有营养而无或少刺激性饮食为宜,切忌暴饮暴食。同时,尽可能避免服用水杨酸制剂等对胃刺激性大的药物;若有上呼吸道慢性感染灶,则应积极治疗。

2. 解痉制酸

当慢性胃炎活动或上腹痛明显时,可用普鲁苯辛或颠茄合剂等解痉。虽然本病一般无胃酸过高,但由于存在 H^+ 反渗,因此在活动期服用制酸剂是有必要的,可选用 H_2 受体拮抗剂,如雷尼替丁、法莫替丁等,还可用氢氧化铝及其他制酸剂。

3. 抗生素

针对幽门螺杆菌感染,可用胶体枸橼酸铋钾、庆大霉素、羟氨苄青霉素、痢特灵、四环素等。

4. 促胃动力药

为促进胃排空,消除腹胀、嗳气及控制胆汁反流,可用胃复安或吗丁啉。这类药应在餐前15分钟口服,且不要与抗胆碱能药(阿托品、普鲁苯辛等)同时使用。对有胆汁反流者,还可用消胆胺。

5. 助消化药

对胃酸缺乏、食欲缺乏而无活动性慢性胃炎者,可给予1‰稀盐酸、胃蛋白酶合剂或多酶片等口服。

6. 黏膜保护药

得乐除有杀灭幽门螺杆菌作用外,也是一种黏膜保护剂,在酸性环境下,可与炎性组织的糖蛋白形成不溶性沉积物,对病变胃黏膜起着覆盖和隔离作用,能防止胃酸、酶类及食物的刺激,促进黏膜愈合。硫糖铝也能在胃内形成胶状覆盖物,还有抑制胃蛋白酶活性、保护细胞、产生内源性列腺素 E_2(PGE_2)及加速细胞再生的作用。生胃酮有促胃分泌黏液、破坏或抑制胃蛋白酶活性、使上皮细胞生命延长及产生内源性 PGE_2 等作用。

7. 激素

糖皮质激素仅宜用于胃壁细胞抗体(PCA)阳性的胃体萎缩型胃炎(A型)伴恶性贫血者。

近年来,有学者用五肽胃泌素治疗萎缩型胃炎,20～50μg,开始时每天 2 次,肌内注射;症状缓解后改为 50μg,每周 2 次,疗程为半年。

六、护理

慢性胃炎的护理原则:去除致病因素,缓解胃部不适,指导患者合理摄取营养,改善营养状况并维持,减轻患者的焦虑程度,使患者积极配合治疗及护理。

(一)休息与活动

指导患者急性发作时卧床休息,并注意腹部保暖;病情缓解时,适当锻炼,以增强机体抗病能力;嘱患者保持生活规律,注意劳逸结合。

(二)饮食护理

1. 饮食原则

对于急性发作期患者,可给予半流食;嘱恢复期患者食用富含营养、易消化的食物,避免食用辛辣、生冷等刺激性食物,不宜饮浓茶、咖啡等饮料;对于嗜酒患者,应嘱其戒酒;指导患者加强饮食卫生并养成良好的饮食习惯,向患者说明摄取足够营养的重要性,鼓励患者少量多餐,以进食高热量、高蛋白、高维生素、易消化的饮食为原则。

2. 制订饮食计划

与患者及其家属共同制订饮食计划,指导他们改进烹饪技巧,增加食物的色、香、味,以刺激患者的食欲。低胃酸者,应在完全煮熟食物后食用,以利于消化吸收,同时可给予刺激胃酸分泌的食物,如肉汤、鸡汤等;高胃酸者,应避免进食酸性及多脂肪的食物。

(三)用药护理

在根除幽门螺杆菌感染治疗时,应注意观察药物的疗效和不良反应。

1. 胶体铋剂

因枸橼酸铋钾只有在酸性环境中才起作用,故宜在餐前半小时服用。枸橼酸铋钾可使牙齿、舌变黑,可用吸管将其吸至舌根后咽下。部分患者服药后可出现便秘、粪便变黑,停药后可自行消失。

2. 抗菌药物

服用阿莫西林前应询问患者有无青霉素过敏史,使用过程中应注意患者有无迟发性过敏反应,如皮疹。甲硝唑可引起恶心、呕吐等胃肠道反应,应在餐后半小时服用。

(四)心理护理

1. 减轻焦虑

为患者提供安全、舒适的环境,减少对患者的不良刺激;避免患者与其他有焦虑情绪的患者或亲属接触;亦可指导患者散步、听音乐等,以转移其注意力。

2. 心理疏导

首先,帮助患者分析产生焦虑的原因,了解患者内心的期待和要求;然后,与患者共同商讨这些要求是否能够实现,指导患者采取正确的应对机制。

3.树立信心

向患者讲解疾病的病因及防治知识,指导患者保持合理的生活方式和去除对疾病的不利因素;可以请有过类似疾病的患者讲解采取正确应对机制所取得的良好效果。

第三节　急性胃扩张

急性胃扩张是指胃和十二指肠内由于大量气体、液体或食物潴留而引起的胃和十二指肠上段的高度扩张。本病在儿童及成人均可发病,以男性多见,发病年龄大多在21~40岁。

一、病因与发病机制

急性胃扩张多发生于腹部手术后、某些慢性消耗性疾病及长期卧床的患者,国内报道多为暴饮暴食所致。本病常见的病因如下所示。

1.胃及肠壁神经肌肉麻痹

胃及肠壁神经肌肉麻痹见于:①麻醉和外科手术后。②中枢神经损伤。③腹腔及腹膜后的严重感染。④慢性消耗性疾病,如慢性肺源性心脏病、尿毒症、肝性脑病时的毒血症。⑤代谢性疾病及电解质紊乱,如糖尿病合并神经病变、低血钾症等。⑥药物,如抗胆碱药物过量。⑦暴饮暴食;⑧其他,如自主神经功能紊乱等。

2.机械性梗阻

机械性梗阻见于:①脊柱前凸畸形。②肠系膜上动脉压迫综合征。③胃幽门区良性狭窄及恶性肿瘤。④十二指肠肿瘤及其周围良性狭窄和恶性肿瘤等。

在前述某一或多个病因存在下,胃排空障碍而使胃扩张,达到一定程度时,胃壁肌肉张力降低,使胃和十二指肠交界处角度变成锐角,胃内容物排出受阻,胃腔膨大,进而可压迫十二指肠,并将系膜和小肠挤向盆腔,造成幽门远端的梗阻。当胃和十二指肠麻痹后,其所分泌的液体(如胃液、胆汁、胰液及十二指肠液)因不能被吸收而潴留在胃和/或十二指肠内,加上吞咽的气体及发酵产生的气体,使胃和十二指肠进一步扩张,形成恶性循环。大量液体潴留在胃和十二指肠内,造成反应性呕吐及大量频繁的呕吐,除导致水分的大量丢失造成脱水外,还造成了电解质成分的丢失,引起酸碱平衡紊乱。胃在扩张后机械性地压迫门静脉、下腔静脉,使血液潴留在腹腔内脏,回心血量减少,加之水分的丢失,使有效血容量减少,最后甚至可导致休克。

二、临床表现

1.典型表现

患者多表现为上腹或脐部胀满、疼痛、恶心、呕吐。呕吐物开始为深棕绿色的混浊液体,后呈咖啡渣样。腹部呈不对称隆起,上腹有振水声,全腹有弥漫性轻度压痛,肠鸣音减弱或消失。

2.常见并发症

(1)电解质及酸碱平衡紊乱:由于频繁和大量呕吐,胃液成分大量丢失,可出现低钾血症、低钠血症、低氯血症和二氧化碳结合力增高。

(2)穿孔：由于胃壁过度扩张，胃壁变薄，其表面血管扩张、充血，胃黏膜因缺血而发生胃壁坏死，严重者可出现穿孔。

(3)休克：主要由呕吐引起的水分大量丢失所致。

三、诊断

本病根据病史、查体及腹部 X 线检查，一般可以明确诊断。

(一)诊断要点

1.病史

病前有相关外科手术史、慢性疾病史或暴饮暴食史存在。

2.症状与体征

(1)腹痛、腹胀：病初有上腹部饱胀、上腹部或脐周持续性胀痛，可有阵发性加重，但多不剧烈。

(2)恶性呕吐：伴随腹胀、腹痛的加重而出现，并且逐渐加重。呕吐物初为胃内容物，反复频繁呕吐后转为棕褐色酸性液体。

(3)排气、排便停止：在后期易于出现。

(4)脱水、休克：主要因失水及电解质丢失所致，表现为口渴、精神萎靡、嗜睡、半昏迷、呼吸急促、少尿或无尿、血压下降等。

3.查体

查体时，患者可有脱水貌；腹部高度膨隆，可见"巨胃窦征"，可有腹部压痛和肌紧张，但反跳痛不明显；胃区振水音阳性，肠鸣音可减弱或消失。

(二)辅助检查

1.胃管吸液

插入胃肠减压管吸出大量胃内液体(3～4L)，即可确诊。

2.腹部 X 线检查

立位透视或平片，可见大胃泡伴液气平面。在肠穿孔时，可有膈下游离气体出现。

3.B 超检查

B 超检查可见胃高度扩张、胃壁变薄，亦可见大量潴留物。

4.实验室检查

白细胞计数多不增高，但有穿孔等并发症存在时，可有细胞计数增高，甚至出现核左移。在明显脱水时，可见红细胞计数及血红蛋白增高。尿液检查可见尿比重增高、蛋白尿、管形尿。血生化检查可见血钾、血钠、血氯降低，血尿素氮和二氧化碳结合力升高等。

四、鉴别诊断

急性胃扩张需要与以下疾病进行鉴别。

1.胃扭转

胃扭转亦有腹胀、腹痛和呕吐，但其起病急，腹痛较剧烈，呕吐频繁而量少，胃内溶液无胆汁,查体可见上腹部膨隆,呈半球状,而脐下平坦,胃管不能插入胃内,X线透视或腹部X线片可见胃腔扩大,出现一个或两个气液平面。钡剂造影时,钡剂不能进入胃内而在食管下段受阻,梗阻端呈尖削阴影等,有助于与急性胃扩张进行鉴别。

2.原发或继发性腹膜炎

腹膜炎患者有肠鸣音减弱或消失,但其常有脏器穿孔或/和腹腔感染史,腹部呈弥散性膨隆伴腹膜刺激征,腹腔积液征呈阳性,腹腔穿刺呈渗出性改变,胃肠减压不能使症状缓解,有助于与急性胃扩张进行鉴别。

3.高位机械性肠梗阻

高位机械性肠梗阻亦可有腹痛、呕吐、腹部胀满,但其多有消化性溃疡、手术后局部粘连、胃肠及腹腔肿瘤等病史,腹痛多为急性发作性腹部绞痛,常伴有高亢的肠鸣音,X线腹部立位透视或平片检查可见肠管呈多个梯形气液平面,胃肠减压症状不能缓解,有助于与急性胃扩张进行鉴别。

4.急性胃炎

急性胃炎在饱餐之后亦可出现呕吐和上腹部疼痛,有时较为明显,但其在呕吐后腹痛可减轻,且无明显胀满或扩大的胃型等,有助于与急性胃扩张进行鉴别。

五、治疗

(一)一般治疗

(1)禁食、禁水:患者一经确诊,应予禁食、禁水,以免使胃扩张加重。

(2)洗胃:可用等渗温盐水洗胃,直至胃内容物被清除干净,吸出正常胃液。

(3)持续胃肠减压:清除胃内容物后,应继续给予持续胃肠减压,直至恶心、呕吐、腹痛、腹胀症状消失,肠鸣音恢复。

(4)病情允许时,可予治疗性体位,即俯卧位或膝胸卧位。在腹胀减轻、肠鸣音恢复后,可进少量流食,如症状无反复,可逐渐增加进食量,并逐步过渡到半流食、普食。

(二)药物治疗

1.补液

给予患者足够的水分、热量和电解质,以维持患者的有效血容量和能量需要,常用的液体有5%~10%葡萄糖、5%葡萄糖生理盐水、平衡盐、复合氨基酸、脂肪乳、维生素及钾盐等。对于禁食的患者,输液量一般需3000~4000mL,具体入量可根据患者体重、体液丢失量计算,并注意心、肺功能情况,供应热量应不少于125kJ/(kg·d)。

2.抗感染

当患者合并穿孔时,应给予积极抗感染治疗,常用的药物有氨苄青霉素、氧哌嗪青霉素、环丙沙星、甲硝唑等。感染较重时,可给予输新鲜血及血浆,以便加强支持治疗和提高患者的抗病能力。

(三)并发症的治疗

1.抗休克

当患者并发休克时,应积极进行抗休克治疗。

2. 纠正酸碱失衡和电解质紊乱

因呕吐可导致大量酸性胃液及电解质丢失(前者易于引起代谢性碱中毒,后者容易导致 Na^+、K^+、Cl^- 等离子的丢失),故需给予 0.1%～0.2%氯化氢或氯化铵注射液静脉滴注(注意氯化氢必须选用大静脉,否则可能导致严重的周围静脉炎),亦可给予精氨酸注射液静脉滴注,并注意补充钾盐。

3. 穿孔的手术治疗

当患者合并穿孔时,应及时进行手术治疗。

六、护理

1. 基础护理

安置患者于安静、舒适、阳光充足、便于照顾和抢救的病室;嘱其绝对卧床休息,保持室内清洁、空气新鲜,并注意保暖,使患者头部偏向一侧,以保持呼吸道通畅;做好患者的口腔、皮肤护理以及恢复期的饮食指导,并避免随意搬动患者。

2. 病情观察

对重危患者实行专人护理,严密监测其生命体征,注意观察患者的面色、表情、体温、脉搏、呼吸、血压等情况;定时巡视病房,如有异常,应及时报告医师,并寻找原因,给予处理;对于发生呕吐的患者,应严密观察呕吐物的颜色、性质和量,及时清理呕吐物,避免发生误吸及窒息;详细记录 24 小时胃管引流液的量、颜色、性质。

3. 心理护理

由于急性胃扩张患者一般症状出现较为突然,患者及其家属多无心理准备,因此会有明显的恐惧和焦虑心理。护理人员应主动向患者及其家属讲解急性胃扩张的相关知识、疾病进展情况及治疗方案,以取得理解与配合,同时应耐心解答患者及其家属的疑问,并有针对性地进行心理指导,解除其思想顾虑,鼓励其积极配合治疗及护理。

4. 胃肠减压的护理

插管之前,先向患者讲解插管的目的、意义、方法,以及在置管过程中的配合要点和注意事项,取得患者的信任与配合,确保插管一次成功,并减少患者的痛苦。插管时,严防胃管误入气管,导致反射性咳嗽,引起胃内压急剧增高,造成胃破裂。插管后,应妥善固定胃肠减压装置,防止逆流及变换体位时加重胃管对患者咽部的刺激,同时应严密观察引流情况,以防胃管受压、脱出等影响减压效果。

患者由于胃扩张、胃壁肌层薄、病情危重,因此第一次引出液体量应小于 1000mL,以防因腹内压骤减而引起心脏反射性骤停及胃黏膜急剧充血,发生胃出血。在减压过程中,应注意观察引流液的颜色、性状和量,使用吸引器抽吸出胃内容物后,用温度为 35～38℃、浓度为 1%的温盐水反复冲洗,以减轻胃黏膜水肿,同时可稀释胃内容物。每次注入温盐水 200mL,冲洗后抽出弃去,如此反复冲洗,直至冲洗液干净。有医嘱口服药物时,可通过胃管注入口服药,并在注药后夹闭胃管 1 小时。在胃肠减压过程中,医护人员必须保持沉着冷静,动作熟练、轻柔。留置胃管期间,应当加强患者的口腔护理,严密观察患者水、电解质及胃肠功能的恢复情况。当胃管引流量减少、胃液颜色清淡、肠鸣音恢复正常时,可考虑拔出胃管,停止胃肠减压。

七、预后

急性胃扩张是内科急症,既往在治疗不及时的情况下,病死率可高达 20%。随着医疗卫生知识的普及和诊疗技术的进展,急性胃扩张的发病率已明显减少。单纯性急性胃扩张若能及时获得诊断和治疗,大部分预后良好;伴有休克、穿孔等严重并发症者,预后仍较差。

第四节　急性出血性坏死性肠炎

急性出血性坏死性肠炎是以小肠的广泛出血、坏死为特征的肠道急性蜂窝织炎,病变主要累及空肠和回肠,偶尔可侵犯十二指肠和结肠,甚至累及全消化道。本病以腹痛、腹泻、便血、腹胀、呕吐和发热为主要表现,严重者可有休克、肠麻痹等中毒表现以及肠穿孔等并发症,是一种可危及患者生命的暴发性疾病。本病任何年龄均可发生,但以学龄前儿童和青少年多见,男性多于女性,夏秋季节高发。

一、病因与发病机制

本病的病因尚未完全阐明,现认为与感染产生 β 毒素的 C 型产气荚膜杆菌有关(β 毒素可致肠道组织坏死,产生坏疽性肠炎)。

C 型梭状芽孢杆菌在繁殖期可产生 β 毒素。β 毒素是一种蛋白质外毒素,能干扰肠黏膜表面绒毛的正常功能,使病原体得以黏附而致病。长期营养不良,致机体抵抗力下降,或主食中缺乏蛋白质,当进食被 C 型梭状芽孢杆菌污染或已经变质的食物时,由于胰液和蛋白水解酶减少,不能分解破坏 β 毒素,而使细菌得以定植而致病。

此外,有研究表明,本病可能还与饮食习惯突然改变、蛔虫及其毒素所致的变态反应有关。

二、临床表现

急性出血性坏死性肠炎起病急,发病前多有不洁饮食或暴饮暴食史。受冷、劳累、肠道蛔虫感染及营养不良为本病的诱因。

1.腹痛

腹痛系急性出血性坏死性肠炎首发的主要症状,病初常表现为逐渐加剧的脐周或左中上腹阵发性绞痛,其后逐渐转为全腹或右下腹持续性痛并阵发性加剧,常伴有恶心、呕吐,呕吐物常为黄水,严重者呈咖啡样或血水样。腹痛在便血控制后 3～5 天仍每天发作数次,可为最后消失的症状。

2.腹泻与便血

腹痛发生后即可有腹泻,每天数次至十数次不等。粪便初为糊状而带粪质,其后渐为黄水样,继之即呈血水状或呈赤豆汤和果酱样,甚至可呈鲜血状或暗红色血块;粪质少而具有难闻的腥臭味,无里急后重。出血量多少不定,轻者可仅有粪便潜血阳性而无便血,严重者一天出血量可达数百毫升。腹泻和便血时间短者仅 1～2 天,长者可达 1 个月,且可呈间歇性发作,或反复多次发作。严重病例后期因中毒表现严重而发生麻痹性肠梗阻时便次可减少,甚至停止腹泻,但肛门指诊多能发现血便为本病的特征。

3.全身中毒表现

起病后不久,患者即出现发热,一般在38～39℃,少数可达40℃以上,持续4～7天后逐渐退热,偶有长达2～3周者。中毒表现严重者可出现抽搐、昏迷,也可出现四肢厥冷、皮肤暗紫、血压下降、中毒性休克等。当患者腹泻、便血严重时,可出现贫血、脱水和酸中毒表现。

4.腹部体征

患者胃肠道症状虽重,但腹部体征却相对较少,可有腹部饱满,有时可见肠型。触诊腹软,或有轻度压痛,但也可有明显压痛、腹肌紧张和反跳痛,提示伴有急性腹膜炎。移动性浊音可呈阳性,也可抽出血性腹腔积液。肠鸣音早期亢进,有肠梗阻时可闻及气过水声或金属音。当腹膜炎明显时,肠鸣音可减弱或消失。

三、诊断

(一)诊断要点

本病的诊断主要依据临床表现。患者有不洁饮食、暴饮暴食史,突然腹痛、腹泻、便血和呕吐,伴有中度发热,或突然腹痛后出现休克或麻痹性肠梗阻表现,特别是有腥臭味的洗肉水样便而无明显里急后重者,应考虑本病的可能。

(二)辅助检查

1.血常规检查

白细胞增多,一般为$(12～20)×10^9/L$,以中性粒细胞增多为主。肠坏死或腹膜炎时,可出现类白血病反应、核左移明显,部分患者可出现中毒性颗粒。

2.粪便检查

粪便呈血性,或潜血试验强阳性,镜检可见大量红细胞、白细胞及脱落的上皮细胞。粪便培养时,部分病例可有Welchii杆菌、大肠埃希菌等生长。

3.尿常规检查

尿中可有蛋白尿、红细胞、白细胞及管型。

4.X线检查

腹部透视或X线平片可见中腹或上腹部肠管充气、扩张,黏膜皱襞模糊、粗糙,肠壁水肿增厚,肠间隙增宽;立位片中有大小不等的液平面;肠穿孔者可有气腹。在急性期,禁做胃肠钡餐或钡灌肠检查,以免诱发肠穿孔。

5.结肠镜检查

结肠镜检查时可见全结肠腔内有大量新鲜血液,但未见出血病灶,并可见回盲瓣口有血液涌出。

四、鉴别诊断

急性出血性坏死性肠炎需要与以下疾病进行鉴别。

1.急性克罗恩病

急性克罗恩病无明显季节性,腹痛及压痛多在右下腹;X线检查时见病变在回肠及回肠末端,常呈节段性分布;便血较少见,即使有便血,一般也较轻,休克亦少见。由于病变可侵犯肠壁淋巴组织,因此易形成肉芽肿,造成瘢痕狭窄、瘘管和右下腹包块。

2. 急性中毒性痢疾

急性中毒性痢疾的腹痛常位于左下腹,有里急后重感,粪中脓多于血,粪细菌培养有痢疾杆菌生长。

3. 溃疡性结肠炎

溃疡性结肠炎常发展较慢,少有急性起病者,病变多在直肠、乙状结肠、降结肠,也可波及全结肠。腹部 X 线可有腊肠样特征,结肠镜检查可见病变处肠黏膜弥漫性充血、糜烂,有溃疡形成。

4. 绞窄性肠梗阻

绞窄性肠梗阻患者一般先有腹痛,而后出现肠型、发热、肠鸣音亢进,有气过水声。

五、治疗

1. 休息和禁食

嘱患者在发热、腹痛、腹胀、呕吐及便血期间应卧床休息并禁食,有腹胀者应尽早做胃肠减压。禁食是一项重要治疗措施,轻者需禁食 7～8 天,重者需禁食 14～21 天,疑诊时即应禁食,确诊后更应禁食,待腹胀消失和腹痛减轻、腹部体征基本消失、无便血或大便潜血转阴、临床一般情况明显好转后,方可给予易消化、无刺激性流质饮食,逐渐过渡到半流质、软食乃至正常饮食。过早恢复正常饮食可使症状再发;过晚恢复正常饮食又可影响营养摄入,造成延迟康复。

2. 支持疗法

在禁食期间,应给予患者静脉输入高营养液,如 10％～25％葡萄糖液、复方氨基酸液、水解蛋白,以及 B 族维生素、维生素 C 及钙剂。儿童补液量为每天 80～100mL/kg,成人补液量为每天 2000～3000mL,以防治低血钾和酸中毒。对重症患者以及伴有严重贫血、营养不良者,可施以全胃肠外营养。

3. 防治中毒性休克

迅速补充有效循环血容量是治疗休克的关键,除补充晶体溶液外,还应适当输注血浆、新鲜全血或人体血清清蛋白等胶体液;酌情应用血管活性药物,以保持正常的血压,如多巴胺、间羟胺、山莨菪碱(654-2)等。

4. 肾上腺皮质激素的应用

在高热、中毒休克时可以使用肾上腺皮质激素,原则是短期、大量、静脉给药。儿童每天用氢化可的松 4～8mg/kg,或地塞米松 1～2.5mg;成人每天用氢化可的松 200～300mg,或地塞米松 5～20mg,一般用 3～5 天即可停药。

5. 抗生素的应用

由于本病与细菌感染有关,因此选用适当的抗生素控制肠道内细菌感染,有利于减轻肠道损害,常用第三代头孢菌素(如头孢呋辛、头孢曲松)和第三代喹诺酮类药物(如环丙沙星等),

抗厌氧菌感染宜用甲硝唑或替硝唑,一般选两种抗生素联合应用。给药途径以静脉滴入为宜,疗程至少在 1 周以上。

6.抗毒血清

采用 Welchii 杆菌抗毒血清 42000～85000U 静脉滴注治疗本病,有较好疗效,但临床上未广泛使用。

7.其他药物治疗

(1)微生态制剂调节肠道菌群:可选用双歧杆菌活菌口服。

(2)吸附肠道内毒素:可用液状石蜡 20mL/d 或双面体蒙脱石(6～9g/d)口服或胃管内注入。

(3)补充胰蛋白酶:可水解 β 毒素,减少其吸收,并可清除肠道坏死组织,常用胰蛋白酶 0.6～0.9g,口服,每天 3 次;对重症者可肌内注射 1000～2000U,每天 1 次或 2 次。

(4)驱虫治疗:疑为或诊断为肠蛔虫感染者,在出血停止、全身情况改善后,应施以驱虫治疗,可用左旋咪唑 150mg,口服,每天 2 次,连用 2 天。

8.对症处理

患者有高热时,可给予物理降温,或加用解热药,吸氧;腹痛较剧者,可用阿托品、罗痛定肌内注射,必要时用哌替啶 50～100mg 肌内注射;严重腹胀和频繁呕吐者,应行胃肠减压治疗。

六、护理

1.缓解腹胀、腹痛,控制腹泻

(1)立即禁食,一般禁食 7～14 天,至腹胀消失、大便潜血转阴、临床症状好转后试行进食,由流质开始,逐渐过渡到正常饮食。新生儿患者恢复喂养从水开始,再用稀释奶,逐渐增加奶量和浓度。对于禁食较久者,在控制败血症的基础上,给予静脉高营养液。在禁食及调整饮食期间,继续观察腹部情况及大便情况,发现异常时应立即告知医师进行处理。

(2)腹胀明显者,立即行胃肠减压,并做好胃肠减压的护理,观察腹胀消退情况及引流物的色、质、量,做好口腔护理。

(3)遵医嘱给予抗生素,以控制感染。

(4)为患者安排舒适的环境,给予抚慰等支持性护理活动。

2.静脉补充液体及维持营养

患者禁食期间,给予静脉补液,以保证其体液、营养的需要,维持水、电解质平衡。需要注意的是,补液期间应准确记录患者 24 小时出入量。

3.密切观察病情

(1)仔细观察、记录患者大便的次数、性质、颜色及量,了解大便变化过程,并及时、正确地留取大便标本送检。嘱患者每次便后用温水洗净臀部,并涂抹油膏,以减少大便对皮肤的刺激,保持臀部皮肤的完整性。

(2)观察呕吐情况:如患儿呕吐,应将其头转向一侧,及时清除呕吐物,保持皮肤及床单位清洁,并记录呕吐物的色、质及量。

(3)密切观察患者的生命体征:若患者出现脉搏细速、血压下降、末梢循环衰竭等,多提示中毒性休克,应立即通知医师组织抢救,迅速补充有效循环血容量,改善微循环,纠正脱水、电解质紊乱及酸中毒,补充热量及营养。

（4）观察腹痛、腹胀等情况:若患者出现肠穿孔、腹膜炎等,应立即与医师取得联系;如考虑手术者,需做好术前准备及术前教育。

4. 健康教育

帮助家属掌握有关饮食控制、皮肤和口腔卫生等护理知识,并使患者及其家属了解疾病的相关知识,以取得他们的理解和配合。

第二章　心内科疾病

第一节　扩张型心肌病

扩张型心肌病(dilated cardiomyopathy,DCM)是一类以左心室扩大为主,伴有收缩功能障碍为特征的心肌病。本病较为常见,临床表现以心脏扩大、心力衰竭、心律失常、血栓栓塞及猝死为特征,多见于中青年人,起病隐匿,进展迅速,预后较差。

一、病因与发病机制

多数扩张型心肌病患者的发病原因不明,部分患者有家族遗传性。本病可能的病因有以下几点。

1.感染

病原体直接侵袭和由此引发的慢性炎症及免疫反应是造成心肌损害的机制,以病毒感染最为常见,部分细菌、真菌、立克次体和寄生虫等也可引起心肌炎,并发展为扩张型心肌病。

2.炎症

肉芽肿性心肌炎可见于结节病和巨细胞性心肌炎,也可见于过敏性心肌炎。

3.遗传

部分扩张型心肌病患者有基因突变或家族遗传背景,多为常染色体显性遗传。

4.细胞介导的细胞毒作用

有研究发现,扩张型心肌病患者血清中肿瘤坏死因子(TNF)水平升高,提示 TNF 参与扩张型心肌病的可能机制如下:①能诱导各种细胞 HLA-Ⅱ类抗原的表达,发生自身免疫。②能刺激成纤维细胞增生,促进心肌纤维化。③可抑制心肌收缩力,降低心肌膜电位,高浓度的肿瘤坏死因子可直接诱导扩张型心肌病的形成。

5.营养及代谢障碍

营养及代谢障碍,如 5-羟色胺摄入过多、氧化代谢缺陷和蛋白质异常、K^+ 和 Mg^{2+} 缺乏等,均与扩张型心肌病的发病相关。

二、临床表现

1.症状与体征

(1)呼吸困难:起初为活动时呼吸困难,病情加重后可出现夜间阵发性呼吸困难和端坐呼吸。

(2)双下肢水肿:为右心功能不全的表现。

（3）乏力：86％的患者可出现乏力症状，多由心排出量减少所致。

（4）合并心律失常时，患者可出现心悸、头昏、晕厥，甚至猝死。

（5）发生栓塞时，患者常有相应脏器受累表现。

2. 查体特征

（1）心脏检查：主要体征为心界扩大，常可闻及第三心音及奔马律，有时于心尖部可闻及收缩期吹风样杂音。

（2）肺部检查：肺部听诊可闻及湿啰音。

（3）右心衰竭体征：如颈静脉怒张、肝大及外周水肿等。

（4）心力衰竭较重时，患者可出现皮肤湿冷、面色苍白，为血流重新分布所致。

三、诊断

（一）诊断标准

扩张型心肌病多采用排除性诊断，诊断参考标准如下。①临床表现：心脏扩大，心室收缩功能降低，伴有或不伴有慢性心力衰竭和心律失常，可发生栓塞和猝死等并发症。②超声心动图检查：提示全心扩大，以左心室扩大为主，室壁运动弥散性减弱，左心室射血分数＜45％。③须排除其他疾病引起的心脏扩大和心功能减退，才可考虑诊断为扩张型心肌病。

扩张型心肌病排除性诊断标准：①血压持续＞160/110mmHg。②冠状动脉主支血管狭窄＞50％。③饮酒量＞100mL/d。④持续高频的室上性心律失常。⑤节段性室壁运动异常（超过一个节段），无缺血性心肌病。

（二）辅助检查

1. 胸部 X 线检查

胸部 X 线检查可见心影增大，心胸比＞50％，可有肺淤血、肺水肿的 X 线表现，透视可见心脏搏动减弱。

2. 心电图及动态心电图检查

大多数患者的心电图不正常，但缺乏诊断特异性。个别左心室纤维化患者还可出现病理性 Q 波，类似心肌梗死图形，可见各种心律失常同时存在。

3. 超声心动图检查

超声心动图检查是诊断扩张型心肌病的重要手段，其简便、快捷，重复性好，一般可见各心腔均扩大，以左心室扩大为主，呈球形；室壁运动普遍减弱，心肌收缩功能下降，左心室射血分数显著降低。

4. 心肌核素显像

扩张型心肌病核素检查可见心脏扩大，室壁运动普遍减弱，射血分数下降。

5. 冠状动脉造影及冠状动脉 CT 检查

冠状动脉造影及冠状动脉 CT 检查（CTA）可以发现明显的冠状动脉狭窄等病变，有助于鉴别缺血性心肌病。

6. 病理学检查

病理学检查虽缺乏特异性，但有助于特异性心肌病和心肌炎的鉴别。

四、鉴别诊断

扩张型心肌病需注意与冠心病、缺血性心肌病、高血压性心脏病、心瓣膜病进行鉴别,尤其是部分扩张型心肌病患者和部分缺血性心肌病患者可以非常类似,一般只有冠状动脉造影才能区分清楚。

五、治疗

扩张型心肌病由于病因与发病机制尚不清楚,因此目前缺乏针对性强的特效治疗,一般强调早期诊断、早期治疗,阻断造成心力衰竭加重的神经体液机制,控制心律失常和预防猝死。

(一)心力衰竭的药物治疗

1. 血管紧张素转化酶抑制剂或血管紧张素Ⅱ受体拮抗剂的应用

所有心力衰竭患者若无禁忌证,均应终身服用血管紧张素转化酶抑制剂(ACEI)。对于血管紧张素转化酶抑制剂不能耐受(如咳嗽)的患者,可以考虑用血管紧张素Ⅱ受体拮抗剂(ARB)替代。

2. β受体拮抗药

扩张型心肌病患者出现心脏明显扩大、射血分数明显降低时,若无禁忌证,都应使用β受体拮抗药,有循证医学证据的β受体拮抗药有卡维地洛、美托洛尔和比索洛尔。

3. 醛固酮受体拮抗药

扩张型心肌病患者发生心力衰竭时,肾素-血管紧张素(RAS)系统被过度激活,醛固酮水平升高。醛固酮能导致心室重构,加重心肌纤维化,加速心力衰竭的恶化,长期应用 ACEI 或 ARB 时,起初醛固酮水平降低,随后逐渐升高,出现"逃逸现象"。因此,加用醛固酮受体拮抗药(MRA)可抑制醛固酮的有害作用,对心力衰竭治疗有利。临床应用的醛固酮受体拮抗药有依普利酮和螺内酯,一般无肾功能严重受损的患者均应使用,但需密切监测电解质水平,防止发生高钾血症;当血钾>5.0mmol/L、血肌酐>221μmol/L 时,则不宜应用此类药物。

4. 伊伐布雷定

伊伐布雷定是窦房结起搏电流的一种选择性特异性抑制药,以剂量依赖性方式抑制窦房结起搏电流,降低窦房结发放冲动的频率,减慢窦性心率,但并不减慢房颤时的心室率,无负性肌力作用,无β受体拮抗药的禁忌证。伊伐布雷定由于可使心率减慢、舒张期延长、冠状动脉血流量增加,因此可产生抗心绞痛和改善心肌缺血的作用。

5. 利尿药的应用

利尿药是唯一能减轻体液潴留的药物,能有效改善症状,但应注意防止发生电解质紊乱。

6. 洋地黄制剂

洋地黄制剂能有效改善症状,尤其能减慢房颤患者的心室率,但不能改善患者的预后。

7. 能量代谢药物

心肌的能量代谢障碍在心力衰竭的发生和发展中可能发挥一定作用,部分改善心肌能量代谢的药物,如曲美他嗪、辅酶 Q10 和左卡尼汀等,在心力衰竭治疗方面可能有益,但缺少大样本研究。

(二)心律失常的防治

大多数扩张型心肌病患者伴有各种类型的心律失常,以快速性心律失常多见。在治疗心律失常前,首先应加强对心力衰竭的治疗,并消除各种致心律失常的因素。对于无症状的频发室性期前收缩,包括非持续性室性心动过速,一般无须积极治疗;对于有明显症状的非持续性室性心动过速和持续室性心动过速,可用胺碘酮治疗,或置入心脏电复律除颤器。

六、护理

1.一般护理

(1)休息与活动:根据患者心功能状况,可嘱患者限制或避免体力活动,但并不主张完全休息。有心力衰竭及心脏明显扩大者,需卧床休息,避免激烈运动、突然屏气或站立、持重、情绪激动等。以左心衰竭、呼吸困难为主的患者,协助患者取半坐卧位,以减轻肺淤血、缓解呼吸困难;以右心衰竭、组织水肿为主的患者,应避免下肢长期下垂和某种固定姿势的卧位,以免加重下肢和局部组织的水肿,可协助患者间歇性抬高下肢,以侧卧位、平卧位、半坐卧位交替进行。待患者病情稳定后,鼓励患者做轻、中度的活动,以等长运动为佳。

(2)吸氧:患者有呼吸困难、发绀、严重心律失常时,可遵医嘱给予低流量吸氧,并根据患者缺氧程度选择适宜的给氧方式。

(3)皮肤护理:对于长期卧床的患者,应每1～2小时给予翻身1次,并保持床单位干燥、平整,必要时可应用防压疮气垫床及透明敷料,以预防压疮的发生。

(4)饮食:给予患者高蛋白、高维生素、富含纤维素的清淡饮食。发生心力衰竭的患者,应给予低盐饮食,并限制含钠高的食物。

(5)开通静脉通道,遵医嘱给药,注意药物的疗效和不良反应,以及穿刺部位的皮肤情况,避免发生静脉炎和药物渗出。

(6)注意保持环境安静、整洁和舒适,避免不良刺激。

(7)嘱患者养成定时排便的习惯,大便时不可用力,必要时可遵医嘱应用开塞露或甘油灌肠剂通便。病情许可时,可协助患者使用便器,同时注意观察患者的心率、血压,以免发生意外。若患者伴有排尿困难,应遵医嘱留置尿管,保持尿管通畅,并定时更换引流袋。

2.病情观察

(1)观察生命体征:观察患者的体温、脉搏、呼吸、血压的变化。对危重患者,应给予心电监护。

(2)观察心力衰竭的表现:观察患者有无咳嗽、咳粉红色泡沫痰、呼吸困难、食欲缺乏、进食减少、腹胀、恶心、呕吐、发绀、脉搏和心率增快、心律不齐、呼吸增快、颈静脉怒张、双下肢水肿等。

(3)监测体重和24小时出入量:准确记录出入量,每天清晨监测体重,并向患者说明监测的意义和重要性。

3.用药护理

在静脉用药时需注意控制滴速,避免损伤血管或加重心脏负担;洋地黄类药物可能会诱发中毒,应做好用药反应观察,发现异常后应及时报告医生并协助处理;应用血管扩张类药物的同时,要做好血压监测,避免因血压过低而引发虚脱、头晕等;应用抗心律失常类药物时要注意进行生命体征监测,避免因负性肌力作用而加重心力衰竭;应用利尿剂的患者应注意监测电解质,尤其是血钾,必要时可遵医嘱给予口服或静脉补钾治疗,或与保钾利尿剂合用;对于失眠者,可酌情给予镇静药物。

4.心理护理

心肌病患者多较年轻,病程长,因病情复杂、预后差,故常会产生紧张、焦虑和恐惧心理,甚至对治疗悲观失望,导致心肌氧耗量增加,加重病情。在护理过程中,护理人员对患者应多关心体贴,帮助其消除悲观情绪,增强治疗信心;详细讲解药物的作用以及在治疗过程中的注意事项,使患者能够正确认知自己的病情,更好地配合治疗和护理。

5.健康宣教

(1)嘱患者合理饮食,宜进食低盐、高维生素、富营养饮食,少食多餐,增加粗纤维食物;避免进食高热量和刺激性食物。

(2)嘱患者避免劳累、病毒感染、酒精中毒及其他毒素对心肌的损害;避免剧烈活动、情绪激动、突然用力或提取重物,以免因增加心肌收缩力而突发猝死。

(3)嘱患者注意保暖,以预防呼吸道感染。

(4)嘱患者坚持服用抗心力衰竭、纠正心律失常的药物,定期复查,以便调整药物剂量;教会患者及其家属观察药物疗效和不良反应。

(5)嘱患者保持二便通畅,避免因用力排便而加重心脏负荷。

第二节　肥厚型心肌病

肥厚型心肌病(hypertrophic cardiomyopathy,HCM)是一种常染色体显性遗传性心肌病,以心室肌非对称性肥厚及心室腔变小为特征。约1/4的肥厚型心肌病患者存在左心室流出道梗阻。

一、病因与发病机制

1.病因

肥厚型心肌病为常染色体显性遗传病,约2/3的肥厚型心肌病患者有家族遗传特点。目前报道的肥厚型心肌病相关基因突变已超过900种,其表型呈多样性,在同一家族内部的各个患者的发病情况及临床表现也不完全相同,提示与致病的突变基因、基因修饰及不同的环境因子等相关。

2.发病机制

左、右心室游离壁和室间隔都可增厚,心室腔常缩小,因室间隔肥厚常超过心室后壁,故有"不对称性"之称。由于心室肥厚,因此心室顺应性减弱,心室舒张末压增高;心室舒张功能受限,收缩功能正常,故收缩末期容量正常。本病的另一特征是左室流出道的梗阻,呈动力性改变,其机制可能由室间隔肌块突入左室流出道及/或二尖瓣前叶的异常运动使之靠近心室间隔所致。

二、临床表现

1.症状与体征

(1)呼吸困难及乏力:是最常见的症状,多由左心室顺应性下降、充盈受阻、舒张末压升高导致肺淤血引起。

（2）胸痛：持续时间较长，使用硝酸甘油治疗效果不佳。胸痛的原因为肥厚的心肌耗氧量增加，而冠状动脉供血相对不足。

（3）昏厥：多在突然站立或运动时发生。

（4）猝死：多由室性心动过速或心室颤动等恶性室性心律失常所致。

（5）心力衰竭：在疾病晚期，因广泛心肌纤维化，约 15% 的患者可表现为心脏扩大、室壁变薄、左室收缩力下降，类似于扩张型心肌病的病理改变。

2.查体特征

（1）叩诊：可见心脏轻度增大。

（2）听诊：①流出道梗阻者，可于胸骨左缘第 3 与第 4 肋间闻及较粗糙的喷射性收缩期杂音，有时可伴有震颤。②心尖部也常可听到收缩期杂音，因二尖瓣前叶移向室间隔，导致二尖瓣关闭不全。③含服硝酸甘油、应用正性肌力药、做 Valsalva 动作或取站立位等均可使杂音增强；凡减弱心肌收缩力或增加心脏后负荷的因素，如使用 β 受体阻滞药、取蹲位等，均可使杂音减弱。④有时可闻及第四心音。

三、诊断

(一)诊断要点

1.诊断标准

根据病史及体格检查，结合超声心动图等表现，诊断本病一般不难。如超声心动图不能确诊时，需做左心室造影和心导管检查。近年来，心脏磁共振（cardiovascular magnetic resonance，CMR）越来越多地用于本病的诊断，如有阳性家族史者（猝死、心肌肥厚等），则更有助于诊断。基因检查有助于明确遗传学异常。

2.梗阻型肥厚型心肌病的诊断

（1）超声心动图示室间隔厚度≥15mm，室间隔厚度/左心室后壁≥1.3。

（2）心导管造影示左心室流出道狭窄。

（3）心导管检查示左心室流出道收缩期压差＞20mmHg；或虽＜20mmHg，但药物负荷试验压差改变。

(二)辅助检查

1.心电图及动态心电图检查

心电图及动态心电图缺乏特异性，患者大多有心电图异常，且心电图改变出现较早，表现为 QRS 波左心室高电压、异常 Q 波和 ST-T 改变；少数患者可有深而不宽的病理性 Q 波。动态心电图有时可记录到多源性室性期前收缩、室性心动过速及心房颤动，非持续性室性心动过速为发生心脏猝死的高危因素，故动态心电图对于患者的危险分层有重要指导意义。

2.超声心动图检查

超声心动图是临床诊断肥厚型心肌病最主要的检查手段，具体表现如下：①左心室肥厚及左心室流出道狭窄，心室腔变小，舒张期室间隔厚度＞15mm 或与后壁厚度之比≥1.3。②二尖瓣前叶在收缩期前移。③主动脉瓣在收缩期提前关闭。

3.心脏磁共振检查

心脏磁共振检查可精确显示肥厚型心肌病患者左心室肥厚的部位及程度,心室壁和/或室间隔局限性或普遍性增厚,是最敏感、最准确的无创诊断方法。

4.心导管检查和冠状动脉造影

有左心室流出道狭窄者,在心室腔与流出道之间存在收缩期压力阶差;冠状动脉造影多无异常;如合并冠状动脉严重狭窄者,心源性死亡率明显增高,对一些有疑似心绞痛症状和心电图 ST-T 改变的患者有重要鉴别价值。

5.病理学检查

病理学检查可见心肌细胞肥大、排列紊乱、局限性或弥散性间质纤维化。心肌活检对除外浸润性心肌病有重要价值,可用于排除淀粉样变、糖原贮积症等。

6.分子遗传学检查

结合家族史,对肥厚型心肌病的候选基因突变进行筛查,不仅有助于基因突变患者的早期确认,而且对识别具有肥厚型心肌病家族史的患病亲属至关重要。

四、鉴别诊断

肥厚型心肌病需要与以下疾病进行鉴别。

1.主动脉瓣狭窄

鉴别要点:①超声心动图示主动脉瓣有增厚、粘连、钙化、狭窄等改变。②左心导管检查示压差为主动脉瓣跨瓣压差,位于左心室与主动脉之间。

2.冠心病

冠心病患者心电图出现异常 Q 波时,需与肥厚型心肌病进行鉴别,一般冠状动脉造影检查可明确诊断。

3.先天性心脏病、室间隔缺损

先天性心脏病及室间隔缺损患者在出生时即出现杂音,一般超声心动图可明确诊断。

4.运动员性心脏病

运动员性心脏病需与非梗阻型肥厚型心肌病进行鉴别。运动员性心脏病一般左心室腔无缩小,舒张功能较好,无家族史。

五、治疗

(一)生活方式干预及家族筛查

肥厚型心肌病一经确诊,无论是否有左心室流出道梗阻,均禁止参加剧烈运动,并应禁止吸烟和饮酒;嘱患者洗浴时间不宜过长;对于有心力衰竭或心律失常者,应嘱其卧床休息。

(二)药物治疗

1.β受体阻滞药

β受体阻滞药是肥厚型心肌病的一线治疗用药,可降低心肌收缩力、改善心室舒张功能、减轻左心室流出道梗阻。减慢心率时,可延长心室舒张期充盈时间,有抗心律失常作用,并可减少室性及室上性心动过速的发生。

2. 非二氢吡啶类钙通道阻滞药

本类药物有减慢心率和降低心肌收缩力的作用,可改善心室舒张功能,对于β受体阻滞药疗效不佳或有禁忌证者亦可使用,一般不与β受体阻滞药合用。

3. 他汀类药物

他汀类药物在抑制肥厚型心肌病的进程、减轻临床表现方面可能有益。动物实验表明,他汀类药物有逆转心肌肥厚的作用,其机制可能在于抑制血管紧张素Ⅱ受体介导的心肌肥厚,同时可阻断细胞内分子信号的传导。

4. 肾素-血管紧张素-醛固酮系统阻断剂

临床实验表明,氯沙坦钾能逆转心肌肥厚,改善心脏舒张功能。

5. 房颤时的治疗

肥厚型心肌病最常见的心律失常是房颤。胺碘酮能减少阵发性房颤的发作。对持续性房颤,可予β受体阻滞药,以控制心室率。值得指出的是,硝酸酯类药物使用时可加重左心室流出道梗阻,加大流出道压差,对于梗阻型肥厚型心肌病患者应禁用。

(三)非药物治疗

1. 双腔起搏治疗

双腔起搏可用于治疗梗阻型肥厚型心肌病。其作用机制是置入双腔起搏后,心室激动从右室心尖部开始,使室间隔激动提前到整个心室收缩射血之前,减轻二尖瓣收缩期前移,减少左心室流出道梗阻,改善症状。起搏器治疗的适用人群:①药物治疗效果不佳或不能耐受者。②不能行外科手术或经皮室间隔心肌化学消融术者,如高龄、合并其他全身疾病者。③超声心动图或心导管检查提示静息状态下左心室流出道压力阶差>30mmHg或激发试验>50mmHg的患者。

2. 经皮室间隔心肌化学消融术

经皮室间隔心肌化学消融术的方法是经冠状动脉间隔支注入无水乙醇,造成该供血区域心室间隔坏死、变薄、收缩力下降,减轻患者左心室流出道梗阻及二尖瓣反流,改善临床症状。经皮室间隔心肌化学消融术的适用人群包括:①有明显症状,且药物治疗效果不佳或不能耐受者。②心脏超声心动图检查符合梗阻型肥厚型心肌病标准,室间隔厚度≥15mm的患者。③心导管检查提示静息状态下左心室流出道压力阶差≥50mmHg或激发试验≥70mmHg的患者。④心脏冠状动脉造影解剖适合行经皮室间隔心肌化学消融术的患者。

经皮室间隔心肌化学消融术的禁忌证:①非梗阻型肥厚型心肌病。②合并必须进行心脏手术的疾病,如严重二尖瓣狭窄、冠状动脉多支病变。③不能确定球囊在间隔支固定。④无临床症状或临床症状轻微,即使压差高,亦不需要做。⑤终末期心力衰竭。

由于消融范围的不确定性,因此部分患者需要重复消融。经皮室间隔心肌化学消融术的主要并发症有:①部分患者(2%～5%)可发生完全性房室传导阻滞,需安装永久起搏器治疗。②有些患者可出现室间隔大面积梗死或室间隔穿孔。③部分患者可出现与心肌梗死相关的心律失常。④急性二尖瓣关闭不全。⑤心包积液。⑥肺栓塞。⑦左心室进行性扩大。

六、护理

(一)一般护理

1.休息与活动

对于心力衰竭症状明显、伴有严重心律失常、反复发作头晕甚至昏厥的患者,应绝对卧床休息,避免一切加重心脏负荷的因素,如用力排便、情绪激动、饱餐等;限制探视时间和人数,以预防感染;指导患者采取正确的活动方法及方式,以防止肌肉萎缩。

2.生活护理

协助患者在床上进食和床上排便,保持大便通畅,必要时遵医嘱给予缓泻剂。

3.皮肤护理

注意预防卧床期间的并发症,做好皮肤护理。患者有明显水肿时,因组织缺氧,皮肤抵抗力差、容易破损而继发感染,应嘱患者穿棉质柔软的衣服,保持床单干燥、平整,给予便器时应注意防止划破皮肤,每1～2小时指导并协助患者翻身1次,避免长时间局部受压。

4.饮食护理

给予患者高蛋白、高维生素、富含纤维素的清淡、易消化食物,少食多餐;嘱患者避免进食生硬、辛辣、油炸等刺激性食物,以及可引起肠胀气的产气食物(如红薯、牛奶);当患者发生心力衰竭时,应给予低盐饮食,限制含钠量高的食物。

(二)病情观察

(1)观察生命体征:观察患者的心率、血压、呼吸变化,必要时给予持续心电监护,及时发现心律失常。

(2)观察临床表现:有无胸痛、心绞痛发作、头晕、昏厥等表现。在患者突然站立、运动或应用硝酸酯类药物时,因外周阻力降低,加重左心室流出道梗阻,可导致上述症状加重。

(3)每天准确记录24小时出入量和体重。

(三)用药护理

肥厚型心肌病患者应遵医嘱用药。当应用钙通道阻滞剂时,应注意观察血压变化,防止血压降得过低;当应用β受体拮抗剂时,应注意患者有无头晕、嗜睡等不良反应,并监测心率,观察有无心动过缓、房室传导阻滞等反应;当患者出现心绞痛时,不宜用硝酸酯类药物,以免加重左心室流出道梗阻。

(四)心理护理

肥厚型心肌病尚无特殊治疗方法,只能对症治疗,且患者多为青壮年人,担心疾病影响将来的学习、工作和家庭生活,思想负担大,可产生明显的焦虑或恐惧心理,家属也有较大的心理压力和经济负担。护理人员应经常与患者及其家属沟通、交流,做好解释、安慰工作,解除其思想顾虑,使其树立战胜疾病的信心。

(五)健康教育

(1)合理饮食,宜低盐、高维生素、富营养饮食,少食多餐,增加粗纤维食物摄入量,避免高热量和刺激性食物。

（2）避免病毒感染、酒精中毒及其他毒素对心肌的损害，预防呼吸道感染。

（3）坚持药物治疗，定期复查，以便随时调整药物剂量。

（4）保持二便通畅，避免用力排便，必要时遵医嘱使用缓泻剂。

（5）劳逸结合，适当活动。症状轻者，可参加轻体力工作，避免劳累、剧烈活动（如球类比赛）等，避免突然持重或屏气用力，保持情绪稳定。

（6）有昏厥病史或猝死家族史者，应避免独自外出活动，以免发生意外。

第三节　急性心力衰竭

急性心力衰竭（acute heart failure，AHF）指由于急性发作的心功能异常而导致的以肺水肿、心源性休克为典型表现的临床综合征。患者发病前可以有或无基础心脏病病史，可以是收缩性或舒张性心力衰竭，起病突然，或在原有慢性心力衰竭基础上急性加重。急性心力衰竭通常可危及患者的生命，必须紧急实施抢救和治疗。

一、病因与发病机制

任何原因导致的血流动力学负荷增加（如过多补液、过度劳力等）或心肌缺血、缺氧，导致心肌收缩力急性受损，均可引起急性心力衰竭。急性心力衰竭可突然发作，也可以在原有心血管疾病基础上发生和/或在慢性心力衰竭基础上急性失代偿。通常情况下，冠心病、高血压是高龄患者发生急性心力衰竭的主要病因，而年轻人中急性心力衰竭多是由扩张型心肌病、心律失常、先天性心脏病、心脏瓣膜病或心肌炎引起的。同时，应特别注意甲状腺疾病、结缔组织病、中毒（包括药物、酒精、重金属或生物毒素）等病因。由于心脏血流动力学短期内快速异常，肺毛细血管压短期内急速增高，机体没有足够的时间发挥代偿机制，血管内液体渗入肺间质和肺泡内形成急性肺水肿。肺水肿早期可因交感神经激活血压升高，但随着病情进展，血管反应减弱，血压逐步下降。

二、临床表现

1.症状与体征

典型的临床表现为严重呼吸困难（如端坐呼吸，甚或站立、平卧后诱发或加重的咳嗽，干咳或有多量白痰、粉红色泡沫痰，咯血，吸气性肋间隙凹陷和锁骨上窝凹陷），情绪紧张、焦虑，大汗淋漓；极重的患者会表现为面色苍白、口唇发绀、四肢湿冷、末梢充盈不良，初起血压升高、脉搏快而有力，若未及时处理，20～30分钟后则会出现血压下降、脉搏细速，很快进入休克而死亡；部分患者可表现为心搏骤停。

2.查体特征

肺部听诊早期可闻及干啰音和喘鸣音，吸气相和呼气相均有呼吸窘迫；肺水肿发生后，可闻及广泛性湿啰音和哮鸣音，出现心率增快、舒张期奔马律，可闻及第三心音和肺动脉瓣第二音亢进。

3.严重程度的评估

（1）Killip分级：用于急性心力衰竭严重性评价，可分为4级。Ⅰ级（无心力衰竭）：无心功能失代偿症状。Ⅱ级(心力衰竭):有肺部中下野湿啰音、心脏奔马律,X线片示肺淤血。Ⅲ级(严重心力衰竭):有明显肺水肿,满肺湿啰音。Ⅳ级(心源性休克):表现为血压低(收缩压<90mmHg)、面色苍白和发绀、少尿、四肢湿冷。

(2)Forrester分级:以临床特点和血流动力学特征分为4级。

(3)临床严重程度分级:根据末梢循环和肺部听诊分为4级。

三、诊断

(一)诊断要点

(1)具有典型的临床症状。

(2)两肺满布湿啰音和哮鸣音,心脏听诊第一心音减弱、频率快,同时有舒张期奔马律、肺动脉第二心音亢进、脉搏增快,可呈交替脉。

(3)根据典型症状与体征,一般不难做出诊断。临床对本病的诊断较少使用辅助检查,但X线检查心肺情况对诊断也有帮助,必要时可行血流动力学监测,以明确诊断。

(二)辅助检查

1.X线检查

早期间质水肿时,上肺静脉充盈,肺门血管影模糊,小叶间隔增厚;肺水肿时,表现为蝶形肺门;严重肺水肿时,为弥漫满肺的大片阴影。

2.漂浮导管检查

重症患者采用漂浮导管行床边血流动力学监测,肺毛细血管楔压随病情加重而增加,心脏指数则相反。

四、鉴别诊断

急性心力衰竭需要与支气管哮喘、成人呼吸窘迫综合征进行鉴别。

1.支气管哮喘

心源性哮喘与支气管哮喘均有突然发病、咳嗽、呼吸困难、哮喘等表现。支气管哮喘患者常有长期反复哮喘史或过敏史,以青年人多见;咳嗽常无痰或为黏稠白痰,合并感染时咳黄痰,常有肺气肿体征,除非合并感染或肺不张,一般为哮鸣音,无湿啰音,心脏检查常正常;肺功能检查有气道阻力增大,血中嗜酸性粒细胞增多。

2.成人呼吸窘迫综合征

成人呼吸窘迫综合征发病时有呼吸困难、发绀、肺部湿啰音、哮鸣音等,易与急性左心衰竭混淆。成人呼吸窘迫综合征一般无肺病史,能直接或间接引起急性肺损伤的疾病过程均可引起该综合征;常在原发病基础上发病,呼吸困难严重,但较少迫使患者端坐呼吸,低氧血症呈进行性加重,普通氧治疗无效或效果差。虽有哮喘伴肺部湿啰音,但心脏检查无奔马律、心脏扩大和心脏器质性杂音等;给予心源性哮喘治疗措施常无明显效果,漂浮导管示肺毛细血管楔压<15mmHg,呼气末正压通气辅助治疗有效。成人呼吸窘迫综合征常合并多器官功能衰竭。

五、治疗

急性心力衰竭一旦发展为肺水肿甚或心源性休克,会在短期内危及患者的生命,抢救治疗要突出"急"字,其包含"及时、准确、系统"的概念。

(一)一般治疗

1.体位

患者取坐位、双腿下垂,有利于减少回心血量,减轻心脏前负荷。

2.氧疗

氧疗的目标是尽量保持患者的血氧饱和度(SaO_2)在95%～98%。方法:①给予鼻导管吸氧。②给予开放面罩吸氧。③给予持续气道内正压(CPAP)和双水平正压通气(BiPAP)。无创通气治疗能更有效地改善肺水肿患者的氧合,降低呼吸做功,减轻症状,减少气管插管的概率,降低病死率。④给予气管插管机械通气治疗。

3.镇静

急性心力衰竭时,早期应用吗啡对抢救有重要意义。吗啡有强大的镇静作用,能够轻度扩张静脉和动脉,并减慢心率。多数研究表明,一旦建立起静脉通道,则立即静脉注射吗啡,每次3～5mg,视患者的症状和情绪,必要时可重复给药,但昏迷、严重呼吸道疾病患者禁用。

(二)静脉注射血管扩张剂

1.硝普钠

硝普钠可用于严重心力衰竭,特别是急性肺水肿、有明显后负荷升高的患者。例如,高血压性急性心力衰竭、急性二尖瓣反流等患者建议从小剂量起始静脉注射[$0.3\mu g/(kg \cdot min)$],逐渐滴定上调剂量,可达 $5\mu g/(kg \cdot min)$,甚或更高;应用时应做好避光保存(用棕色或黑色管),以免化学分解产生氰酸盐,对严重肝、肾功能异常的患者更要小心。

2.硝酸甘油

硝酸甘油更加适用于有急性冠状动脉综合征的重症心力衰竭患者,没有硝普钠对于冠状动脉血流的"窃血效应",建议起始剂量为 $0.14\mu g/(kg \cdot min)$,静脉注射,逐渐滴定上调可达 $4\mu g/(kg \cdot min)$。紧急情况下,亦可先舌下含服或喷雾吸入硝酸甘油,每次400～500μg。

3.重组人 B 型利钠肽

重组人 B 型利钠肽是一种内源性激素,具有扩张血管、利尿、利钠、有效降低心脏前后负荷、抑制交感神经系统等作用,可以有效改善急性心力衰竭患者的急性血流动力学障碍。通常的剂量为 $1～2\mu g/kg$(负荷量),静脉注射,然后按照 $0.01～0.03\mu g/(kg \cdot min)$,持续静脉注射。

血管扩张剂能有效地扩张血管,增加心脏指数,降低肺动脉楔压,改善患者的症状。然而,静脉使用以上血管扩张剂,应注意其降低血压的问题,特别是在有主动脉瓣狭窄的患者。通常急性心力衰竭患者的收缩压在低于90～100mmHg 时,应慎重使用,对已使用者的血压下降至此数值时,则应及时减量,若血压进一步下降,则需停药。通常来说,患者用药后平均血压较用药前降低 10mmHg 比较合适。对于有肝肾功能不全、平时长期有高血压的患者,更需注意血压不可较平时降低过多。

(三)静脉注射利尿剂

强效利尿剂是急性心力衰竭抢救时改善急性血流动力学紊乱的基石。常用的袢利尿剂有呋塞米、布美他尼、托拉塞米,具有强大的利尿、利钠作用,能减轻心脏前、后负荷,静脉注射还能够扩张血管,降低肺动脉楔压。肺淤血时,可给予呋塞米每次 20～40mg,口服,若症状改善不好、利尿效果不佳,可增加剂量或静脉注射。肺水肿时,可给予呋塞米每次 40～100mg(负荷量),静脉注射,或按 5～40mg/h 持续静脉滴注,每天总量小于 500mg,依据患者症状改善情况来调整剂量和用法。若有利尿剂抵抗,可合用小剂量多巴胺,或合用氢氯噻嗪。

利尿剂抵抗指达到水肿完全消除前利尿剂作用下降和消失的现象。利尿剂效果不佳可能与血容量不足、血压较基础水平下降过多、低钠低氯血症、低氧血症、低蛋白血症等有关,可通过纠正这些诱发因素,改变用药途径等纠正。此外,还要注意过度利尿后引起的电解质紊乱、低血容量综合征等。

(四)应用 β 受体阻滞剂

目前,尚无在急性心力衰竭中应用 β 受体阻滞剂治疗能够迅速改善症状的研究。但一些研究证明,急性心肌梗死时应用 β 受体阻滞剂能够缓解缺血导致的胸痛,缩小心肌梗死的面积。实际应用中,对于严重急性心力衰竭而肺底部有啰音的患者,应慎重使用 β 受体阻滞剂。目前比较公认的此类药物有美托洛尔、比索洛尔、卡维地洛。

(五)应用正性肌力药物

1.强心苷

强心苷(包括洋地黄苷、地高辛和毛花苷 C)主要有正性肌力、降低交感神经活性、负性传导的作用。一般而言,急性心力衰竭并非其应用指征,除非伴有快速心房颤动。急性心力衰竭应使用其他合适的治疗措施(常为静脉给药),强心苷仅可作为长期治疗措施的开始阶段而发挥部分作用。急性心力衰竭时,若患者心率快、血压偏低,可静脉注射毛花苷 C,每次 0.2～0.4mg,若患者伴有快速心房颤动,则每次可用 0.4mg,总量不宜超过 1.2mg。口服药最常用的是地高辛,剂量为 0.125～0.25mg/d。

2.儿茶酚胺类

多巴酚丁胺起始剂量为 2～3μg/(kg·min),持续静脉注射,根据血流动力学监测结果,可逐渐增加至 15～2μg/(kg·min);患者病情好转后,药物应逐渐减量至停药,不可骤停。急性心力衰竭伴有低血压时,宜选用多巴胺,起始剂量为 2～3μg/(kg·min),有正性肌力作用以及改善肾血流和尿量的作用。

3.磷酸二酯酶抑制剂

磷酸二酯酶抑制剂(PDEI)具有正性肌力作用和外周血管扩张作用,可降低肺动脉压、肺动脉楔压和增加心排出量,可增加室性心律失常的发生,且与剂量相关,常用者有米力农和依诺昔酮。

4.钙离子增敏剂

左西孟旦是钙浓度依赖的钙离子增敏剂,半衰期达 80 小时,可增加心排出量、降低肺毛细血管楔压(PCMP)及血压。在与多巴酚丁胺的双盲对照试验中,有相关医院的经验显示,该药在急性心力衰竭中使用时应注意其降低血压的作用,通常不建议用于收缩压<85mmHg 的患者。

5.心肌糖苷类

此类药物不宜用于急性心肌梗死发生心力衰竭的患者,应用指征是心动过速引起的心力衰竭,如通过应用β受体阻滞剂未能控制心率的心房颤动患者。

(六)机械辅助治疗

1.主动脉内球囊反搏

主动脉内球囊反搏(IABP)应尽早用于急性心肌梗死发生严重低血压甚或心源性休克的患者。主动脉内球囊反搏可延长收缩压时间,增加动脉舒张压和冠状动脉灌注压,增加冠状动脉血流量的 22%～52%,可起到辅助心脏功能的作用。

2.体外膜氧合器

体外膜氧合器是一种临时性的部分心肺辅助系统,通过引流管将静脉血引流到体外膜氧合器内进行氧合,再经过另一根引流管将氧合血泵入体内(静脉或动脉),改善全身组织氧供,可以暂时替代肺的气体交换功能和心脏的泵功能。

3.左心辅助

左心辅助适用于晚期终末期心力衰竭、心源性休克的患者。

六、护理

1.病情观察

(1)严密监测患者血压、呼吸、血氧饱和度、心率、心电图变化,检查血电解质、血气分析等;对安置漂浮导管者,应监测血流动力学指标的变化,记录出入量;观察呼吸的频率和深度、意识及精神状态、皮肤的颜色及温度、肺部啰音的变化。

(2)急性肺水肿时,可给予高流量吸氧,6～8L/min,并通过 20%～30%酒精湿化,使肺泡内泡沫的表面张力降低并破裂,以利于改善肺泡通气,协助患者咳嗽、排痰,保持呼吸道通畅。

2.生活护理

(1)立即协助患者取坐位,将其双腿下垂,以减少回心血量,从而减轻肺水肿。

(2)注意保护患者:急性左心衰竭发作时,患者往往烦躁不安,重者意识模糊,用吗啡镇静后,患者逐渐安静,但十分疲倦虚弱,坐位时瞌睡,要求护士守护于床旁,以方便抢救及保证患者的安全。

3.饮食护理

急性左心衰竭发作时,应暂禁食、禁饮,防止误吸发生;肺水肿症状减轻后,可少量进食清淡的流质饮食,每次 50～100mL,并在患者意识完全清醒时进食。

4.用药护理

(1)用吗啡镇静时应注意观察有无呼吸抑制、心动过缓。

(2)用利尿药时要严格记录尿量,及时补钾,防止电解质紊乱。

(3)用硝普钠等扩血管药物时应注意滴速和血压变化,防止发生低血压。

(4)用洋地黄制剂静脉注射时速度宜缓慢,同时应注意观察患者的反应。

5. 心理护理

患者发生急性左心衰竭时,因呼吸极度困难而伴有濒死感,患者会十分恐惧,而恐惧心理又加重了呼吸困难,故应嘱患者家属陪伴在其身边,给患者心理上的支持,同时,医护人员在抢救患者时要沉着、冷静,不要惊慌,以免加重患者及其亲属的心理负担。

第四节　慢性心力衰竭

慢性心力衰竭是由于各种原因的心肌损伤(如心肌梗死、心肌病、心脏瓣膜病、心肌炎等)引起心肌结构和功能的变化,最后导致心室泵血和/或充盈功能低下。慢性心力衰竭的主要临床表现是呼吸困难、无力和液体潴留。心力衰竭是一种复杂的临床症状群,为各种心脏病的严重阶段,是一种进行性的病变,一旦开始,即使处于稳定阶段,自身仍会不断发展。慢性心力衰竭是大多数心血管疾病的最终归宿,也是多数心脏病患者最主要的死亡原因。

一、病因与发病机制

(一)病因分类

心力衰竭可反映出心脏的泵血功能障碍,也就是心肌的舒缩功能不全。从病理生理角度来看,心肌舒缩功能障碍大致分为以下两大类。

1. 原发性心肌损害

(1)缺血性心肌损害:冠心病心肌缺血和/或心肌梗死是引起心力衰竭最常见的原因。

(2)心肌炎和心肌病:以病毒性心肌炎及原发性扩张型心肌病最为常见。

(3)心肌代谢障碍性疾病:以糖尿病心肌病最为常见,其他如维生素缺乏及心肌淀粉样变性等目前在国内罕见。

2. 心脏负荷过重

(1)压力负荷(后负荷)过重:见于高血压、主动脉瓣狭窄、肺动脉高压等左、右心室收缩期射血阻力增加的疾病。

(2)容量负荷(前负荷)过重:见于以下几种情况。①心脏瓣膜关闭不全,血液反流。②左、右心或动静脉分流型先天性心血管病。③伴有全身血容量增多或循环血量增多的疾病,如慢性贫血、甲状腺功能亢进等。

另外,有基础心脏病的患者,其心力衰竭症状往往由一些增加心脏负荷的因素所诱发。常见诱因有以下几种。①感染:以呼吸道感染最常见,感染性心内膜炎也不少见。②心律失常:心房颤动是诱发心力衰竭最常见的因素,其他快速或严重的慢速心律失常也可诱发心力衰竭。③血容量增加:如摄入盐过多和输液过快等。④过度体力劳累或情绪激动。⑤治疗不当:如不恰当使用洋地黄类药物或降压药等。⑥原有心脏病变加重或并发其他疾病:如冠心病发生心肌梗死、风心病出现风湿病活动等。

(二)发病机制

目前已明确,导致心力衰竭发生发展的基本机制是心肌重构。心肌重构是由于一系列复杂的分子和细胞机制导致的心肌结构、功能和表型的变化。它的特征包括:①伴有胚胎基因再表达的病理性心肌细胞肥大,导致心肌细胞收缩力降低,寿命缩短。②心肌细胞凋亡,是心力衰竭从代偿走向失代偿的转折点。③心肌细胞外基质过度纤维化或降解增加,临床表现为心肌肌重、心室容量的增加和心室形状的改变(横径增加,呈球状)。

近年来,体外试验或动物实验已可模拟部分或全部心肌重构的特征,因而对心肌重构的刺激或介导因素有了更深入的了解。在初始的心肌损伤以后,有多种内源性的神经内分泌细胞因子的激活,包括去甲肾上腺素、血管紧张素Ⅱ、醛固酮,其他如内皮素、肿瘤坏死因子等,这些细胞因子在心力衰竭患者均有循环水平或组织水平的升高。神经内分泌细胞因子系统的长期、慢性激活,促进了心肌重构,加重了心肌损伤和心功能恶化,又进一步激活了神经内分泌细胞因子,如此形成了恶性循环。因此,当今治疗心力衰竭的关键就是阻断神经内分泌的过度激活,阻断心肌重构。

二、临床表现

临床上以左心衰竭最为常见,单纯右心衰竭较少见。左心衰竭后继发右心衰竭而致全心衰竭者,以及由于严重广泛心肌疾病同时波及左、右心而发生全心衰竭者,在临床上更为多见。

1.慢性左心衰竭

慢性左心衰竭以肺淤血及心排出量降低表现为主。

(1)症状:具体如下。①程度不同的呼吸困难:依心力衰竭程度的不同,患者可出现劳力性呼吸困难、端坐呼吸、夜间阵发性呼吸困难、急性肺水肿等。②咳嗽、咳痰、咯血:咳嗽、咳痰是肺泡和支气管黏膜淤血所致,开始时常于夜间发生,坐位或立位时咳嗽可减轻,白色浆液性泡沫痰为其特点,偶可见痰中带血,大咯血更少见。③乏力、疲倦、头晕、心慌:这些是心排出量不足、器官组织灌注不足及代偿性心率增快所致的症状。④少尿及肾功能损害症状:严重的左心衰竭患者血液进行再分配时,首先是肾的血流量明显减少,患者可出现少尿,长期慢性的肾血流量减少可出现肾功能不全的表现。

(2)体征:具体如下。①肺部湿啰音:由肺毛细血管压增高,液体渗到肺泡所致,随病情由轻到重,肺部啰音可从局限于肺底部直至全肺。患者如取侧卧位,则下垂的一侧啰音较多。②心脏体征:除基础心脏病的固有体征外,慢性左心衰竭的患者一般均有心脏增大(单纯舒张性心力衰竭除外)、肺动脉瓣区第二心音亢进及舒张期奔马律。

2.慢性右心衰竭

慢性右心衰竭以体循环淤血的相关表现为主。

(1)症状:具体如下。①消化道症状:胃肠道淤血及肝淤血引起的腹胀、食欲缺乏、恶心、呕吐等是右心衰竭最常见的症状。②劳力性呼吸困难:继发于左心衰竭的右心衰竭呼吸困难已存在,单纯性右心衰竭为分流性先天性心脏病或肺部疾患所致,也均有明显的呼吸困难。

(2)体征:具体如下。①水肿:体静脉压力升高使皮肤等软组织出现水肿,其特征为首先出现于身体最低垂的部位,常为对称性、可压陷性;胸腔积液也是由于体静脉压力增高所致,因胸腔静脉还有一部分回流到肺静脉,故胸腔积液更多见于全心衰竭时,以双侧多见,如为单侧,则以右侧更为多见。②颈静脉征:颈静脉搏动增强、充盈、怒张是右心衰竭时的主要体征,肝颈静脉反流征阳性则更具特征性。③肝大:肝脏因淤血肿大,常伴压痛,持续慢性右心衰竭可致心源性肝硬化,晚期可出现黄疸、肝功能受损及大量腹腔积液。④心脏体征:除基础心脏病的相应体征外,右心衰竭时可因右心室显著扩大而出现三尖瓣关闭不全的反流性杂音。

3.慢性全心衰竭

右心衰竭继发于左心衰竭而形成全心衰竭,当右心衰竭出现之后,右心排出量减少,因此阵发性呼吸困难等肺淤血症状反而减轻。扩张型心肌病等表现为左、右心室同时衰竭者,肺淤血往往不严重,左心衰竭的表现主要为心排出量减少的相关症状和体征。

三、诊断

(一)诊断依据及标准

有明确器质性心脏病的诊断,结合症状、体征、实验室及其他检查,即可做出慢性心力衰竭的诊断。临床诊断应包括心脏病的病因(基本病因和诱因)、病理解剖、病理生理、心律及心功能分级等诊断。

1.美国纽约心脏病协会心功能分级

Ⅰ级,日常活动无心衰症状;Ⅱ级,日常活动出现心衰症状(呼吸困难、乏力);Ⅲ级,低于日常活动出现心衰症状;Ⅳ级,在休息时出现心衰症状。

2.6分钟步行试验

此方法安全、简便、易行,已逐渐在临床应用,不但能评定患者的运动耐力,而且可预测患者预后。6分钟步行距离<150m 为重度心力衰竭,150~425m 为中度心力衰竭,426~550m 为轻度心力衰竭。

(二)辅助检查

(1)X线检查:有肺水肿及心脏扩大的 X 线表现。

(2)心电图检查:有心肌受损的 ST-T 变化,心脏肥大或心律失常等改变。

(3)超声心动图检查:比 X 线检查能更准确地反映各心腔大小变化及心脏瓣膜结构情况,还可评估心脏功能;射血分数可反映心脏收缩功能。彩色多普勒超声检查是临床上最实用的判断心脏舒张功能的方法。

(4)创伤性血流动力学检查:目前常采用漂浮导管在床边进行,多用于重症患者的监护。经静脉插管至肺小动脉,可测定各部位压力和血氧含量,计算心脏指数及肺小动脉楔压,可反映左心功能。

四、鉴别诊断

1.左心衰竭与右心衰竭的鉴别

左心衰竭时,以肺淤血表现为主要特征,见于左室心肌梗死、高血压、冠心病、主动脉病变、二尖瓣狭窄等,使左心室负荷加重,左室舒张压增高,左房、肺静脉、肺毛细血管、肺动脉压也相应增高,肺血流量增多,肺淤血,同时随病情进展,心排出量下降。左心衰竭的临床表现主要为呼吸困难(早期活动后出现,以后安静时也有,逐渐进展出现端坐呼吸、夜间阵发性呼吸困难,严重时可出现急性肺水肿),可有咳嗽、咳痰、咯血、乏力、疲倦、少尿等症状;体征有肺部湿啰音、哮鸣音,除原有心脏病体征外,可出现心脏扩大、舒张期奔马律、肺动脉第二心音亢进、交替脉等;胸部 X 线片可有心影扩大及肺淤血的表现;超声心动图显示有左心腔扩大,射血分数下降。

单纯的右心衰竭较为少见,可见于肺血管病变、先天性心脏病、肺栓塞。右心衰竭更多见于因左心衰竭后肺动脉高压、右心室负荷增加所致,常继发于左心衰竭,临床可表现为全心衰竭。右心衰竭主要表现为体循环淤血水肿、颈静脉充盈或怒张、肝大、肝颈静脉回流征阳性、胸腔积液、腹腔积液、心包积液、发绀、胃肠道淤血、少尿及肾功能减退,也可出现劳力性呼吸困难,三尖瓣可闻及收缩期杂音及舒张期奔马律。单纯右心衰竭的胸部 X 线片可显示右心室及右心房扩大、胸腔积液;中心静脉压升高;超声心动图示右心房及右心室扩大、右室射血分数降低。当全心衰竭时,兼有两者的表现,左心衰竭患者出现右心衰竭时,左心衰竭症状反而可减轻。

2. 心源性呼吸困难与肺源性呼吸困难的鉴别

两者都有相应的临床症状、心脏或肺部疾病的病史及体征依据,但有时易相混。两者均有呼吸困难,肺源性呼吸困难常有重度咳嗽、咳痰,痰咳出后呼吸困难有时可以缓解,不一定非坐起才缓解;心源性哮喘常表现为夜间阵发性呼吸困难,坐起可缓解,可咳出粉红色泡沫痰,多有心脏疾病史,可有水泡音、发绀、奔马律,严重时可出现肺水肿。心源性呼吸困难用利尿剂、强心及扩血管药物有效。脑钠肽(BNP)的检测有助于二者的鉴别。

五、治疗

(一)一般治疗

1. 去除或减缓基础病因

心力衰竭像其他疾病一样,有明确的危险因素和器质性疾病基础(如心肌肥厚扩大、心室重构),针对基础病因进行治疗,可以降低心力衰竭的发病率和病死率。

2. 去除诱发因素

诱发因素包括感染、心律失常、血容量增加、过度劳累或情绪激动、治疗不当、原有心脏病变加重或并发其他疾病等。

3. 饮食控制

心力衰竭患者的潴钠能力明显增强,有临床症状的心力衰竭患者射血分数正常或稍降低,钠盐摄入控制在 2~3g/d,在中到重度心力衰竭患者,钠盐摄入量应<2g/d;严重低钠血症(血钠<130mg/L)时,液体摄入量<2L;严重的心力衰竭(心脏恶病质)者,应特别给予营养支持,恰当营养摄入对减轻骨骼肌病的作用也很重要。

4. 限制药物

有 3 种药物可加重心力衰竭症状,因此在大多数患者应当避免使用,必须使用者,应做特殊监护。

(1)抗心律失常药物:具有明显的心脏抑制作用和致心律失常作用,在可选用的药物中,只有胺碘酮和多非利特不影响存活率。

(2)钙通道阻滞剂:可加重心力衰竭,并增加心血管事件发生的危险性,在可选用的药物中,只有氨氯地平和非洛地平对于存活率没有不良影响。

(3)非甾体抗炎药:可导致钠潴留和外周血管收缩,因而会降低利尿剂和血管紧张素转化酶抑制剂的疗效,并可增加其毒性作用。

5.检测血钾

心力衰竭患者应密切监测血钾变化,应当努力避免发生低钾血症或高钾血症,因为两者均可影响心肌兴奋性和传导性,并且可以引起猝死。交感神经系统和肾素-血管紧张素系统激活可导致低钾血症;治疗心力衰竭的多数药物对血钾都有影响。血钾轻度降低,即可增加使用洋地黄和抗心律失常药物的危险;血钾轻微增加,即可影响已知的可以延长生命治疗的药物的应用(已知降低病死率的治疗)。因此,许多专家认为心力衰竭患者应当控制血清钾浓度在 4.0~5.0mmol/L。有些患者纠正血钾时,需要同时补充镁和钾;单独使用血管紧张素转化酶抑制剂(ACEI)或联合应用螺内酯者,常规补充钾盐是不必要的,甚至是有害的。

6.密切随访

在心力衰竭患者的一般治疗中,最有用的就是密切观察和随访饮食和药物治疗的依从性,应对患者进行教育和给予密切观测,提高患者的治疗依从性,及早发现病情变化,防止临床症状恶化。

7.生物行为学治疗

压抑、焦虑和孤独在心力衰竭恶化的临床进行中发挥着重要作用,是心力衰竭患者死亡的主要预后因素。综合性情感干预可改善心力衰竭患者的功能状态。生物行为学治疗(松弛与减轻压力)的目的是使患者的自主神经有意识达到一种生理性自我调节,在有意识地控制下,产生一种无意识的反应(如心率、血压、呼吸与肌张力),其中以松弛反应最为有效。

8.运动训练

过去认为,心力衰竭患者应采取卧床休息来最大限度地减轻症状,认为体力活动可加速心室功能不全的进程,但现在看来,减少体力活动,导致一种体力去适应状态,结果导致慢性心力衰竭患者的症状和不能耐受体力活动加重。限制运动不仅有损于运动能力,也会产生不良心理反应和损害外周血管的扩张反应,目前有资料表明,运动训练可改善慢性心力衰竭患者的临床状态,可与药物干预治疗的效果相提并论,是药物的有益补充。所有稳定的慢性心力衰竭患者应参加体力适应性训练,运动训练应当与药物治疗相结合。

9.营养素补充

心力衰竭患者长期用利尿剂及营养吸收不良,营养需求相对增高,因为心力衰竭患者能量代谢途径改变,成人从以脂肪供能重返胎儿时的以葡萄糖供能,称为代谢重构。能量代谢是治疗心力衰竭的一种方法,如左卡尼丁、辅酶 Q10、抗氧化剂及生长激素等;左卡尼丁对游离脂肪酸跨线粒体内膜的转运和心肌能量的产生至关重要,辅酶 Q10 有可能降低心力衰竭患者住院率,减少呼吸困难和水肿。

(二)药物治疗

1.利尿剂

利尿剂可通过抑制肾小管特定部位钠或氯的重吸收遏制心力衰竭时的钠潴留,减少静脉回流和降低前负荷,减轻肺淤血,提高运动耐量。常用的利尿剂有袢利尿剂和噻嗪类利尿剂。袢利尿剂可增加尿钠排泄,且能加强游离水的清除;作用于远曲肾小管的噻嗪类利尿剂可增加尿钠排泄的分数仅为钠滤过负荷的 5%~10%,而且肾功能中度损害(肌酐清除率<30mL/min)时就失效。因此,袢利尿剂是多数心力衰竭患者的首选药物。

2.血管紧张素转化酶抑制剂

血管紧张素转化酶抑制剂有益于慢性心力衰竭的治疗,主要通过两个机制实现:①抑制肾素-血管紧张素-醛固酮系统(RAAS)。②作用于激肽酶Ⅱ,抑制缓激肽的降解,提高缓激肽水平。组织的肾素-血管紧张素-醛固酮系统在心肌重塑中起关键作用。血管紧张素转化酶抑制剂不仅抑制循环的肾素-血管紧张素-醛固酮系统,而且也抑制组织的肾素-血管紧张素-醛固酮系统。血管紧张素转化酶抑制剂促进缓激肽的作用与抑制血管紧张素Ⅱ产生的作用同样重要,许多资料表明,血管紧张素转化酶抑制剂的有益作用至少部分是由缓激肽所致的。缓激肽降解减少可产生扩血管的前列腺素生成增多和抗增生的效果。

3. β受体阻滞剂

慢性心力衰竭时,肾上腺素能受体通路的持续、过度激活对心脏有害,人体衰竭心脏去甲肾上腺素的浓度已足以产生心肌细胞的损伤。慢性肾上腺素能系统的激活介导心肌重构,而β_1受体信号转导的致病性明显大于β_2受体和α_1受体,这是应用受体阻滞剂治疗慢性心力衰竭的根本基础。

β受体阻滞剂是一种很强的负性肌力药,以往一直禁用于心力衰竭的治疗。β受体阻滞剂治疗心力衰竭的临床试验亦表明,治疗初期其对心功能有明显抑制作用,左室射血分数(LVEF)降低;但长期治疗(>3个月时)则可改善心功能,左室射血分数增加;治疗4~12个月时,能降低心室肌重量及容量、改善心室形状,提示心肌重构延缓或逆转。这种急性药理作用和长期治疗截然不同的效应,被认为是内源性心肌功能的生物学效应。β受体阻滞剂之所以能从心力衰竭的禁忌证转而成为心力衰竭常规治疗的一部分,就是因为认识到了长期治疗的生物学效应,是生物学治疗的典型范例。

4. 洋地黄制剂

洋地黄通过抑制心力衰竭心肌细胞膜Na^+-K^+-ATP酶,使细胞内Na^+水平升高,促进Na^+-Ca^{2+}交换,细胞内Ca^{2+}水平提高,从而发挥正性肌力作用。长期以来,洋地黄对心力衰竭的治疗过度归因于正性肌力作用。然而,洋地黄的作用部分是与非心肌组织Na^+-K^+-ATP酶的抑制有关:①副交感传入神经的Na^+-K^+-ATP酶受抑制,提高了位于左心室、左心房与右心房入口处以及主动脉弓和颈动脉窦的压力感受器的敏感性,抑制性传入冲动的数量增加,进而使中枢神经系统下达的交感兴奋性减弱。②肾脏的Na^+-K^+-ATP酶受抑制,可减少肾小管对钠的重吸收,增加钠向远曲小管的转移,导致肾脏分泌肾素减少。这些研究结果引出了一个假说,即洋地黄对心力衰竭并非作为正性肌力药物,而主要是通过降低神经内分泌系统的活性起到治疗作用。

5. 醛固酮受体拮抗剂

现有证据表明,醛固酮水平持续增高在慢性心力衰竭的病理和生理过程中起着重要作用,虽然短期使用血管紧张素转化酶抑制剂和血管紧张素Ⅱ受体拮抗剂均可以降低循环中的醛固酮水平,但这种作用不能维持。

6. 血管紧张素Ⅱ受体阻滞剂

血管紧张素Ⅱ受体阻滞剂在理论上可阻断经和不经血管紧张素转换酶途径生成的血管紧张素Ⅱ与AT_1受体结合,从而阻断或改善因AT_1受体过度兴奋导致的诸多不良反应,如血管收缩、水钠潴留、心脑血管组织增生、胶原沉积,以及促进细胞坏死、凋亡等可能在心力衰竭发生发展中起作用的因素。血管紧张素Ⅱ受体阻滞剂还可能通过加强血管紧张素Ⅱ与AT_2受体结合以及通过缓激肽介导来发挥有益的效应。近年来,随着血管紧张素Ⅱ受体阻滞剂临床观察资料的积累,提高了它在治疗心力衰竭中的地位。

7. 钙拮抗剂

钙拮抗剂具有扩张全身和冠状动脉循环阻力型动脉血管的作用,这些作用在理论上可改善心脏做功和缓解心肌缺血,但对照的临床试验未能证实这些可能的有益作用。很多钙拮抗剂短期治疗时可导致肺水肿和心源性休克,长期应用可使心力衰竭患者心功能恶化和死亡的危险性增加。虽然这些不良反应被归因于可能是这些药物抑制心脏收缩和激活内源性神经内分泌系统的作用,但这些机制的重要性仍不明确。使用缓释剂型、长效药物或使用血管选择性药物可减少这些对心力衰竭的恶化作用,但这两种途径均未能成功地预防与使用钙拮抗剂相关的心血管并发症的发生。不同类型钙拮抗剂的药理作用有所不同,这些药理学差异对心力衰竭患者的临床意义仍有待明确。

六、护理

(一)病情观察

观察患者的呼吸困难、发绀、水肿、肺部啰音有无减轻,水肿处皮肤有无破损或压疮,必要时可检测 24 小时出液量,每天晨起排尿后早餐前测体重;有腹腔积液者,每天测腹围一次,病情加重时,应及时告知医生并配合抢救。

(二)生活护理

(1)休息与活动:根据心功能分级安排休息与活动。心功能Ⅰ级,不限制患者一般的体力活动,以活动中不出现呼吸困难、胸痛、心急、疲劳等不适为度;心功能Ⅱ级,适当限制体力活动;心功能Ⅲ级,严格限制一般体力活动,充分休息。心功能Ⅳ级,绝对卧床休息。

(2)饮食护理:限制钠盐、总热量的摄入,少食多餐,给予清淡、易消化、富含维生素的饮食。

(3)吸氧:氧流量一般为 2～4L/min,肺心病患者的氧流量为 1～2L/min。

(4)保持大便通畅。

(三)用药护理

1. 洋地黄类药物

(1)洋地黄中毒症状包括心脏表现(如心律失常)、胃肠道表现、神经系统表现(如黄视、绿视),每次给药前需询问患者有无胃肠道和神经系统症状,并测量心率。

(2)洋地黄类药物用量个体差异较大,应严格遵医嘱给药。

(3)洋地黄类药物禁止与钙剂、奎尼丁、抗甲状腺药物、硝苯地平等同用。

(4)定期监测患者心电图、血钾及血中洋地黄药物的浓度。

(5)对于洋地黄中毒的患者,立即停用洋地黄药及排钾利尿剂,给予补充钾盐和纠正心律失常的药物。

2. 利尿剂

利尿剂是治疗心衰最常用的药物。

(1)记录 24 小时出入液量、体重,监测血电解质的变化。

(2)指导患者合理饮食,遵医嘱补充电解质。

(3)服药时间应选择早晨或日间。

3. 血管扩张药物

使用血管扩张药物时,应密切观察患者的血压及心率变化。

第三章 肾内科疾病

第一节 急性肾小球肾炎

急性肾小球肾炎简称急性肾炎,是以急性肾炎综合征为主要临床表现的疾病,其特点为急性起病,患者出现血尿、蛋白尿、水肿和高血压,并可伴有一过性氮质血症。急性肾小球肾炎多见于链球菌感染后,其他细菌、病毒及寄生虫感染亦可引起本病。本节主要介绍链球菌感染后急性肾炎。

一、病因与发病机制

本病常因 β 溶血性链球菌"致肾炎菌株"感染所致,常见于上呼吸道感染(多为扁桃体炎)、猩红热、皮肤感染等链球菌感染后。感染的严重程度与急性肾炎的发生和病变轻重并不完全一致。本病主要由感染所诱发的免疫反应引起,可通过循环免疫复合物沉积于肾小球致病,或形成原位免疫复合物而致病。肾小球内的免疫复合物导致补体激活、中性粒细胞及单核细胞浸润,导致肾脏病变。

二、临床表现

急性肾炎多见于儿童,男性多于女性,通常于前驱感染后 1~3 周(平均为 10 天)起病,潜伏期相当于致病抗原初次免疫后诱导机体产生免疫复合物所需的时间,呼吸道感染者的潜伏期较皮肤感染者短。本病起病较急,病情轻重不一,典型患者可呈急性肾炎综合征表现。

1.小便异常

几乎全部患者均有肾小球源性血尿,约 40％的患者可有肉眼血尿,常为起病首发症状和患者的就诊原因。患者可伴有轻、中度蛋白尿,少数患者(<20％)可表现为大量蛋白尿。尿沉渣除红细胞外,早期尚可见白细胞和上皮细胞稍增多,并可有颗粒管型和红细胞管型等。

2.水肿

80％以上的患者会有水肿,常为起病的初发表现,典型表现为晨起眼睑水肿或伴有下肢轻度凹陷性水肿,少数严重者水肿可波及全身。

3.高血压

约 80％的患者可出现一过性轻、中度高血压,常与钠水潴留有关,利尿后血压可逐渐恢复正常。少数患者可出现严重高血压,甚至出现高血压脑病。

4.肾功能异常

患者起病早期可因肾小球滤过率下降、钠水潴留而使尿量减少(常在 400~700mL/d),少数患者甚至出现少尿(<100mL/d)。肾小球功能可一过性受损,表现为轻度氮质血症,多于

1～2周后尿量渐增,肾小球功能于利尿后数天可逐渐恢复正常,仅有极少数患者可表现为急性肾衰竭,易与急进性肾炎相混淆。

5.免疫学检查异常

起病初期,患者血清 C3 及总补体下降,于 8 周内渐恢复正常,对诊断本病意义很大;血清抗链球菌溶血素滴度升高,提示近期内曾有过链球菌感染。

三、诊断

(一)诊断要点

患者于链球菌感染后 1～3 周出现血尿、蛋白尿、水肿和高血压,甚至少尿及氮质血症等急性肾炎综合征表现,伴血清 C3 下降,病情于发病 8 周内逐渐好转到完全恢复正常,即可临床诊断为急性肾炎。若肾小球滤过率进行性下降,或病情于 1～2 个月尚未见全面好转,应及时做肾活检,以明确诊断。

(二)辅助检查

1.尿液检查

尿液检查时有镜下血尿,为多形性红细胞。尿蛋白多为＋～＋＋,少数患者(<20％的患者)可有大量蛋白尿。尿沉渣中可有白细胞、上皮细胞、管型(如红细胞管型、颗粒管型)等。

2.免疫学检查

血清补体 C3 及总补体在发病初期下降,8 周内逐渐恢复正常,对本病诊断意义较大。血清抗链球菌溶血素 O 可增高,提示近期内曾有链球菌感染,部分患者免疫复合物呈阳性结果。

3.肾功能检查

患者血尿素氮、血肌酐可一过性升高。

4.B 超检查

行 B 超检查时,患者双肾体积正常或增大。

四、鉴别诊断

急性肾小球肾炎需要与以下疾病进行鉴别。

1.以急性肾炎综合征起病的肾小球疾病

(1)病毒等其他病原体感染后的急性肾炎:多数临床表现较轻,常不伴血清补体降低,少有水肿和高血压,肾功能一般正常。

(2)系膜毛细血管性肾小球肾炎:临床上除表现为急性肾炎综合征外,经常伴有肾病综合征,病变持续,无自愈倾向。50％～70％的患者有持续性低补体血症,8 周内不恢复正常。

(3)部分系膜增生性肾小球肾炎:患者有前驱感染,可呈现急性肾炎综合征。患者血清补体 C3 正常,病变无自愈倾向。IgA 肾病潜伏期短,可在感染后数小时至数天内出现肉眼血尿,血尿可反复发作,部分患者血清 IgA 升高。

2.急进性肾小球肾炎

急进性肾小球肾炎起病过程与急性肾炎相似,但除急性肾炎综合征外,常早期出现少尿、无尿及肾功能急剧恶化等特征。鉴别困难时,应及时做肾活检以明确诊断。

3. 全身系统性疾病肾脏受累

系统性红斑狼疮肾炎及过敏性紫癜肾炎等可呈现急性肾炎综合征,但多伴有其他系统受累的典型临床表现和实验室检查阳性结果,可资鉴别。

五、治疗

本病的治疗以休息及对症治疗为主。急性肾衰竭病例应予透析,待其自然恢复,不宜应用激素及细胞毒药物。

1. 一般治疗

急性期患者应卧床休息,待肉眼血尿消失、水肿消退及血压恢复正常后,逐步增加活动量。急性期患者应给予低盐(每天<3g)饮食;肾功能正常者不需要限制蛋白质摄入,但氮质血症时应限制蛋白质摄入,并以优质动物蛋白为主;明显少尿的急性肾衰竭者需限制液体入量。

2. 治疗感染灶

有上呼吸道或皮肤感染者,应选用无肾毒性抗生素治疗,不主张长期预防性使用抗生素。与尿异常相关、反复发作的慢性扁桃体炎患者,待病情稳定后(尿蛋白小于+,尿沉渣红细胞<10/HP),应考虑做扁桃体摘除术,术前、术后2周需注射青霉素。

3. 对症治疗

对症治疗包括利尿消肿,降血压,预防心脑并发症的发生;利尿治疗通常有效,利尿后若高血压控制仍不满意,可加用降压药物。

4. 透析治疗

少数患者发生急性肾衰竭而有透析指征时,应及时给予透析治疗,以帮助患者渡过急性期。由于本病具有自愈倾向,肾功能多可逐渐恢复,因此一般不需要长期维持透析。

六、护理

(一)一般护理

1. 活动

急性期患者应卧床休息2~3周,待肉眼血尿消失、水肿消退及血压恢复正常后,可逐步增加活动量。

2. 饮食

急性期给予低盐(少于3g/d)饮食,明显少尿者应限制液体入量;出现氮质血症时,应限制蛋白质的摄入量[以0.6g/(kg·d)为宜],应以优质动物蛋白为主,补充各种维生素。

3. 用药观察

遵医嘱应用无肾毒性的抗生素,防治感染;严格无菌操作,限制探视人员;使用激素或免疫抑制剂时,应注意观察药物的疗效及可能出现的不良反应,用药期间不可擅自加量、减量和停药。

4.心理指导

医护人员应多巡视患者,尤其是对小儿及青少年患者,可给予适当的解释与指导。

(二)对症护理

1.水肿的护理

(1)准确记录24小时出入量,协助患者控制液体入量(24小时尿量＋500mL),每天定时测量体重。

(2)密切观察水肿的部位、程度、范围,每天评估水肿消长情况,是否有腹腔积液、胸腔积液、心包积液的表现。

(3)保持床单位干燥、平整,翻身时动作应轻柔,可用软垫支撑受压部位,以避免皮肤损伤。

(4)对于严重水肿者,应避免肌内注射,静脉穿刺拔针后可用无菌干棉签按压穿刺部位,防止液体从针孔渗出。

(5)遵医嘱应用利尿剂,监测有无电解质、酸碱平衡紊乱。呋塞米等利尿剂有耳毒性,应避免与链霉素等氨基糖苷类抗生素同时使用。

2.高血压及高血压脑病的护理

(1)监测患者的血压、意识情况。

(2)严格控制水、盐摄入及利尿剂的使用。

(3)遵医嘱使用降压药、镇静药,并观察疗效。

第二节　慢性肾小球肾炎

慢性肾小球肾炎简称慢性肾炎,是以蛋白尿、血尿、高血压、水肿为基本临床表现,起病方式各有不同,病情迁延,病变进展缓慢,可有不同程度的肾功能减退,最终可发展为慢性肾衰竭的一组肾小球疾病。由于本病的病理类型及病期不同,因此主要临床表现可各不相同,疾病表现呈多样化。

一、病因与发病机制

仅有少数慢性肾炎是由急性肾炎发展所致(直接迁延或临床痊愈若干年后再发),绝大多数慢性肾炎的确切病因尚不清楚,起病即属慢性。慢性肾炎的病因、发病机制和病理类型虽不尽相同,但起始因素多为免疫介导炎症。此外,其慢性化进程还与高血压、大量蛋白尿、高脂血症等非免疫因素有关。

二、临床表现

慢性肾炎可发生于任何年龄,但以青中年为主,男性多见,多数患者起病缓慢、隐袭,可有一个相当长的无症状尿异常期。慢性肾炎以蛋白尿、血尿、高血压和水肿为其基本临床表现,病情时轻时重、迁延,渐进性地发展为慢性肾衰竭。慢性肾炎患者有急性发作倾向,在感染、脱水等诱因下,可出现肾功能明显恶化。

早期实验室检查可表现为程度不等的蛋白尿和/或血尿,可有红细胞管型,部分患者可出现大量蛋白尿。多数患者早期血常规检查正常或轻度贫血,白细胞和血小板多正常。肾功能正常或轻度受损(内生肌酐清除率下降或轻度氮质血症),这种情况可持续数年,甚至数十年,最终逐渐出现相应的临床表现(如贫血、血压增高等),进入肾衰竭期。B 超检查早期肾脏大小正常,晚期可出现双侧对称性缩小,皮质变薄。早期肾脏活体组织检查可确诊各种病理类型,对于指导治疗和估计预后具有重要的作用。

三、诊断

(一)诊断要点

凡尿化验异常(蛋白尿、血尿)、水肿及高血压病史达 1 年以上,无论有无肾功能损害,均应考虑本病的可能,但必须除外继发性肾小球疾病。

(二)辅助检查

1. 实验室检查

(1)检查血红蛋白、血沉。

(2)尿液检查:包括尿蛋白定性及定量、尿沉渣镜检、尿红细胞位相等。

(3)肾功能检查:包括血肌酐、尿素、肌酐清除率和 β_2 微球蛋白。

2. B 超检查

B 超检查可见早期双肾大小正常,随肾功能不全的出现,双肾逐渐萎缩、变小。

3. 肾活体组织病理学检查

肾活体组织病理学检查仅在没有双肾萎缩和慢性肾衰竭等肾活检禁忌证时进行,其病理类型包括系膜增生性肾小球肾炎、膜增生性肾小球肾炎、膜性肾病、局灶性肾小球肾炎和增生硬化性肾小球肾炎。

四、鉴别诊断

慢性肾小球肾炎需要与以下疾病进行鉴别。

1. 继发性肾小球肾炎

继发性肾小球肾炎,如狼疮肾炎、过敏性紫癜肾炎、糖尿病肾病等,依据相应的系统表现及特异性实验室检查,一般不难鉴别。

2. Alport 综合征

Alport 综合征常起病于青少年(多在 10 岁之前),患者有眼(球形晶状体等)、耳(神经性耳聋)、肾(血尿、蛋白尿及进行性肾功能损害)异常,并有阳性家族史(多为性连锁显性遗传)。

3. 隐匿性肾小球肾炎

临床上,轻型慢性肾炎应与隐匿性肾小球肾炎相鉴别,后者主要表现为无症状性血尿和/或蛋白尿,无水肿、高血压和肾功能减退表现。

4. 原发性高血压肾损害

血压明显升高的慢性肾炎需与原发性高血压肾损害(即良性小动脉性肾硬化症)鉴别,后者先有较长期的高血压,其后再出现肾损害,肾小管功能较肾小球功能损伤早(如尿浓缩功能减退、夜尿增多),尿改变轻微(微量至轻度蛋白尿,可有镜下血尿及管型),常同时伴有高血压其他靶器官的损害(如心脏和眼底病变)。

五、治疗

慢性肾炎的治疗应以防止或延缓肾功能进行性恶化、改善或缓解临床症状及防治严重并发症为主要目的,而不以消除尿蛋白及尿红细胞为目标。因此,一般不宜给糖皮质激素和细胞毒药物,可采用下列综合治疗措施。

1.积极控制高血压

高血压是加速肾小球硬化、促进肾功能恶化的重要因素,积极控制高血压是十分重要的环节。

(1)力争把血压控制在理想水平:蛋白尿＞1g/d,血压应控制在16.7/10.0kPa(125/75mmHg)以下;尿蛋白＜1g/d,血压控制可放宽到17.3/10.7kPa(130/80mmHg)以下。

(2)选择能延缓肾功能恶化且具有肾脏保护作用的降压药物:一般多选用血管紧张素转化酶抑制剂或血管紧张素Ⅱ受体阻滞剂。研究证实,这两类药物具有降低血压、减少尿蛋白和延缓肾功能恶化的肾脏保护作用,后两种作用除通过对肾小球血流动力学的特殊调节作用(扩张入球小动脉和出球小动脉,对出球小动脉扩张作用强于入球小动脉)降低肾小球内高压力、高灌注和高滤过外,还能通过其非血流动力学作用(抑制细胞因子、减少蛋白尿和细胞外基质的蓄积)达到减缓肾小球硬化的发展和肾脏保护作用。但是,肾功能不全患者应用血管紧张素转化酶抑制剂时要防止发生高钾血症,且血肌酐＞350mol/L的非透析治疗患者不宜再应用。此外,患者还可选用钙通道阻滞剂、β受体阻滞剂、α受体阻滞剂及利尿剂等。

2.低蛋白饮食和必需氨基酸治疗

根据患者肾功能状况,给予优质低蛋白饮食(每天0.6g/kg),同时控制磷的摄入;应适当增加糖类的摄入量,以满足机体所需要的热量;在给予低蛋白饮食2周后,可使用必需氨基酸或α酮酸。

3.避免加重肾脏损害的因素

感染、劳累、妊娠及应用肾毒性药物(如氨基糖苷类抗生素等)均可能损伤肾脏,导致肾功能恶化,应注意避免。近年来发现的有些中药(如关木通、广防己等)也可能导致肾小管间质损害,故应避免过多、过量服用。

六、护理

1.休息与活动

急性发作期及水肿严重时,患者应绝对卧床休息,以增加肾血流量和尿量,减少尿蛋白,恢复期可适当活动。

2.饮食护理

指导患者进食富含维生素的新鲜蔬菜及水果,尽量少吃花生、黄豆等植物蛋白,以优质动物蛋白为宜,如鸡蛋、鱼、牛奶;氮质血症期应限制蛋白质摄入,一般给予0.5～0.6g/(kg·d),如患者有明显的高血压、水肿表现,则应限制水和钠盐的摄入。

3.病情观察

(1)注意血压的变化,血压过高者,注意有无高血压脑病的征象。

（2）有水肿者,每周应测体重 1 次,记录 24 小时尿量或出入液量,以了解水肿情况。

（3）定期监测肾功能、尿常规。

（4）及时发现头痛、头晕、失眠、疲乏及高血压等慢性肾功能衰竭先兆。

（5）观察药物的作用与副作用:长期服用降压药者,应定时、定量,不能擅自停药;应用糖皮质激素和免疫抑制剂可加强免疫抑制作用、消除蛋白尿和水肿,但应注意观察有无出血、感染及白细胞总数下降;使用利尿剂时,应注意观察患者有无嗜睡、心慌、乏力等不适,以防止发生低钠血症、低钾血症及血容量减少等不良反应。

4. 对症护理

对于并发尿毒症、心力衰竭、高血压脑病、消化道出血者,应按相应护理常规进行护理。

5. 加强基础护理

嘱患者保持口腔清洁卫生,经常漱口,以除去氨味,增进食欲,预防口腔炎;加强皮肤护理,每天用温水擦洗,以减轻尿素对皮肤的刺激。对于水肿明显者,可酌情抬高患肢,减轻水肿,预防压疮的发生。

6. 健康指导

（1）坚持服药,勿使用对肾脏有损害的药物,如氨基糖苷类、链霉素、庆大霉素等。

（2）预防感冒及过度劳累。

（3）避免精神紧张、焦虑、抑郁等。

（4）加强营养,定期复查。

第三节　肾病综合征

肾病综合征(NS)是指由多种病因引起的,以大量蛋白尿(>3.5g/d)、低蛋白血症(<30g/L)、高脂血症、水肿为主要临床表现的一组综合征。本病可发生于任何年龄,可由原发性肾小球疾病引起,也可继发于多种疾病。大量蛋白尿和低蛋白血症是临床诊断肾病综合征的主要依据。

一、病因与发病机制

肾病综合征的病因至今不明,可能与免疫有关。肾小球滤过膜对血浆清蛋白通透性增加,引起大量蛋白尿、低蛋白血症、水肿及高脂血症。

水肿形成的机制,传统观点认为是由于大量蛋白尿使血浆清蛋白浓度降低,血浆胶体渗透压下降,血管内水分及电解质外渗到组织间隙,继发有效循环血量减少,反射性地引起交感神经兴奋,肾素-血管紧张素-醛固酮及抗利尿激素等分泌增加,促使肾脏对水、钠重吸收增加,从而引起水肿。但近年来发现,肾病综合征血容量下降的占 30%,大部分是正常或升高,研究表明肾病时肾脏钠调节功能有障碍。

肾病综合征存在的低蛋白血症主要与尿中蛋白丢失、肝脏清蛋白合成减少,以及体内的清蛋白分布异常、分解代谢增加有关。通过微穿刺肾活体组织检查发现,肾近曲、远曲小管细胞中含有大量清蛋白及 γ 球蛋白的微滴,小管细胞内参与蛋白降解的溶酶体活性增加,说明在肾病时肾曲小管对清蛋白分解代谢增加。

肾病伴低蛋白血症时,总胆固醇、游离胆固醇、胆固醇酯均升高,三酰甘油只在病变严重时才升高。产生高脂血症的原因主要是由于低蛋白血症及血浆胶体渗透压低,刺激肝脏脂蛋白合成增加,也有人认为与肾病时脂蛋白脂肪酶活性降低有关。脂蛋白可沉积于肾小球系膜,加之大量蛋白尿过度滤过可使肾小球基底膜增厚、系膜负荷增加,从而导致肾小球硬化。

肾病时存在高凝状态,其主要原因为肝脏合成凝血因子Ⅴ、Ⅷ和纤维蛋白原增加,抗凝血酶(ATⅢ)活性降低以及高脂血症时内皮细胞损伤,聚集血小板,使血液处于高凝状态。

二、临床表现

(一)症状与体征

1. 水肿

几乎所有的肾病综合征患者都会出现不同程度的水肿,以面部、下肢、阴囊部最为明显,严重时可伴有胸、腹腔积液及心包积液,易发生心悸及呼吸困难。

2. 蛋白尿

大量蛋白尿是诊断肾病综合征最主要的条件。尿蛋白的量>3.5g/d,主要为清蛋白,亦可有其他血浆蛋白成分,与尿蛋白的选择性有关。尿蛋白/尿肌酐值>3.5常为肾病性蛋白尿。

3. 血浆蛋白异常

低蛋白血症是肾病综合征必备的特征,主要是尿中清蛋白丢失,其程度与蛋白尿的程度有明显关系,一般血浆清蛋白<30g/L。

4. 高脂血症

血浆胆固醇、三酰甘油及磷脂均可明显增高,低密度脂蛋白(LDL)及极低密度脂蛋白(VLDL)浓度增高。高脂血症可导致动脉粥样硬化、血栓形成或发生栓塞。

5. 其他

因胃肠道水肿,患者常有不思饮食、恶心、呕吐、腹胀等消化道功能紊乱症状,或有水钠潴留、血容量增多,也可出现一过性高血压。

(二)分型

1. 原发性肾病综合征Ⅰ型

本型具备肾病综合征的典型表现,占儿童发病人数的75%、占成人发病人数的20%。此型肾病综合征预后较好,应用糖皮质激素治疗效果好,但常有复发倾向,再发、再治疗亦有效。

2. 原发性肾病综合征Ⅱ型

除具有肾病综合征的临床表现外,本型肾病综合征常伴有不同程度的血尿、高血压、肾功能受损等,糖皮质激素疗效差异很大,一般不如Ⅰ型好,预后亦较差。

(三)并发症

1. 感染

感染常发生于由肺炎球菌、溶血性链球菌等引起的呼吸道感染、胸膜炎、腹膜炎、皮肤感染等,起病多隐匿,临床表现不典型,也易见尿路感染,尿培养可明确诊断。

2. 血栓、栓塞

由于血液浓缩及高脂血症造成血液黏稠度增加,或因某些蛋白质的丢失及肝代偿性合成蛋白增加,引起凝血、抗凝及纤溶系统失衡等,造成肾静脉、下肢深静脉、腋静脉及某些动脉血栓,其中以肾静脉血栓形成最为常见,可采用血管造影、超声多普勒等检查明确诊断。

3. 肾功能损伤

本病可因有效血容量不足诱发肾前性氮质血症,经扩容、利尿后得到恢复,少数病例可出现急性肾衰竭。

4. 其他

长期低蛋白血症可导致营养不良、小儿生长发育迟缓,以及维生素 D 缺乏、钙磷代谢障碍、继发性甲状腺功能亢进、贫血、锌缺乏、伤口愈合缓慢等。

三、诊断

(一)诊断要点

肾病综合征的诊断标准:①尿蛋白≥3.5g/d。②血浆清蛋白≤30g/L。③水肿。④高脂血症,血清总胆固醇值≥6.47mmoL/L。其中,①②项为诊断所必需。

肾病综合征的诊断还需具备以下几点:①确认病因,必须先除外继发性病因和遗传性疾病,才能诊断为原发性肾病综合征。②最好进行肾活检,做出病理学诊断。③判定有无并发症。

(二)辅助检查

1. 尿常规

尿中除有大量蛋白外,可有透明管型或颗粒管型,有时也可有脂肪管型。

2. 选择性蛋白尿及尿中补体 C3、纤维蛋白降解产物(FDP)测定

原发性肾病综合征Ⅰ型为选择性蛋白尿,尿补体 C3 及 FDP 值正常;原发性肾病综合征Ⅱ型为非选择性蛋白尿,尿补体 C3 及 FDP 值往往超过正常。

3. 血生化检查

除血浆总蛋白降低外,清蛋白/球蛋白的比例可倒置,血胆固醇、三酰甘油、LDL、VLDL 在原发性肾病综合征Ⅰ型增高,在原发性肾病综合征Ⅱ型可不增高。

4. 肾功能检查

原发性肾病综合征Ⅰ型肾功能正常,原发性肾病综合征Ⅱ型有不同程度的肾功能异常。

5. 纤溶系统

纤维蛋白原常升高,纤维蛋白溶酶原和抗凝血酶Ⅲ可下降。

6. 肾活体组织检查

肾活体组织检查可通过超微结构及免疫病理学观察提供组织形态学依据,但肾穿刺获得的组织很小,不一定能代表整个肾脏病变情况,必须结合临床检查及表现全面判断,才能做出正确的诊断。

四、鉴别诊断

肾病综合征需要与以下疾病进行鉴别。

1. 紫癜性肾炎

紫癜性肾炎往往具有肾病综合征的表现形式,与原发性肾病综合征易混淆。紫癜性肾炎一般有过敏性紫癜的病史及过敏性紫斑或皮疹,镜下血尿明显,临床经过不一,重者可迅速发展成肾衰竭,轻者可自愈,肾活体组织检查可发现小血管炎,这一点具有一定的特征性,对激素治疗效果不佳。

2. 糖尿病肾病

糖尿病肾病好发于中老年人,肾病综合征常见于病程 10 年以上的糖尿病患者,早期可发现尿微量清蛋白排出增加,以后逐渐发展成大量蛋白尿、肾病综合征。糖尿病病史及特征性眼底改变有助于二者的鉴别诊断。

3. 红斑狼疮性肾炎

某些红斑狼疮主要表现为肾病综合征,而体温、皮肤及关节炎症特点不一定存在,尤其是年轻女性,必须与肾病综合征进行鉴别。狼疮性肾炎患者狼疮细胞及抗 DNA 抗核因子阳性,血清补体(尤其是 C3)水平降低,易伴有心脏改变及胸膜反应,对难以鉴别者做肾活体组织检查有助于判别。

4. 肾淀粉样变性

肾淀粉样变性好发于中老年人,是全身多器官受累的一部分,肾受累时体积增大,常呈肾病综合征表现,常需做肾活体组织检查以确诊。

5. 骨髓瘤性肾病

骨髓瘤性肾病好发于中老年人,男性多见,部分患者可出现肾病综合征表现。多发性骨髓瘤的特征性临床表现有利于鉴别诊断。

五、治疗

(一)一般治疗

凡有严重水肿、低蛋白血症者,需卧床休息,进行适量床上活动,以防血栓形成;给予正常量 $1.0g/(kg \cdot d)$ 的优质蛋白饮食,热量每千克体重不应少于 $126 \sim 147kJ$;水肿时,应给予低盐饮食;为减轻高脂血症,应少进富含饱和脂肪酸的饮食,而多吃富含多聚不饱和脂肪酸及富含可溶性纤维的饮食。

(二)对症治疗

1. 利尿消肿

患者可根据病情选用噻嗪类利尿剂、保钾利尿剂、袢利尿剂,亦可慎用小剂量渗透性利尿剂;当低蛋白血症及营养不良严重时,亦可考虑应用血浆或血浆清蛋白等静脉输注。对于肾病综合征患者,利尿治疗的原则是不宜过快、过猛。

2. 减少尿蛋白

减少尿蛋白可有效延缓肾功能的恶化。ACEI 通过直接影响肾小球基底膜对大分子的通透性和降低肾小球内压,可有不依赖于降低全身血压而减少尿蛋白的作用。

3.抗凝、抗血小板治疗

肾病综合征患者可使用抗血小板聚集及抗凝药物(如潘生丁、阿司匹林)治疗,或静脉应用肝素、低分子肝素、尿激酶等。

(三)抑制免疫与炎症反应

1.糖皮质激素

糖皮质激素可能是通过抑制炎症反应、免疫反应以及醛固酮和抗利尿激素的分泌而影响肾小球基底膜通透性等综合作用来发挥其利尿、消除尿蛋白的疗效。根据患者对糖皮质激素的治疗反应,可将其分为激素敏感型、激素依赖型、激素抵抗型,各自的进一步治疗措施有所区别。

使用原则和方案具体如下。①起始足量:常用药物为泼尼松,1mg/(kg·d),口服8周,必要时可延长至12周。②缓慢减药:足量治疗后,每1～2周减原用量的10%,当减至20mg/d左右时症状易反复,应更加缓慢减量。③长期维持:最后以最小有效剂量(5～10mg/d)作为维持量,再服半年至1年或更长时间。激素可采取全天量顿服,或在维持用药期间2天量隔天1次顿服,以减轻激素的不良反应。长期应用激素的患者易出现感染、药物性尿糖升高、骨质疏松等不良反应,少数病例还可出现股骨头无菌性缺血性坏死,需加强监测,及时处理。

2.细胞毒药物

这类药物可用于激素依赖型或激素抵抗型的患者,协同激素治疗。若无激素禁忌,一般不作为首选或单独治疗用药,常用环磷酰胺,剂量为每天每千克体重2mg,分1次或2次口服;或200mg加入生理盐水注射液20mL内,隔天静脉注射,累积量达6～8g后停药。环磷酰胺的主要不良反应为骨髓抑制及中毒性肝损害,并可出现性腺抑制、脱发、胃肠道反应及出血性膀胱炎。苯丁酸氮芥因不良反应严重,目前临床上已较少使用。

3.环孢素A

环孢素A能选择性抑制T辅助细胞及T细胞毒效应细胞,已作为二线药物用于治疗激素及细胞毒药物无效的难治性肾病综合征。

(四)控制感染

一旦发现感染,应及时选用对致病菌敏感、强效且无肾毒性的抗生素积极治疗;有明确感染灶者,应尽快去除。当严重感染难以控制时,是否减少或停用激素应视患者具体情况决定,还可采用免疫球蛋白、免疫增强剂等进行治疗。

六、护理

(一)一般护理

1.适当休息

对于有严重水肿和高血压者,需卧床休息,轻者一般不必严格限制活动,但不要过度劳累,以免病情反复。

2.合理饮食

(1)有高血压、重度水肿和尿少者,应适当限制钠、水的入量。

(2)大量蛋白尿期间蛋白摄入量不宜过多,以控制在每天 2g/kg 为宜。

(3)应少食动物性脂肪,以植物性脂肪或鱼油为宜,增加富含可溶性纤维高的饮食,如燕麦、米糠及豆类等。

(4)鼓励患者进食富含钾的食物,如香蕉、橘子等;应注意摄入富含钙及富含维生素 D 的食物。

(5)尿蛋白消失后仍需长期服用糖皮质激素者,应补充蛋白质。

3. 记录体重及液体出入量

每天测体重 1 次,同时记录 24 小时液体出入量。

4. 用药护理

遵医嘱给予药物治疗,注意观察药物的疗效及不良反应。使用免疫抑制剂(如环磷酰胺)治疗时,应注意有无白细胞下降、脱发、胃肠道反应及出血性膀胱炎等。

5. 心理护理

指导家长及患者同伴多给予患者心理支持,使其保持良好的心态,树立战胜疾病的信心。

(二)对症护理

1. 预防感染

(1)进行保护性隔离,病室应定期消毒。

(2)预防皮肤感染:加强皮肤护理,静脉穿刺时要尽可能一次成功,注射后按压局部,直至不渗液,以减少皮肤感染的机会。因严重水肿时皮肤张力较高,注射处易发生渗液,导致局部潮湿、糜烂及感染,故重度水肿时应尽量少用肌内注射。

(3)监测体温及白细胞计数,密切注意患者有无感染表现,如发热、咳嗽等。如发现感染征象,应及时告知医师进行处理。

2. 注意观察血压变化

每天测血压 1～3 次,发现异常应及时告知医师进行处理。

3. 预防消化道出血

注意保护胃黏膜,如给予牛奶、面汤或软食,避免空腹服药,不吃坚硬或有刺激性的食物,必要时按医嘱加用抗胆碱药或抗酸药等,注意观察患者大便颜色,若有黑便,应及时告知医师进行处理。

4. 皮肤护理

(1)保持床铺清洁、干燥、柔软、平整,在外踝、足跟、肘部等受压部位垫棉垫,帮助患者每 1～2 小时翻身 1 次,翻身时应避免拖、拉、拽等动作,以防皮肤擦伤。

(2)每天用温水清洗皮肤,擦干后在皮肤皱褶处撒爽身粉,保持皮肤干燥、爽滑,以免摩擦损伤;及时更换内衣,衣服应柔软、清洁、干燥,以减少对皮肤的刺激。阴囊水肿时,可用丁字带将阴囊托起,保持局部干燥,防止皮肤破损。此外,应嘱患者勿抓伤皮肤,并帮助患儿勤剪指甲。

5. 病情观察

及时了解患者水肿消长、电解质变化情况;长期给予低盐饮食或在利尿剂应用期间,还应警惕低钾血症、低钠血症、低钙血症的发生。

第四节 慢性肾衰竭

慢性肾衰竭(chronic renal failure,CRF)是以慢性肾脏病引起的肾小球滤过率(GFR)下降,代谢产物潴留,水、电解质及酸碱代谢失衡和全身各系统症状为表现的一种临床综合征,为各种慢性肾病持续进展的共同结局。

一、病因与发病机制

(一)病因

慢性肾衰竭的病因很多,最常见的病因为慢性肾小球肾炎,其次为慢性肾盂肾炎、糖尿病肾病、高血压肾病、狼疮性肾炎、多囊肾等。有些患者由于起病隐匿,到肾衰竭晚期才来就诊,此时双侧肾已固缩,往往不能确定其病因。

(二)诱因

慢性肾衰竭常见的诱因包括以下几种:①感染。②血容量不足(脱水)。③尿路梗阻,如结石、前列腺增生或肿瘤造成输尿管压迫等。④肾毒性药物的应用,如氨基苷类抗生素、造影剂、化疗药物等。⑤其他,如高血压、心力衰竭等。

(三)发病机制

1. 健存肾单位血流动力学改变

肾脏疾病进行性加重,会导致一定数量的肾单位破坏,为维持机体正常需要,肾单位、肾小球毛细血管内高灌注、高滤过、高内压,肾小管处理滤过液过度增加,肾单位代偿性肥大,肾小球毛细血管不断受损,从而发生肾小球硬化,最终导致全部肾单位损害。

2. 矫枉失衡学说

慢性肾衰竭时,体内会出现某些代谢不平衡,为了矫正这种失衡,健存肾单位对许多物质进行了代偿性调节,在这些调节过程中,机体产生了某些有毒性作用的体液因子,又出现新的不平衡,即矫枉失衡。例如,肾小球滤过率下降,尿磷排出减少,血磷升高,磷会阻止肠黏膜对钙的吸收,使血钙降低,高磷低钙会刺激甲状旁腺分泌甲状旁腺激素来抑制肾小管吸收磷,使血磷下降,随着病情不断发展,可引起继发性甲状旁腺功能亢进;甲状旁腺激素升高,可使钙由细胞外向细胞内转移,骨钙游离到血中,引起骨质脱钙、肾性骨病和周围神经病变等。

3. 尿毒症毒素

慢性肾衰竭晚期所出现的尿毒症症状除与水、电解质和酸碱平衡失调有关外,还与体内蓄积的多种物质有关。在慢性肾功能不全不断加重的过程中,体内可能有几百种物质潴留,如尿素、胍类(一些氨基酸和肌酐的代谢产物)、酚类(肠道细菌代谢产物)、中分子物质及大分子物质等。

二、临床分期

慢性肾衰竭根据肾功能受损的程度不同,可从轻到重分为以下几个阶段。

1.肾功能不全代偿期

当肾单位受损未超过正常肾单位的50%时(肌酐清除率在50~80mL/min),有储备的肾功能代偿而不出现血尿素氮等代谢产物增高,血肌酐维持在正常水平,除常有夜尿增多外,可无任何临床症状。

2.肾功能不全失代偿期

肾单位受损超过50%时(肌酐清除率在50~20mL/min),血肌酐达$133~442\mu mol/L$,血尿素氮超过7.1mmol/L,患者可有无力、食欲缺乏、轻度贫血等临床表现。

3.肾衰竭期

血肌酐可升到707mol/L,肌酐清除率可降低到10mL/min,血尿素氮上升达28.6mmol/L,患者可出现贫血,水、电解质及酸碱平衡紊乱等各系统的多种临床表现。

4.尿毒症期

血肌酐可达707mol/L以上,肌酐清除率可降低到10mL/min以下,血尿素氮超过28.6mmol/L,患者可有明显的代谢性酸中毒、贫血及严重的全身各系统症状。

三、临床表现

慢性肾衰竭的病变较为复杂,可累及人体各器官系统及代谢,主要表现有以下几种。

(一)水、电解质及酸碱平衡失调

慢性肾衰竭患者以代谢性酸中毒和水钠平衡紊乱最为常见。

1.酸中毒

当肾小球滤过率(GFR)下降至10mL/min时,磷酸、硫酸、乙酰乙酸等酸性物质会发生潴留,血中阴离子间隙增加,肾小管泌氢离子功能受损,钠、氢离子交换功能不全。肾小管泌氢降低,尿中氨离子结合成胺减少而不能酸化尿,血中二氧化碳结合力($CPCO_2$)<13.5mmol/L,患者可出现深而长的呼吸、恶心呕吐、中枢神经代谢紊乱、意识障碍、昏迷等表现。

2.失水或水潴留

由于肾小管浓缩尿液功能减退,因此患者可出现多尿。此外,患者厌食、呕吐及腹泻或利尿药应用均可导致失水,但更多的患者因肾脏排尿功能减退,饮水过多或补液不当而致水潴留,表现为水肿、血容量过多、高血压、心力衰竭、肺水肿、脑水肿等严重后果。

3.钠平衡失调

某些患者为失钠性肾病,或原发病为肾小管性间质性肾病,二者均可造成失钠。多数肾衰竭患者氯化钠排泄受阻,当体内钠过多时,细胞外液增加,可出现高血压、水肿、心力衰竭等表现。低钠血症既可因缺钠引起(真性低钠血症),也可因水过多或其他因素引起(假性低钠血症),且以后者更为多见,两者临床情况与处理完全不同,应注意鉴别。

4.高钾血症

当有肾小球滤过率降低,肾衰竭进入后期出现少尿,尤其当钾摄入过多、酸中毒、感染、创伤、消化道出血等情况发生时,患者更易出现高钾血症。严重高钾血症(血清钾>6.5mmol/L)有一定的危险,需及时进行抢救治疗。

5. 钙代谢失衡

由于肾组织不能生成 $1,25-(OH)_2D_3$（活性维生素 D_3），使钙吸收减少，因此可发生低钙血症，尤其在静脉补充碱性药物过程中更易发生。

6. 高磷血症

根据矫枉失衡学说，甲状旁腺激素（PTH）升高可促进肾脏排磷，但由于肾小球滤过率减少，血磷仍继续升高，此时应限制含磷食物及使用碳酸钙，有降低血磷、升高血钙的作用。

（二）各系统症状与体征

1. 消化系统表现

食欲缺乏是本病最早和最常见的症状，还可有上腹饱胀、恶心呕吐、腹泻、口腔黏膜溃疡、尿臭味，严重时可有消化道出血等。透析能使上述症状明显缓解。

2. 心血管系统表现

（1）血压升高：大多数为水钠潴留所致的容量依赖型高血压患者，占 80%～90%。这类患者应用降压药物不易控制，而清除体内潴留的水、钠才能使血压恢复正常。由肾素-血管紧张素-醛固酮系统活性增高引起的肾素依赖型高血压患者仅占 5%～10%，需使用血管紧张素转化酶抑制剂（ACEI）治疗。此外，血管活性物质对血压升高也有一定影响。

（2）心力衰竭：此为尿毒症患者最常见的死亡原因，其发生与患者体内水钠潴留、高血压、贫血、尿毒症性心肌病等多种因素有关。患者可出现心脏增大、心动过速、心律失常、奔马律、肺底湿啰音、颈静脉怒张、肝大等心力衰竭表现。

（3）尿毒症性心包炎：系尿毒症毒素所引起，临床表现为左侧胸痛且随呼吸加重，心前区可闻及心包摩擦音，严重时可发生心脏压塞、血压下降、脉压变小、末梢循环不良、颈静脉压力增高和血性心包积液等。

（4）动脉粥样硬化：主要表现为高三酰甘油血症及血胆固醇增高，可能是由于三酰甘油清除减少、脂蛋白酶功能缺陷致使极低密度脂蛋白及低密度脂蛋白代谢紊乱，因而易发生动脉硬化。

3. 血液系统表现

（1）贫血：为尿毒症患者必有的临床表现，是由于促红细胞生成素（EPO）减少，红细胞寿命缩短，铁、叶酸及蛋白质摄入减少等导致的正色素、正红细胞型贫血。

（2）出、凝血机制障碍：可表现为皮下出血、鼻出血、月经过多等出血倾向，可能与出血时间延长、血小板破坏增多、血小板功能异常有关。部分患者易出现血液凝固现象，系患者血中 Ⅷ 因子和纤维蛋白增高所致。

（3）白细胞异常：白细胞计数可正常，部分患者粒细胞及淋巴细胞减少，中性粒细胞趋化、吞噬和杀菌能力减弱，故尿毒症患者易发生感染。

4. 神经系统表现

由于尿毒症毒素尤其是中分子物质的潴留，可引起中枢神经系统及周围神经病变。早期症状可有疲乏、失眠、注意力不集中等，其后会出现性格改变、抑郁、记忆力减退、判断力降低，甚至出现精神异常、谵妄、幻觉、昏迷。此外，周围神经病变也很常见，感觉神经障碍更为显著，最常见的是肢端袜套样分布的感觉丧失。

5. 呼吸系统表现

体液过多、心力衰竭可引起肺水肿或胸腔积液,由尿毒症毒素诱发的肺泡毛细血管渗透性增加、肺充血可引起尿毒症肺水肿,此时肺部 X 线检查可出现"蝴蝶翼"征,及时利尿或透析可迅速改善上述症状。酸中毒时,患者呼吸深而长,代谢产物及毒素潴留,可发生尿毒症性支气管炎、肺炎、胸膜炎等。

6. 皮肤表现

由于尿毒症毒素、钙盐等在皮肤沉积,尿素随汗腺排出,患者常有皮肤瘙痒难忍,另又因患者贫血,尿素沉着于皮肤,面部肤色常较深而萎黄。

7. 代谢失调

(1)体温过低:主要由 Na^+-K^+-ATP 酶活性降低,体温调节功能异常等因素所致。

(2)糖类代谢异常:由于毒素对胰岛素的作用,致使胰岛素功能异常,患者可出现类似糖尿病患者的糖耐量曲线。

(3)高尿酸血症:当肾小球滤过率降低至 20mL/min 时,患者可出现尿酸排泄障碍,从而发生血尿酸增高,部分患者可出现痛风的相应症状。

(4)蛋白质和氨基酸代谢异常:慢性肾衰竭时,蛋白合成速率/蛋白质分解速率<1,严重时机体蛋白质不足,当用氨基酸治疗后,蛋白质分解速率明显下降。蛋白合成速率/蛋白分解速率的比值升高。

8. 内分泌失调

慢性肾衰竭时,患者可出现肾上腺皮质功能不全、血中肾素升高、$1,25$-$(OH)_2D_3$ 降低、红细胞生成素减少,由于肾脏降解功能减退,胰岛素、胰高血糖素、甲状旁腺素可以升高,男、女性激素可降低。

9. 肾性骨病

缺乏 $1,25$-$(OH)_2D_3$、继发性甲状旁腺功能亢进、营养不良、铝中毒或铁负荷过重均可导致肾性骨病,包括纤维性骨炎、尿毒症性软骨病、骨质疏松、骨硬化症等。

四、诊断

(一)诊断要点

1. 基础疾病诊断

根据病史,结合临床表现特点,可获得基础疾病诊断。基础疾病诊断的意义在于有些原发病可能仍有治疗价值,如狼疮性肾炎、糖尿病肾病、高血压肾病等。

2. 寻找促使肾衰竭加重的因素

慢性肾衰竭处于代偿期出现急性肾功能恶化时,通常存在一定诱因,若能及时去除,可使肾功能恢复。常见的因素有:①感染。②血容量不足。③尿路梗阻。④心力衰竭或严重心律失常。⑤肾毒药物的应用。⑥严重创伤或大手术等。

3.慢性肾衰竭的分期诊断

根据病史、临床表现,参照慢性肾衰竭分期标准,即可做出分期诊断。

(二)辅助检查

1.血液检查

血常规检查可见红细胞数目下降,血红蛋白含量降低,白细胞可升高或降低;肾功能检查结果为内生肌酐清除率降低,血肌酐增高,血清电解质增高或降低;血气分析有代谢性酸中毒等。

2.尿液检查

尿比重常低于 1.010,尿沉渣中有红细胞、白细胞、颗粒管型、蜡样管型等。

3.B 超检查

B 超检查显示双肾缩小。

五、鉴别诊断

慢性肾衰竭与肾前性氮质血症的鉴别并不困难,在有效血容量补足 48～72 小时后,肾前性氮质血症患者肾功能即可恢复,而慢性肾衰竭患者的肾功能则难以恢复。慢性肾衰竭与急性肾衰竭的鉴别多数情况下并不困难,往往根据患者的病史即可做出鉴别诊断。在患者病史欠详时,可借助于影像学检查(如 B 超、CT 等)进行分析,如双肾明显缩小,则支持慢性肾衰竭的诊断。

六、治疗

(一)去除病因及诱因

有些引起慢性肾衰竭的基础疾病经积极治疗后,其肾功能可有不同程度的好转,如狼疮性肾炎的尿毒症。此外,去除某些使肾衰竭恶化的可逆因素,也可使肾功能得到改善,如控制感染、纠正低血容量、解除尿路梗阻、避免应用肾毒性药物等。

(二)慢性肾衰竭的非透析疗法

1.饮食疗法

限制蛋白质的摄入,当肾小球滤过率为 10～20mL/min 时,每天予以 0.6g/kg 蛋白质即可满足机体的基本生理需要。当肾小球滤过率大于 20mL/min 时,每天可增加 5g 蛋白质摄入量。蛋白质应以高生物价优质蛋白为主,如牛奶、鸡蛋、鱼、瘦肉等。植物蛋白因含非必需氨基酸多,故应尽量少食。用糖类及脂肪提供足够的热量,保证机体的能量需要而不至于分解蛋白质提供能量,以减少负氮平衡,减轻症状。

2.对症治疗

(1)钠盐的摄入量:多数患者食盐摄入量每天应控制在 3g 左右,若患者有失钠表现,应予以增加,以维持钠的正常水平为准。

(2)血清钾的控制:尿量＞1000mL/d 时,不限饮食中的钾;若出现高钾血症时,应积极处理。当血清钾＞5.5mmol/L 时,可用降血钾树脂 15～30g,口服,每天 1 次或 2 次,或加入

10%葡萄糖酸钙中静脉注射;亦可将胰岛素加入 5%～10%葡萄糖液中静脉滴注,胰岛素与葡萄糖之比为 1U:(3～5)g。当血钾>6.5mmol/L 时,应立即行血液透析治疗。

(3)水分的控制:伴有少尿、水肿、心力衰竭者,应严格限制水分入量;尿量每天超过 1000mL 而无水肿者,可不限制水的摄入。

(4)纠正酸中毒:多数慢性肾衰竭患者应经常补充碳酸氢钠,一般剂量为 3～10g/d,分 3 次口服。严重酸中毒的患者需静脉用药,给予 5%碳酸氢钠,0.5m/kg(可升高二氧化碳结合力 1mmol/L),一般纠正至 17.1mmol/L 左右。如因纠正酸中毒而引起低钙血症,可给予 10%葡萄糖酸钙 10mL 缓慢静脉滴注。

(5)钙、磷的调整:当肾小球滤过率小于 40mL/min 时,血钙开始降低,应给予补充钙剂 (1.5g/d);当肾小球滤过率小于 10mL/min 时,则应补充钙剂 2g/d。高磷时,补充钙剂可致钙磷乘积升高,致使软组织钙化,应将血磷控制在 1.78mmol/L 以下。当血钙高于 2.63mmol/L 时,应停止补充钙剂。目前使用的钙剂以碳酸钙较为理想。

(6)其他:贫血患者除补充铁剂及叶酸外,更重要的是予以促红细胞生成素,但需注意长期应用铁剂会导致铁负荷过重,引起含铁血黄素沉积症,而促红细胞生成素也有一定不良反应,如高血压、血黏稠度增加等。高血压患者应配合使用降压药物治疗。心包炎患者应加强透析,当心包积液超过 100mL 时,可做心包穿刺或开窗引流。

(三)肾脏替代治疗

肾脏替代治疗包括透析疗法及肾脏移植。透析疗法包括血液透析与腹膜透析。如肾小球滤过率为 10mL/min 左右,即可开始慢性维持性血液透析。血液透析的其他适应证还包括: ①血尿素氮≥28.6mmol/L。②血肌酐≥707mol/L。③高钾血症。④代谢性酸中毒。⑤有尿毒症症状。⑥有水钠潴留(水肿、血压升高、高容量性心力衰竭)。⑦并发贫血、心包炎、高血压、消化道出血、骨病、周围神经及中枢神经系统症状。目前多主张有条件时应尽早进行血液透析。血液透析治疗一般每周做 3 次,每次进行 4～6 小时。

血液透析的相对禁忌证:①休克或收缩压低于 10.7kPa。②大手术后 3 天有严重出血或出血倾向者。③严重贫血。④严重心律失常,心功能不全或冠心病。⑤严重高血压(收缩压>26.7kPa)。⑥严重感染,如败血症。⑦肿瘤晚期。⑧极度衰弱。⑨精神病及不合作者或家属不同意者。无条件进行血液透析者,可采用腹膜透析,以非卧床持续性腹膜透析最为常用。

肾移植是慢性肾衰竭患者最理想的治疗方法,肾移植成功后可恢复肾功能,但术后应长期使用免疫抑制剂,以预防排异反应。

七、护理

(一)一般护理

1.休息与活动

为患者提供安静舒适的环境,以休息为主,避免过度劳累;休息与活动量视病情而定,病情较重或伴有心力衰竭者应绝对卧床休息,并协助患者做好各项生活护理;对长期卧床者,应指导或帮助患者进行适当的床上活动,以防止发生压疮与肌肉萎缩。

2. 饮食护理

饮食治疗在慢性肾衰竭的治疗中具有重要意义。慢性肾衰竭患者应限制蛋白质的摄入，尽早给予优质低蛋白饮食，如牛奶、蛋类、鱼、瘦肉等，尽量减少植物性蛋白质的摄入。保证供给患者足够的热量，每天热量主要由糖类和脂肪提供，主食以小麦淀粉为主，以减轻肾脏的负担；还应供给维生素 B、维生素 C、叶酸及钙等，以满足机体的需要。

3. 皮肤及口腔护理

指导患者注意个人卫生，保护好水肿部位的皮肤；避免皮肤过于干燥，皮肤瘙痒时可遵医嘱使用止痒药，避免用力抓挠，以免因抓破或擦伤而引起皮肤感染。尿毒症患者口中常有尿臭味，可用 3% 过氧化氢溶液清洁口腔，进食后漱口，防止口腔及咽喉感染。

（二）病情观察

严密观察患者的生命体征及意识状态；准确记录 24 小时液体出入量，每天定时测量体重，观察水肿消长情况；注意观察患者有无感染的征象，如寒战、高热、咳嗽、咳脓性痰、尿路刺激征等，以及有无血钾升高及代谢性酸中毒表现。

（三）用药护理

（1）使用促红细胞生成素时，应严格控制血压，使用期间应注意观察患者有无头痛、高血压及癫痫发作等不良反应，每月定期监测血常规。

（2）使用骨化三醇时，必须密切监测血钙、血磷，以防止内脏、皮下、关节、血管钙化及肾功能恶化。

（3）必需氨基酸疗法：宜口服给药，如需静脉输入，切勿在氨基酸溶液中加入其他药物，以免引起不良反应；控制输液速度，注意观察患者有无恶心、呕吐、头晕和发热等不良反应。一旦出现上述症状，应减慢输液速度，并给予相应处理。

（4）使用氧化淀粉时不应与碱性药物合用，以免降低疗效。

（四）对症护理

注意口腔和饮食护理，减轻胃肠道症状，可遵医嘱给予止吐药；保持病室环境清洁卫生，严格进行无菌操作，预防各种感染；及时观察并协助处理各种水、电解质及酸碱失衡等。

（五）心理护理

向患者耐心解释病情，建立有效的沟通途径，介绍疾病的治疗进展，积极为患者排忧解难，鼓励患者正确认识疾病，保持乐观情绪，树立战胜疾病的信心，积极配合治疗及护理。

第四章 呼吸内科疾病

第一节 支气管扩张

支气管扩张系慢性支气管化脓性疾病,因支气管及其周围肺组织慢性炎症损伤支气管壁而引起支气管扩张和变形,造成痰液潴留、反复感染、毛细血管扩张或支气管动脉和肺动脉终末支扩张,临床以慢性咳嗽伴大量脓痰或反复咯血为特征。支气管扩张的诊断依据:患者长期咳嗽、咳大量脓痰、反复咯血,肺局部病变处可听到湿啰音,常见杵状指,X线胸部检查有肺纹理粗乱或多个环状透亮区,甚至有液平面。支气管扩张可通过支气管造影术确定诊断。

一、病因与发病机制

目前,支气管扩张的病因和发病机制尚不明确,主要与以下因素有关。

1. 支气管先天性发育缺损和障碍

支气管先天性发育缺损和障碍(如卡塔格内综合征)因软骨发育不全或弹力纤维不足,导致局部管壁薄弱或弹性较差,常伴有鼻窦炎及右位心。

2. 支气管-肺组织感染

支气管-肺组织感染为临床上支气管扩张最常见的病因,如婴幼儿时期有百日咳、麻疹或支气管肺炎等感染,可引起支气管壁的破坏或细支气管周围组织纤维化,牵拉管壁,致使支气管变形、扩张。此外,肺结核纤维组织增生和牵拉也可引起支气管扩张。

3. 支气管阻塞

支气管腔内肿瘤、结核、异物或因管腔外肿大淋巴结压迫,引起支气管阻塞,可以导致远端支气管-肺组织感染。例如,右肺中叶支气管细长,周围有多组淋巴结,常因非特异性或结核性淋巴结炎而肿大,压迫支气管,引起肺不张,从而并发支气管扩张。

4. 其他

与免疫有关的全身性疾病、肺部手术后支气管牵拉和扭曲也会导致支气管扩张。

二、临床表现

(1)咳嗽伴咳痰:咳嗽和咳痰量与体位改变有关,如晨起或入夜卧床时咳嗽、痰量增多,呼吸道感染急性发作时,黄绿色脓痰明显增加。若合并厌氧菌感染,痰液可有臭味。

(2)咯血:多见于干性支气管扩张患者,因支气管扩张多位于引流良好的部位,故不易被感染。咯血可表现为痰中带血或大量咯血,咯血量与病情严重程度有时不一致。支气管扩张患者咯血后一般无明显中毒症状。

(3)反复肺部感染:患者若反复继发感染,支气管引流不畅,痰不易咳出,则可感到胸闷不适。炎症若扩展到病变周围的肺组织,患者可出现高热、食欲减退、盗汗、消瘦、贫血等表现。一旦咳痰通畅,大量脓痰排出后,患者自感轻松,体温下降,精神改善。

(4)轻度支气管扩张或干性支气管扩张:可无异常肺部体征。

(5)严重支气管扩张或继发感染:在病变部位可闻及湿啰音,有痰液堵塞的患者有时可闻及痰鸣音。

(6)重症支气管扩张:由于肺功能减退、长期缺氧,因此患者可表现为口唇发绀、杵状指(趾)等。累及右心者,可表现为右心衰竭的相关体征。

三、诊断

(一)诊断要点

支气管扩张的诊断要结合病史、典型症状和体征以及影像学检查进行确诊。

(1)儿童和青年时期常有麻疹、百日咳或肺结核等呼吸道感染史。

(2)有慢性咳嗽、咳大量脓痰、反复咯血等症状。

(3)肺部可闻及固定而持久的局限性粗湿啰音。

(4)胸部 X 线片可表现为肺纹理增多、增浓,囊状扩张表现为粗乱肺纹理中有多个不规则的环状透亮阴影或沿支气管的卷发状阴影,感染时阴影内可出现液平面;典型的支气管柱状扩张可因增厚的支气管壁而表现为"轨道征"。

(5)支气管扩张的影像学表现取决于支气管扩张的程度、走行方向和扫描平面的关系。典型的影像学表现为支气管管腔扩张、支气管管壁增厚、扩张的支气管内出现液平面。扩张支气管与扫描平面平行时,可呈"双轨征",与扫描平面垂直的支气管扩张多表现为囊状扩张,如有伴行肺动脉时,可表现为"印戒征",还有的支气管扩张因管壁厚薄不一,呈现为"串珠状",病变晚期可表现为"蜂窝肺"。

(6)支气管造影可以明确支气管扩张的部位、性质和范围,还可为外科决定手术切除范围提供依据。

(二)辅助检查

1.实验室检查

对于支气管扩张患者,应检测血常规、血沉、肝功能、肾功能,记录每天排痰量,并做涂片、细菌培养及药敏试验。

2.影像学检查

对于支气管扩张患者,需做胸部 X 线、胸部 CT、支气管造影检查;还可做纤维支气管镜检查,以明确咯血的来源。

四、鉴别诊断

支气管扩张需要与以下疾病进行鉴别。

1.慢性支气管炎

慢性支气管炎患者多有长期吸烟史,常于中年以后发病,虽有慢性咳嗽、咳痰,但多为白色黏痰,而且冬、春季节症状明显。

2.肺脓肿

肺脓肿患者多起病急,有高热、咳嗽、大量脓臭痰,行 X 线检查时可见高密度炎症阴影、空腔及液平面。急性肺脓肿经有效抗生素治疗后,炎症可完全消退,若为慢性肺脓肿,往往有急性肺脓肿的病史。

3.肺结核

肺结核患者常有低热、盗汗等结核性全身中毒症状,还可有咳嗽、咳痰和咯血,但脓痰少见,影像学检查、痰结核菌涂片、结核菌素试验及红细胞沉降率等有助于鉴别。

4.先天性肺囊肿

先天性肺囊肿患者行 X 线检查时可见多个边界纤细的圆形或椭圆形阴影,壁较薄,周围组织无浸润,支气管造影有助于鉴别。

五、治疗

支气管扩张的治疗关键是保持呼吸道通畅、减少或消除细菌的定植和感染、预防及控制咯血等,同时要预防并发症的发生。

1.保持呼吸道通畅

通过祛痰药稀释脓痰,结合促进痰液排出的药物,可改善支气管阻塞;还可经体位引流清除痰液,以减少继发感染和减轻全身中毒症状。

2.控制感染

当患者发生急性感染时,需要使用敏感抗生素控制细菌感染。

(1)病原体:主要有流感嗜血杆菌、肠杆菌、铜绿假单胞菌等。

(2)抗菌药物的选择:可选用 β-内酰胺类及 β-内酰胺酶抑制药、具有抗假单胞菌活性的抗生素(如氟喹诺酮类)、头孢他啶、头孢吡肟、哌拉西林、头孢哌酮、碳氢霉烯类等药物;若为耐甲氧西林金黄色葡萄球菌感染,可考虑使用万古霉素和利奈唑胺等。

(3)注意事项:由于支气管扩张痰培养得到的病原体经常是定植细菌,因此要结合临床症状、影像学表现及细菌的定量培养等决定是否使用抗生素,以避免滥用抗生素导致多耐药菌和泛耐药菌的产生。

3.预防和控制咯血

(1)小量咯血:无须特殊处理,仅需对症治疗。

(2)中量以上咯血:需绝对卧床,同时监测生命体征,加用止血药。

(3)大咯血:①使用垂体后叶素收缩肺小动脉,使局部血流减少、血栓形成而止血。②使用酚妥拉明扩张血管平滑肌,降低肺动、静脉压而止血。③对于普鲁卡因不过敏者,可静脉滴注,具有扩张血管和镇静作用。④可考虑使用糖皮质激素,以降低血管通透性,从而减少咯血量。

六、护理

(一)基础护理

1.环境与休息

嘱患者保持室内空气新鲜,定时通风,维持适宜的温、湿度,避免诱发咳嗽的因素。对于急性感染或病情严重者,应卧床休息,减少活动,避免诱发咯血。

2.饮食护理

为患者提供高热量、高蛋白质、高维生素饮食;嘱其少量多餐,避免进食生冷食物;鼓励患者多饮水,每天饮水量在 1500mL 以上,以提供充足水分,使痰液稀释,利于排痰。

3.保持口腔清洁

因患者有大量痰液产生,故应嘱其在饭前、饭后清洁口腔,咳痰后用清水或漱口液漱口。

(二)专科护理

1.病情观察

密切监测患者生命体征、咳嗽及咳痰情况,记录 24 小时痰液引流量;密切观察患者咯血的量、颜色、性质,出血的速度,生命体征和意识状态的变化;有无胸闷、气促、呼吸困难、发绀、面色苍白、出冷汗、烦躁不安等窒息征象;有无阻塞性肺不张、肺部感染及休克等并发症的表现。如有异常,应及时告知医生,遵医嘱给予相应处理。

2.保持呼吸道通畅

保持呼吸道引流通畅是支气管扩张最重要的治疗措施之一,应遵医嘱给予患者雾化吸入,指导患者深呼吸和有效咳嗽,辅以拍背、体位引流等,使患者将痰液咳出。

(1)体位引流:①根据正、侧位胸片明确需要引流的部位,根据病变部位采取相应的引流体位,同时考虑患者的耐受程度,如不能耐受,应及时调整姿势;引流前向患者说明体位引流的目的、过程、注意事项,以消除患者顾虑,取得合作,并监测患者生命体征;对于因痰液黏稠而不易咳出者,可先遵医嘱给予患者雾化吸入,以湿化气道;有支气管痉挛的患者,在体位引流前可先给予支气管扩张剂,以提高引流效果。②体位引流一般在饭前进行,在早晨起床后立即进行效果最好,每次引流 15～30 分钟,每天 2 次或 3 次,总治疗时间为 30～45 分钟;如果有多个体位需要引流,可先从病变严重或积痰较多的部位开始,逐一进行;采用头低脚高位引流时,为了预防胃食管反流、恶心、呕吐,应在饭后 1～2 小时进行,尤其是对于留置胃管患者。③引流过程中应有护士或家属协助,以便及时发现异常;注意观察患者有无头晕、出汗、脉搏细弱、面色苍白等表现,评估患者的耐受程度,如果患者心率超过 120 次/分,或出现心律失常、高血压、低血压等,应立即停止引流,同时告知医生;在引流过程中,可进行叩拍,并嘱患者深吸气,以促进痰液排出;引流后,应嘱患者进行自主咳嗽或用力呼气,以排出大气道的分泌物。④引流结束后,协助患者采取舒适体位,并协助其漱口,以保持口腔清洁;记录患者排出痰液的量和性状,必要时送检。

(2)深呼吸和有效咳嗽:①患者取坐位,双脚着地,身体稍前倾,双手环抱一个枕头,进行数次深而缓慢的腹式呼吸,深吸气末屏气,然后缩唇,缓慢呼气,在深吸一口气后屏气 3～5 秒,身体前倾,从胸腔进行两三次短促有力咳嗽,张口咳出痰液,咳嗽时收缩腹肌,或用自己的手按压上腹部,帮助咳嗽。②采用胸部叩击法叩击时,应避开乳房、心脏和骨突部位,嘱患者取侧卧位,叩击者使掌侧呈杯状,以手腕力量从肺底自下而上、由外向内迅速而有节律地叩击 5～15 分钟。

(三)用药护理

1.垂体后叶素

垂体后叶素虽可收缩小动脉,减少肺血流量,从而减轻咯血,但也能引起子宫、肠道平滑肌收缩和冠状动脉收缩,故冠心病、高血压患者及孕妇应忌用;静脉点滴垂体后叶素时,速度勿过快,以免引起恶心、心悸、面色苍白等不良反应。

2.镇静剂和镇咳药

年老体弱、肺功能不全患者在应用镇静剂和镇咳药后,应注意观察患者呼吸中枢和咳嗽反射受抑制情况,以便早期发现因呼吸抑制导致的呼吸衰竭及因不能咳出血块而引起的窒息。

3.支气管扩张剂

常用的支气管扩张剂为异丙托溴铵和沙丁胺醇。异丙托溴铵常见的不良反应为眼压升高、头痛、恶心、口干、局部刺激等,青光眼患者应慎用。沙丁胺醇的主要不良反应为头痛、震颤、心动过速等,用药前应向患者讲解药物相关不良反应,并需评估患者生命体征及可否耐受等。

(四)心理护理

支气管扩张患者由于长期咳嗽、咳大量脓痰和反复咯血,经常会有各种消极的心理变化,尤其是大咯血的患者,对其突然的大咯血毫无思想准备,往往会产生很大的心理压力,表现为恐惧、紧张、焦虑、失望甚至绝望等。因此,护理人员应做好患者的心理护理工作,先让患者镇静下来,尽量避免容易造成患者紧张恐惧的因素,多与患者及其家属沟通,多关心患者,为患者讲解疾病的相关知识,让患者树立战胜疾病的信心,以促进疾病康复。

(五)健康指导

1.预防保健

保持居室内空气新鲜,定时通风;避免烟雾、灰尘及刺激性气体的刺激;积极防治麻疹、百日咳、支气管炎、肺结核等急、慢性呼吸道感染;戒烟、戒酒,因为烟、酒的刺激容易使患者出现剧烈咳嗽,导致支气管扩张、咳脓痰及咯血的发生与加重。

2.自我病情监测

观察自身的体温变化,痰液的颜色、性状、气味和量的变化,必要时留痰标本送检;观察自身的病情变化,如有无感染与咯血;了解窒息的先兆症状,如胸闷、气急、呼吸困难、咯血不畅、喉头有痰鸣音等,并及时采取措施;了解各种药物的作用和不良反应。

3.强调排痰对于减轻症状、控制感染的重要性

指导患者及其家属学习咳嗽、胸部叩击及体位引流的方法,嘱其长期坚持排痰,以控制病情的进展。

第二节　支气管哮喘

支气管哮喘(简称哮喘)是嗜酸性粒细胞、肥大细胞和 T 淋巴细胞等多种炎性细胞以及多种细胞因子参与的气道慢性炎症。这种气道炎症使易感者对各种激发因子具有气道高反应性,并由此可引起气道缩窄,呈现广泛多变的可逆性气流受限。支气管哮喘临床表现为反复发作的喘息、呼吸困难、胸闷或咳嗽等症状,常在夜间和/或清晨发作、加剧,多数患者可自行缓解或经治疗而缓解。

一、病因与发病机制

(一)病因

支气管哮喘发病的危险因素包括宿主因素和环境因素两个方面。

1. 宿主因素

宿主因素主要为遗传易感性。

2. 环境因素

环境因素包括室内外过敏原(如尘螨、花粉、真菌、动物毛屑等)、呼吸道感染、职业致敏物、吸烟、某些特殊的食物和药物等。

(二)发病机制

支气管哮喘的发病机制主要涉及以下几个方面。

1. 变态反应

当变应原进入具有过敏体质的人体后,可激发抗原抗体反应。根据过敏原吸入后哮喘发生的时间不同,可将哮喘引发的变态反应分为速发型哮喘反应(IAR)、迟发型哮喘反应(LAR)和双相型哮喘反应(OAR)。

2. 气道炎症

气道慢性炎症是哮喘的基本病理改变和反复发作的主要病理生理机制。

3. 气道高反应性

气道高反应性表现为气道对各种刺激因子出现过强或过早的收缩反应,是哮喘发生、发展的另一个重要因素。

4. 神经机制

支气管哮喘的发病可能与 β_2 肾上腺素能受体功能低下和迷走神经张力亢进有关。支气管受自主神经支配,除胆碱能神经、肾上腺素能神经外,非肾上腺素能非胆碱能(NANC)神经系统释放舒张和收缩支气管平滑肌的介质失衡,亦可引起支气管平滑肌收缩,从而引发哮喘。

二、临床表现

支气管哮喘典型的症状为反复发作性的喘息、气急、胸闷、咳嗽,不典型的症状为反复发作性的胸闷、咳嗽,夜间和/或清晨容易发作或加剧,症状可自行缓解或经治疗后快速缓解。非重症支气管哮喘患者可无明显体征,也可存在散在或弥散性哮鸣音、呼吸频数、呼气相延长等。重症支气管哮喘患者可出现端坐呼吸、焦虑、烦躁、大量出汗、发绀、奇脉。

三、诊断

(一)诊断要点

(1)反复发作的喘息、气急、胸闷或咳嗽,多与接触变应原、冷空气和物理、化学性刺激以及病毒性上呼吸道感染、运动等有关。

(2)发作时双肺可闻及散在或弥散性以呼气相为主的哮鸣音,呼气相延长。

(3)上述症状和体征可经治疗缓解或自行缓解。

(4)需排除其他疾病引起的喘息、气急、胸闷和咳嗽。

(5)临床表现不典型者(如无明显喘息),应至少具备以下一项试验结果阳性:①支气管激发试验或运动激发试验阳性。②支气管舒张试验阳性,即第1秒用力呼气容积(FEV_1)增加≥12%,且FEV_1增加绝对值≥200mL。③最大呼气流量(PEF)日内变异率≥20%。

符合第(1)~(4)条或第(4)和第(5)条者,即可诊断为支气管哮喘。

(二)辅助检查

(1)肺部X线检查:急性发作期患者肺部X线表现肺透亮度增加,膈肌位置下移,肺呈过度充气状态;缓解期则恢复正常。

(2)白细胞正常或稍高,嗜酸性粒细胞比例增高。

(3)肺功能测定:哮喘发作时,通气功能降低,用力肺活量(FVC)、第1秒用力呼气容积(FEV_1)、第1秒用力呼气容积占用力肺活量比值($FEV_1/FVC\%$)、最大呼气流量(PEF)、最大呼气中段流量(MMEF)均降低,功能残气量(FRC)、残气量/肺总量(RV/TLC)增高,动态肺顺应性下降;哮喘缓解后,肺功能逐渐恢复正常。

(4)血气分析:如出现动脉血氧分压(PaO_2)下降及动脉血二氧化碳分压($PaCO_2$)升高、pH值增高,常提示较严重的气道阻塞。

(5)血清免疫球蛋白E(IgE)增高,多为外源性哮喘。

四、鉴别诊断

对于<5岁的患儿,需要与支气管哮喘进行鉴别的疾病包括慢性鼻窦炎、胃食管反流病、下呼吸道病毒感染、囊性纤维化、肺支气管发育不全、肺结核、先天性肺内气道狭窄、异物吸入、原发性纤毛不动综合征、免疫缺陷病和先天性心脏病等。

对于>5岁的患儿和成年患者,需要与支气管哮喘进行鉴别的疾病包括过度通气和受惊吓后表现、上气道梗阻和异物吸入、声带异常、慢性阻塞性肺疾病、间质性肺病及左心功能不全等。

五、治疗

1. 长期治疗方案的确定

支气管哮喘的治疗应以患者的病情严重程度为基础,根据其控制水平类别选择适当的治疗方案。长期治疗方案分为5级,对以往未经规范治疗的初诊哮喘患者,可选择第2级治疗方案;症状明显者,应直接选择第3级治疗方案。哮喘控制并维持至少3个月后,可考虑降级,患者使用最低剂量控制药物达到哮喘控制1年,并且哮喘症状不再发作时,可考虑停用药物治疗。

2. 哮喘急性发作的处理

处理原则取决于发作的严重程度以及对治疗的反应,治疗目的在于尽快缓解症状、解除气流受限和低氧血症,同时还需要制订长期治疗方案,以预防再次急性发作。

(1)轻度和部分中度急性发作:可以在家中或社区进行治疗。治疗措施主要为重复吸入速效 $β_2$ 受体激动剂,因治疗反应不完全,故应尽早口服糖皮质激素(如泼尼松龙 0.5~1mg/kg,

或等效剂量的其他激素),必要时可到医院就诊。

(2)部分中度和所有重度急性发作:均应去医院进行治疗,尤其是对于具有哮喘相关死亡高危因素的患者,需要给予高度重视,尽早到医疗机构就诊。高危患者包括:①患者曾经有过气管插管和机械通气的濒于致死性哮喘的病史。②在过去一年中因为哮喘而住院者。③正在使用或最近刚刚停用口服糖皮质激素者。④目前没有使用吸入性糖皮质激素者。⑤过分依赖速效 β_2 受体激动剂,特别是每月使用沙丁胺醇(或等效药物)超过 1 瓶的患者。⑥有心理疾病或使用镇静剂者。

3.哮喘急性发作时的具体治疗方法

(1)给予吸氧治疗。

(2)支气管舒张药:可重复使用速效 β_2 受体激动剂,推荐在初始治疗时连续雾化给药,随后根据需要间断给药(每 4 小时 1 次);联合使用 β_2 受体激动剂和抗胆碱能制剂能够取得更好的支气管舒张作用。需要注意的是,茶碱的支气管舒张作用弱于速效 β_2 受体激动剂,不良反应较多,应谨慎使用,对规则服用茶碱缓释制剂的患者,静脉使用茶碱时应尽可能监测茶碱的血药浓度。

(3)糖皮质激素:中、重度哮喘急性发作患者应尽早使用全身糖皮质激素,特别是对速效 β_2 受体激动剂初始治疗反应不完全或疗效不能维持时,以及在口服糖皮质激素基础上仍然出现哮喘急性发作的患者。口服糖皮质激素与静脉给药疗效相当,不良反应小,为首选的给药途径,如泼尼松龙,30~50mg,每天单次给药。严重急性发作或口服糖皮质激素不能耐受时,可静脉注射或静脉滴注,如甲泼尼龙,80~160mg/d,分次给药,若疗程为 5~7 天,通常不需要递减撤药;静脉和口服给药的序贯疗法有可能减少激素用量和不良反应,如先静脉使用激素 2~3 天,再口服激素 3~5 天。

(4)机械通气:重度和危重哮喘急性发作经过上述药物治疗,临床症状和肺功能无改善甚至继续恶化者,应及时给予机械通气治疗。①指征:主要包括神志改变、呼吸肌疲劳、$PaCO_2 \geq 45mmHg$ 等。②方式:可先采用无创机械通气,若无效,应及早行气管插管机械通气;哮喘急性发作时,机械通气需要较高的吸气压,可使用适当水平的呼气末正压(PEEP)治疗。

六、护理

(一)基础护理

1.环境与休息

有明确过敏原者,应尽快脱离过敏原;保持室内清洁、空气流通;根据患者病情,采取舒适体位,如为端坐呼吸患者,可提供床旁桌支撑身体,以减少体力消耗;病室内不宜摆放花草,并避免使用皮毛、羽绒或蚕丝织物。

2.饮食护理

大约 20% 的成年患者和 50% 的患儿可因不适当饮食而诱发或加重哮喘,故应为患者提供清淡、易消化、足够热量的饮食;若能找出与哮喘发作有关的食物,如鱼、虾、蟹、蛋类、牛奶等,则应避免食用;某些食物添加剂,如酒石黄、亚硝酸盐,也可诱发哮喘发作,应当引起注意。

3. 口腔与皮肤护理

哮喘发作时,患者常会大量出汗,故嘱患者应每天以温水擦浴,勤换衣服和床单,保持皮肤的清洁、干燥和舒适;协助并鼓励患者咳嗽后用温水漱口,以保持口腔清洁。

(二)专科护理

1. 病情观察

注意观察哮喘发作的前驱症状,如鼻咽痒、喷嚏、流涕、眼痒等;哮喘发作时,应注意观察患者的意识状态,呼吸的频率、节律、深度等,监测呼吸音、哮鸣音变化以及动脉血氧分压和肺功能情况,了解病情和治疗效果;严重发作时,如经治疗后病情无缓解,需做好机械通气的准备工作;加强对急性期患者的监护,尤其是在夜间和凌晨哮喘易发作时,应严密观察患者有无病情变化。

2. 氧疗的护理

重症哮喘患者常伴有不同程度的低氧血症,应遵医嘱给予鼻导管或面罩吸氧,吸氧流量为每分钟 1～3L,吸入氧浓度一般不超过 40%;为避免因气道干燥和寒冷气流的刺激而导致的气道痉挛,吸入的氧气应尽量温暖湿润;如哮喘严重发作经一般药物治疗无效,或患者出现神志改变、$PaO_2 < 60mmHg$、$PaCO_2 > 50mmHg$ 时,应准备进行机械通气。

3. 保持呼吸道通畅

(1)补充水分:哮喘急性发作时,患者呼吸增快、出汗,常伴脱水、痰液黏稠,应鼓励患者每天饮水 2500～3000mL,以补充丢失的水分,稀释痰液。对于重症患者,应为其建立静脉通道,及时、充分补液,以纠正水、电解质和酸碱平衡紊乱。

(2)促进排痰:对于痰液黏稠者,可定时给予雾化吸入;指导患者进行有效咳嗽,可协助叩背,以利于痰液排出;患者自主排痰无效者,可用负压吸引器吸痰。

(三)用药护理

1. 观察药物疗效和不良反应

(1)β_2 受体激动剂:指导患者按医嘱用药,不宜长期、规律、单一、大量使用,因为长期应用可引起 β_2 受体功能下降和气道反应性增加,出现耐药性;指导患者正确使用雾化吸入器,以保证药物的疗效;静脉滴注沙丁胺醇时,应注意滴速,用药过程中要注意观察患者有无心悸、骨骼肌震颤等不良反应。

(2)糖皮质激素:吸入药物治疗时,少数患者可出现口腔念珠菌感染、声音嘶哑或呼吸道不适,应指导患者喷药后立即用清水充分漱口,以减轻局部反应和胃肠吸收;口服用药宜在饭后服用,以减少对胃肠道黏膜的刺激;气雾吸入糖皮质激素可减少其口服量,当用吸入剂代替口服剂时,通常需同时使用 2 周后再逐步减少口服量;指导患者遵医嘱用药,不得自行减量或停药。

(3)茶碱类:静脉注射时浓度不宜过高、速度不宜过快,注射时间宜在 10 分钟以上,以防中毒症状发生。其不良反应有恶心、呕吐等胃肠道症状,以及心律失常、血压下降和兴奋呼吸中枢作用,严重者可导致抽搐甚至死亡,用药时监测血药浓度可减少不良反应的发生;合用西咪替丁、喹诺酮类、大环内酯类等可影响茶碱代谢而使其排泄减慢,应加强观察。主要注意的是,茶碱缓(控)释片有控释材料,不能嚼服,必须整片吞服。

2.给药器具使用指导

(1)定量雾化吸入器(MDI)及干粉吸入器:使用时需要患者协调呼吸动作,其正确使用是保证吸入治疗成功的关键,应向患者介绍雾化吸入器及干粉吸入器的使用方法,医护人员演示后,指导患者反复练习,直至患者完全掌握。对不易掌握定量雾化吸入器吸入方法的儿童或重症患者,可在定量雾化吸入器上加储药罐,可以简化操作。

(2)碟式吸入器:指导患者正确将药物转盘装进吸入器中,打开上盖至垂直部位(刺破胶囊),用口唇含住吸嘴用力深吸气,屏气数秒钟。重复上述动作 3～5 次,直至将药粉吸尽。

(3)都保装置:使用时移去瓶盖,一手垂直握住瓶体,另一手握住盖底,先右转,再向左,旋至听到"喀"的一声时,备用;吸入前,先呼气,然后含住吸嘴,仰头,用力深吸气,屏气 5～10 秒。

(4)准纳器:使用时,一手握住外壳,另一手的拇指放在拇指柄上,向外推动至完全打开,推动滑杆至听到"咔嚓"一声,将吸嘴放入口中,经口深吸气,屏气 10 秒。

(四)心理护理

心理护理是支气管哮喘患者在治疗和护理中必不可少的内容,直接关系到患者的治疗程度。患者大多存在恐慌、焦躁、心烦、抑郁等心理,多数支气管哮喘患者害怕自己的疾病需要支付过多医疗费用,又害怕引起家人的厌烦和嫌弃,同时伴有身体不适,害怕疾病严重影响自己的生命健康,所以常有自卑感,有些患者甚至会选择轻生。这时,护理人员应积极与患者交谈,交谈时应注意语气温和,尊重患者,告诉患者积极配合治疗可以减轻痛苦、减少医疗费用、减少生活压力,对疾病的恢复有重要作用,同时应告诉患者家属要关心、照顾患者,可以给患者安排适当的工作,让患者体会到自己存在的意义。

(五)健康指导

1.疾病知识指导

指导患者增加对哮喘的激发因素、发病机制、控制目的和效果的认识,以提高患者在治疗中的依从性;让患者懂得哮喘虽不能彻底治愈,但只要坚持充分的正规治疗,则可以有效地控制哮喘的发作,并能坚持日常工作和学习。

2.避免诱发因素

针对个体情况,指导患者有效控制可诱发哮喘发作的各种因素。例如,避免摄入引起过敏的食物,避免强烈的精神刺激和剧烈运动,避免持续地喊叫等过度换气动作;不养宠物,避免接触刺激性气体及预防呼吸道感染;戴围巾或口罩,以避免冷空气刺激;在缓解期应加强体育锻炼、耐寒训练及耐力训练,以增强机体的抗病能力。

3.自我监测病情

指导患者识别哮喘发作的先兆表现和病情加重的征象,学会在哮喘发作时进行简单的紧急自我处理方法。

4.用药指导

应让哮喘患者了解自己所用各种药物的名称、用法、用量及注意事项,并了解药物的主要不良反应及如何采取相应的措施来避免;指导患者或其家属掌握正确的药物吸入技术,与患者共同制订长期管理、防止复发的计划。

第三节　肺脓肿

肺脓肿是指微生物引起肺组织发生的坏死性病变,形成包含坏死物或液化坏死物的脓腔,常有气液平面,早期为肺组织的化脓性炎症,继而坏死、液化,由肉芽组织包绕形成脓肿。肺脓肿的临床特点为高热、咳嗽和咳大量脓臭痰。本病可见于任何年龄,以青壮年男性及年老体弱或有基础疾病者多见。自抗生素广泛应用以来,肺脓肿的发病率已明显降低。

一、病因与发病机制

化脓性病原体进入肺内可有多种途径,最主要的途径是呼吸道误吸。

1. 呼吸道误吸

人体口腔、鼻腔、口咽和鼻咽部隐匿着复杂的菌群,这些菌群可形成口咽微生态环境。健康人唾液中的细菌含量约为 $10^8/mL$,其中半数为厌氧菌。临床上特别易于吸入口咽分泌物的因素有全身麻醉、过度饮酒或使用镇静药物、头部损伤、脑血管意外、癫痫、咽部神经功能障碍、糖尿病昏迷或其他重症疾病,以及使用机械通气后。呼吸机治疗时,虽然人工气道上有气囊保护,但在气囊上方的积液库内容物常有机会被吸入下呼吸道。当患者神志进一步受到影响时,胃内容物也可被吸入呼吸道,酸性液体可引起化学性肺炎,促进细菌性感染。牙周脓肿和牙龈炎时,因有高浓度的厌氧菌进入唾液,可增加吸入性肺炎和肺脓肿的发病率;若没有吸入因素者,常需排除肺部肿瘤的可能性。误吸后,肺脓肿形成的可能性取决于吸入的细菌数量、吸入物的 pH 值及患者的防御机制。

2. 血液循环途径

通常由在体内其他部位的感染灶经血液循环播散到肺内,如腹腔或盆腔以及牙周脓肿的厌氧菌感染可通过血液循环播散到肺内,感染栓子也可来自于下肢和盆腔深静脉的血栓性静脉炎或表皮蜂窝织炎。

3. 其他途径

(1)慢性肺部疾病者,在下呼吸道可有化脓性病原菌定植,如支气管扩张并发肺脓肿。

(2)在肺内原有空洞基础上(或陈旧性结核空洞)合并感染,不需要有组织的坏死,空洞壁可由再生上皮覆盖,局部阻塞可在周围肺组织产生支气管扩张或肺脓肿。

(3)污染的呼吸道装置,如雾化器,有可能携带化脓性病原体进入易感者的肺内,从而形成肺脓肿。

二、临床表现

肺脓肿患者的临床表现差异较大。由需氧菌(如金黄色葡萄球菌或肺炎克雷伯菌)所致的坏死性肺炎形成的肺脓肿病情急骤、严重,患者常有寒战、高热、咳嗽、胸痛等症状。一般原发性肺脓肿患者会先出现吸入性肺炎表现,如间歇发热、畏寒、咳嗽、咳痰、胸痛、体重减轻、全身乏力、盗汗等,与一般细菌性肺炎相似,但病程相对慢性化,症状较轻,可能与其吸入物质所含病原体致病力较弱有关,甚至有的起病隐匿,到病程后期可有多发性肺坏死、脓肿形成,与支气管相交通,则出现大量脓性痰,如为厌氧菌感染,则会伴有臭味。但需注意的是,痰无臭味并不能完全排除厌氧菌感染的可能性,因为有些厌氧菌并不产生导致臭味的代谢终端产物,也可能是病灶尚未和气管支气管交通所致。肺脓肿患者咯血常见,偶尔可为致死的原因。

继发性肺脓肿先有肺外感染症状(如菌血症、心内膜炎、感染性血栓静脉炎、膈下感染),然后出现肺部症状。在原有慢性气道疾病和支气管扩张的患者,则可见痰量显著改变。

肺脓肿患者的体格检查无特异性,阳性体征出现与脓肿大小和部位有关。如脓肿较大或接近肺表面,则可有叩诊浊音、呼吸音降低等实变体征;如病变涉及胸膜,则可闻及胸膜摩擦音或伴有胸腔积液体征。

三、诊断

(一)诊断要点
肺脓肿诊断的确立有赖于特征性临床表现及影像学和细菌学检查结果。

1. 病史
原发性肺脓肿有促使误吸因素或口咽部炎症,以及鼻窦炎的相关病史。继发性肺脓肿则有肺内原发病变或其他部位感染病史。

2. 症状与体征
由需氧菌引起的原发性肺脓肿一般呈急性起病,如以厌氧菌感染为主者,则呈亚急性或慢性化过程;脓肿破溃与支气管相交通后,则痰量增多,出现脓性痰,可有臭味,此时肺脓肿的临床诊断即可成立。患者的体征大多无特异性。

(二)辅助检查

1. 血常规检查
急性肺脓肿患者常有白细胞和中性粒细胞升高,慢性肺脓肿患者可有血红蛋白和红细胞减少。

2. 胸部影像学检查
影像学异常开始表现为肺大片密度增深、边界模糊的浸润影,随后产生1个或多个比较均匀的低密度阴影的圆形区。当与支气管交通时,可出现空腔,并有气液平面,形成典型的肺脓肿影像学表现;有时仅在肺部炎症渗出区出现多个小的低密度区,表现为坏死性肺炎。由需氧菌引起的肺脓肿,外周肺组织常有较多的浓密炎性浸润影;而以厌氧菌为主引起的肺脓肿,外周肺组织则较少见到浸润影。

病变多位于肺的低垂部位,与发病时的体位有关,侧位胸部X线片可帮助定位。在平卧位时,吸入者75%病变见于下中位背段及后基底段;在侧卧位时,病变则位于上叶后外段(由上叶前段和后段分支形成,又称腋段)。通常右肺病变多于左肺,且病变多分布于近肺胸膜处,室间隔鼓出常是肺炎克雷伯杆菌感染的特征。当肺脓肿愈合时,肺炎性渗出影开始吸收,同时脓腔壁变薄,脓腔逐渐缩小,最后消失。血源性肺脓肿则见两肺多发炎性阴影,边缘较清晰,有时类似转移性肿瘤,其中可见透亮区和空洞形成。

胸部CT检查对病变定位以及坏死性肺炎时肺实质的坏死、液化的判断,特别是对引起继发性肺脓肿的病因诊断均有较大的帮助。

四、鉴别诊断

肺脓肿应与细菌性肺炎、空洞型肺结核、支气管肺癌、肺囊肿等进行鉴别。

五、治疗

肺脓肿的治疗方法应根据感染的微生物种类以及促使产生感染的有关基础或伴随疾病来确定。

(一)抗感染治疗

肺脓肿的抗感染治疗应结合细菌培养及药敏结果,及时合理地选择敏感抗菌药物。由于多数患者和误吸相关,厌氧菌感染起重要作用,因此青霉素仍是主要治疗药物,但近年来情况已有改变,特别是院内获得感染的肺脓肿,常为多种病原菌的混合感染,故应联合应用对需氧菌有效的药物。

1. 青霉素 G

青霉素 G 为首选药物,对厌氧菌和革兰氏阳性球菌等需氧菌有效。青霉素 G 用法:240 万 U/d,肌内注射或静脉滴注;严重病例可加量至 1000 万 U/d,静脉滴注,分次使用。

2. 克林霉素

克林霉素作用优于林可霉素,对大多数厌氧菌有效,如消化球菌、消化链球菌、梭形杆菌、放线菌等。目前有 10%～20% 脆弱类杆菌及某些梭形杆菌对克林霉素耐药。克林霉素的主要不良反应是假膜性肠炎。克林霉素的用法:0.6～1.8g/d,分 2 次或 3 次静脉滴注,然后序贯改为口服用药。

3. 甲硝唑

甲硝唑是杀菌药,对革兰氏阴性厌氧菌(如脆弱类杆菌)有作用,通常和青霉素、克林霉素联合用于厌氧菌感染,对微需氧菌及部分链球菌(如密勒链球菌)效果不佳。甲硝唑的用法:根据病情,一般 6～12g/d,可加量到 24g/d。

4. β内酰胺类抗生素

某些厌氧菌(如脆弱类杆菌)可产生 β内酰胺酶,故青霉素、羧苄西林、头孢噻肟、头孢哌酮对其治疗效果不佳,对其活性强的药物有碳青霉烯类、头孢西丁等。院内获得性感染形成的肺脓肿多数为需氧菌感染,并行耐药菌株出现,故需选用 β内酰胺抗生素的第二代、第三代头孢菌素,必要时可联合使用氨基糖苷类。

(二)痰液引流

痰液引流对于治疗肺脓肿非常重要,体位引流有助于痰液排出。有时脓肿大、脓液量多时,需要使用硬质支气管镜进行引流,以便保证气道通畅。

六、护理

(一)一般护理

1. 环境与休息

肺脓肿急性期应绝对卧床休息,患者卧床时,嘱其双手上举,置于床垫上,以助胸部扩张,有利于痰液排出。对于痰量大、有恶臭者,应注意保持环境清洁卫生及房间空气流通,必要时可使用空气清新剂。尽量将护理和治疗安排在同一时间进行,以便患者有充足的时间休息;病室环境应安静、舒适;应限制探视患者,保持患者情绪稳定。

2. 饮食与营养

嘱患者应增加营养,给予其高蛋白、高维生素、易消化的食物,以增强其机体抵抗力。对慢性肺脓肿伴有消瘦、贫血等表现的患者,营养补充更为重要,必要时可给予复方氨基酸等营养制剂。

3. 口腔护理

肺脓肿患者因高热时间较长、唾液分泌较少、口腔黏膜干燥,又因咳大量脓臭痰,易引起口腔炎及黏膜溃疡,加上大量抗生素的应用易因菌群失调而诱发真菌感染,因此要在晨起、饭后、体位引流后、临睡前协助患者漱口,做好口腔护理。

4. 保持身体清洁和舒适

患者会因发热而大量出汗,故应嘱其注意清洁皮肤,勤更换衣服及床单,以确保皮肤的完整与身体的舒适。

(二)专科护理

1. 病情观察

急性肺脓肿起病急、症状明显,应注意观察患者的生命体征、咳嗽、咳痰以及痰液的性质等。肺脓肿患者通过咳嗽可排出大量脓痰,要注意观察痰的颜色、性质、气味和静置后是否分层,准确记录 24 小时痰液排出量。当发现血痰时,应及时报告医生;咯血量大时,需严密观察病情变化,准备好抢救药品和用品,并嘱患者取患侧卧位,将头偏向一侧,警惕大咯血或窒息的突然发生。

2. 维持呼吸道通畅

指导患者进行有效咳嗽,促使痰液咳出,必要时可采用雾化吸入、体位引流、拍背等措施促进痰液的咳出,维持呼吸道通畅。

(1)雾化吸入:在湿化过程中,气道内黏稠的痰液和分泌物可因湿化而膨胀,如不及时清除,有可能导致气道阻塞,故在雾化吸入过程中应密切观察患者的病情,协助患者翻身拍背,以促进痰液的排出。

(2)体位引流:引流多在早餐后 1 小时或晚餐前及睡前进行,每次 10～15 分钟,引流时要注意防止头晕或意外发生,观察引流效果,注意患者神志、呼吸变化及有无发绀。对脓痰甚多且体质虚弱的患者,应进行监护,以免因大量脓液涌出但无力咳出而导致窒息。对年老体弱、呼吸困难明显者,或在高热咯血期间,不宜行体位引流。必要时,应用负压吸引器经口吸痰,或使用支气管镜进行吸痰。痰量虽不多,但中毒症状严重时,提示引流不畅,应积极进行体位引流。

3. 脓胸患者的护理

(1)遵医嘱合理应用抗生素。

(2)协助实施胸腔闭式引流置管术,根据引流管及引流瓶的种类实施护理。

(3)胸腔闭式引流的护理:对距胸壁较近的肺脓肿,应及早行经皮闭式引流治疗。其护理要点包括准确记录每天引流量,观察引流液的颜色,应每天更换引流瓶内的无菌蒸馏水或生理盐水,要保持引流管的密闭状态,避免引流液倒流和引流管开放,以防气体进入胸腔;避免脓栓坏死物等阻塞引流管,定时挤压胸引流管,必要时可用生理盐水冲洗引流管;注意观察引流口皮肤,必要时可涂氧化锌软膏,以防发生皮炎。

(4)合理安排体位:取半坐卧位,有利于呼吸和引流;有支气管胸膜瘘者,可取患侧卧位,以免脓液流向健侧或发生窒息,还可减轻疼痛、增加舒适感。

(5)伴有高热者,可给予冷敷、酒精擦浴等物理降温措施,鼓励患者多饮水,必要时可应用药物降温。

(6)应定期检查穿刺点伤口敷料情况,定时换药,以保持伤口敷料的干燥与清洁。

(三)用药护理

肺脓肿患者一般应用抗生素时间较长,故应向患者强调坚持治疗的重要性、疗程及可能出现的不良反应,使患者坚持治疗。用药期间,应密切观察药物的疗效及不良反应。

(四)心理护理

肺脓肿患者因经常咳出大量脓痰而会出现焦虑、忧郁等不良情绪,对此,护士应给予患者充足的关心,将其讲解疾病治疗的过程及配合方法,指导患者进行心理放松训练,教会其有效咳嗽、咳痰的技巧,以减轻其焦虑、紧张情绪,增强其战胜疾病的信心。

(五)健康教育

1.疾病预防指导

指导患者不要过度疲劳,要定期到医院复诊,遵医嘱用药;嘱患者应彻底治疗口腔、上呼吸道慢性感染病灶,如龋齿、化脓性扁桃体炎、鼻窦炎、牙周溢脓等,以防止因病灶分泌物吸入肺内而诱发感染;告知患者要重视口腔清洁,经常漱口,预防口腔炎的发生。

2.疾病知识指导

向患者说明肺脓肿抗菌治疗的重要性及治疗的疗程应足够长,以防止疾病复发。对于采取体位引流的患者,应向其说明体位引流的重要性、目的及注意事项。指导患者练习深呼吸,鼓励其以有效咳嗽方式进行排痰,保持呼吸道通畅,及时排出呼吸道异物,防止吸入性感染,促进病变愈合。当患者出现高热、咯血、呼吸困难等表现时,应警惕大咯血、窒息的发生,需立即告知医生并给予处理。

第四节　急性呼吸窘迫综合征

急性呼吸窘迫综合征(acute respiratory distress syndrome,ARDS)是在多种原发病和诱因作用下发生的急性呼吸衰竭,以非心源性肺水肿和顽固性低氧血症为特征,表现为严重呼吸困难、呼吸窘迫,是全身炎症反应综合征、代偿性抗炎反应综合征在肺部的表现。其病理基础是急性肺损伤,常引发或合并多脏器功能障碍综合征,甚至多脏器功能衰竭,是临床常见的急危重症之一。

一、病因与发病机制

可引起急性呼吸窘迫综合征的高危因素有很多,分为肺内因素和肺外因素。

肺内因素是对肺的直接损伤,主要包括以下几种。①化学因素:如毒气、烟尘、氧中毒等。②物理因素:如肺挫伤、放射性肺损伤等。③生物因素:如重症肺炎(细菌、病毒、真菌)。④肺外因素:如烧伤、严重休克、急性胰腺炎、尿毒症、大量输血、药物中毒、肺栓塞、妊娠、肿瘤等。总之,创伤、感染、休克是发生急性呼吸窘迫综合征的三大诱因,占全部病例的70%~85%。

除有些致病因素直接对肺泡膜损伤以外,还有多种炎症细胞(如巨噬细胞、中性粒细胞、血小板)及其释放的炎性介质(如氧自由基、蛋白酶、白介素-1)和细胞因子间接介导的肺部炎症反应,可引起肺泡膜损伤、毛细血管通透性增加、微血栓形成,并可造成肺泡上皮损伤、表面活性物质减少,从而加重肺水肿及肺不张,导致氧合功能障碍,出现顽固性低氧血症。

二、临床表现

急性肺损伤及急性呼吸窘迫综合征多发生于原发病起病5天内(半数在24小时内),除原发病的相应症状及体征外,最早出现的是呼吸频率加快、进行性呼吸困难、发绀,伴有烦躁、焦虑等,呼吸深快、费力,吸氧不能改善。

三、诊断

(一)诊断要点

中华医学会呼吸病学分会1999年制订的急性呼吸窘迫综合征的诊断标准如下。

(1)有急性肺损伤或急性呼吸窘迫综合征的高危因素:直接或间接损伤因素,如肺部感染、吸入毒气、肺挫伤、胰腺炎、大量输血、弥散性血管内凝血(DIC)等。

(2)急性起病,呼吸急促和/或呼吸窘迫。

(3)低氧血症:急性肺损伤时,$PaO_2/FiO_2 \leqslant 300mmHg$;急性呼吸窘迫综合征时,$PaO_2/FiO_2 \leqslant 200mmHg$。

(4)胸部X线检查:显示两肺浸润阴影。

(5)肺动脉楔压(PAWP)$\leqslant 18mmHg$,或临床上能除外心源性肺水肿。

同时符合以上5项条件者,即可诊断为急性肺损伤或急性呼吸窘迫综合征。

(二)辅助检查

1.胸部X线片

胸部X线片早期可无异常,或仅有肺纹理增多、模糊,随着病情进展,可出现片状及融合大片状浸润阴影,阴影内有支气管充气征。急性呼吸窘迫综合征的影像学特点为快速多变,早期渗出、水肿,最后肺间质纤维化。

2.动脉血气分析

PaO_2降低是急性呼吸窘迫综合征诊断和监测的常用指标。氧合指数(PaO_2/FiO_2)正常值为$400\sim 500mmHg$。急性肺损伤时,$PaO_2/FiO_2 \leqslant 300mmHg$,急性呼吸窘迫综合征时,$PaO_2/FiO_2 \leqslant 200mmHg$。

3.床旁肺功能监测

发生急性呼吸窘迫综合征时,肺顺应性降低,无效腔量/潮气量(V_D/V_T)增高,无气流受限,肺顺应性监测对疾病严重性评价及疗效有意义。

4.心脏彩超检查

心脏彩超检查可不断监测心脏大小及瓣膜情况,更重要的是了解肺动脉压力及心脏功能,并可指导治疗。有条件时,可行 Swan-Ganz 导管进行血流动力学监测:肺动脉楔压为反映左心房压力的可靠指标,PAWP 一般小于 12mmHg,如果 PAWP 大于 18mmHg,提示左侧心力衰竭。

四、鉴别诊断

急性呼吸窘迫综合征的诊断标准并非特异性指标,诊断时应先排除肺不张、自发性气胸、上气道阻塞、急性肺栓塞和心源性肺水肿等,通常能通过详细询问病史、体格检查和胸部 X 线片等做出鉴别。例如,心源性肺水肿时的呼吸困难与体位有关,咳泡沫样血痰,对强心、利尿剂等治疗效果较好,肺水肿的啰音多在肺底部,PAWP 常大于 18mmHg。急性呼吸窘迫综合征的呼吸窘迫与体位关系不大,血痰非泡沫样,为稀血水样,常规吸氧情况下 PaO_2 仍进行性下降,啰音广泛,常有高音调"爆裂音",PAWP 正常或降低。鉴别困难时,可通过 PAWP 测定、超声心动图检测心室功能等做出判断。

五、治疗

急性呼吸窘迫综合征的治疗目标为改善氧合、纠正缺氧、保护器官功能、防止并发症、积极治疗基础病,治疗措施主要包括原发病治疗、纠正缺氧、机械通气治疗等。

1.原发病治疗

原发病治疗是治疗急性呼吸窘迫综合征的首要问题,寻找病灶、控制感染尤为重要,因此要选择强有力的广谱抗生素。

2.纠正缺氧

纠正缺氧为刻不容缓的重要措施,如缺氧不纠正,会引起重要脏器不可逆性损害,可通过鼻导管吸氧、简单面罩吸氧等,一般均需吸高浓度氧(>50%),使 $PaO_2 \geq 60mmHg$ 或 $SaO_2 \geq 90\%$,如不能改善缺氧状况,可予以呼吸机辅助通气治疗。

3.机械通气治疗

当诊断为急性呼吸窘迫综合征后,应尽早进行机械通气治疗。通气的目的是保证机体的通气和纠正氧合,支持脏器功能。早期轻症患者可应用无创呼吸机正压通气,采取 CPAP(持续气道正压通气)或 BiPAP(双水平气道内正压通气)治疗 1~2 小时后,若低氧血症和全身情况得到改善,则可继续应用无创通气。若低氧血症不能改善或全身情况恶化,提示治疗失败,应及时给予气管插管,进行有创通气治疗,因急性呼吸窘迫综合征大量的肺泡不均匀萎陷,故当潮气量大时,气体容易进入顺应性好的肺泡,使肺泡过度充气,造成肺泡上皮和血管内皮损伤,加重肺水肿,为避免肺泡反复开放和闭合造成的剪切力,宜采用肺保护通气策略。

(1)呼气末正压通气(PEEP):优点为可使萎陷的小气道、肺泡扩张,促进肺间质和肺泡水肿的消退,提高肺顺应性,增加功能残气量,减少生理无效腔,增加肺泡通气量,改善通气血流比例失调,降低肺内动、静脉氧分流,降低呼吸功和氧耗量,从而提高动脉血氧分压;缺点为可增加胸膜腔内压,减少回心血量,降低心输出量,有加重肺损伤的潜在风险。应用 PEEP 时应注意保证足够的有效循环血容量,压力宜从低水平的 $5cmH_2O$ 开始,逐渐增加至合适的水平,使 $PaO_2 \geqslant 60mmHg$ 且 $FiO_2 < 60\%$。

(2)小潮气量:一般为 $6 \sim 8mL/kg$,将吸气平台压控制在 $30 \sim 35cmH_2O$ 及以下,防止肺泡过度扩张。当应用小潮气量时,允许 CO_2 有一定程度的潴留;当合并代谢性酸中毒时,应适当补碱。

4. 糖皮质激素的应用

糖皮质激素可保护毛细血管内皮细胞,防止白细胞、血小板聚集和黏附管壁,形成微血栓,稳定溶酶体膜,降低补体活性,抑制细胞膜上磷脂代谢,减少花生四烯酸的合成,阻止前列腺素及血栓素 A_2 的生成,保护肺 Ⅱ 型细胞分泌表面活性物质,抗感染,促进肺间质液体吸收,缓解支气管痉挛,抑制后期肺纤维化。目前认为,对刺激性气体吸入、创伤性骨折所致的脂肪栓塞等非感染性因素引起的急性呼吸窘迫综合征,使用糖皮质激素越早越好,使用原则为尽早、量大和短程治疗。当急性呼吸窘迫综合征伴有败血症或严重感染时,糖皮质激素应忌用或慎用。

5. 营养支持

急性呼吸窘迫综合征患者因处于高代谢状态,故应补充足够营养,建议采取肠内营养,以保护胃黏膜,防止菌群移位,避免代谢功能和电解质紊乱。

6. 器官支持

(1)肾功能的支持:床旁持续血液净化可清除体内蓄积的有害代谢产物,维持机体水、电解质和酸碱平衡。

(2)肝功能支持:保护肝细胞,减少肝细胞坏死。

(3)胃肠道功能支持:保护肠黏膜屏障,防止机体因应激而导致消化道出血,可使用抑制胃酸药,如西咪替丁或奥美拉唑等。

六、护理

(一)一般护理

(1)保持环境安静,保证患者的休息。

(2)定时通风,保证病室内空气流通。

(3)急性呼吸窘迫综合征患者消耗的能量过多,机体抵抗力差,所以应及早进行营养支持,可进食高维生素、高热量、高蛋白的流质或半流质饮食。

(二)专科护理

1. 观察病情变化

(1)严密观察患者的呼吸状况,包括呼吸频率、节律、深度等。

(2)监测患者的生命体征,尤其是心率、血压、体温的变化,注意有无发生心律失常。

(3)观察患者有无缺氧情况,动态监测血气分析、血氧饱和度、动脉血氧分压及发绀程度。

2. 氧疗的护理

急性呼吸窘迫综合征的患者需要吸入较高浓度($FiO_2 > 35\%$)的氧气,使 PaO_2 迅速提高到 $60 \sim 80mmHg$ 或使 $SaO_2 > 90\%$。在氧疗过程中,应注意观察氧疗效果,如吸氧后患者的呼吸困难缓解、发绀减轻、心率减慢,表示氧疗有效;如果患者意识障碍加深或呼吸过度表浅、缓慢,应根据动脉血氧分析结果和患者的临床表现,遵医嘱及时调整吸氧流量或浓度,保证氧疗效果。当不能改善患者的低氧血症时,应做好气管插管和机械通气的准备,配合医生进行气管插管和机械通气。

3.呼吸机辅助通气的护理

呼吸机辅助通气是急性呼吸窘迫综合征最常用且有效的支持手段,主要应用呼气末气道内正压和持续气道内正压(CPAP)通气,使呼气末肺容量增加,使陷闭了的小气道和肺泡再开放;肺泡内的正压亦可减轻肺泡水肿的形成和恶化,从而改变弥散功能和通气血流比例,减少肺内分流,达到改善肺氧弥散量与肺顺应性的目的。

(1)使用呼吸机可有效维持患者的通气量,在使用过程中,护士应严密监测呼吸机的工作状态,检查各部件的衔接情况,有无松动、漏气的现象,监听机器运转的声音,根据患者的病情变化及时判断和排除故障。

(2)要密切注意患者的自主呼吸频率、节律与呼吸机是否同步。如果患者安静,表明自主呼吸与呼吸机同步;如果患者出现烦躁,则说明自主呼吸与呼吸机不同步,应通知医生及时调整。

(3)保持管道通畅,防止管道扭曲、受压,保持吸入的气体温、湿度适宜,并保持气道通畅,防止意外脱管、堵管、管道移位,每班应测量和记录气管插管外露的长度。

总之,护士除了必须具备扎实的基础护理技术和丰富的临床经验外,还需要熟练掌握各种类型呼吸机的治疗参数及调节,变被动护理为主动全程护理。

4.控制感染、纠正酸碱和电解质失衡

根据患者血、痰、分泌物培养以及血气、生化检查结果,选择合适的药物进行治疗;注意科学合理地使用抗生素,严格执行各项操作,减少院内感染的发生。

(三)用药护理

1.输液管理

准确记录出入量(急性呼吸窘迫综合征时肺间质与肺泡水肿,液体潴留增加)及每小时的出入液体量,以防止液体大进大出,加重肺水肿;早期输液时应以晶体液为主,在毛细血管内皮损伤逐渐恢复后,可适当使用胶体液,以提高血浆胶体渗透压,促进间质及肺泡内液体的回吸收。

2.糖皮质激素应用的观察

早期大量应用地塞米松可保护肺毛细血管内皮细胞,减少毛细血管渗出,减轻炎症反应,缓解支气管痉挛,但严重创伤后的患者易并发消化道大出血,而使用糖皮质激素后更容易导致上消化道大出血,护士应严密观察胃液及大便的颜色、性状和量。

3.应用血管活性药物的观察

发生急性呼吸窘迫综合征时适当使用血管扩张剂可减轻心脏前、后负荷,同时也可扩张肺血管,解除肺小血管痉挛,改善肺循环。在应用血管扩张剂时,应严密监测血流动力学状态的变化,为及时调整其用量提供准确的依据;最好使用输液泵经中心静脉通道输注血管扩张剂,以防止药物对小血管的刺激。

（四）心理护理

由于患者健康状况发生改变，不适应环境，因此易出现紧张不安、忧郁、悲痛、易激动、治疗不合作，在护理患者时应注意以下几点。

（1）同情、理解患者的感受，和患者一起分析其焦虑产生的原因及表现，并对其焦虑程度做出评价。

（2）主动向患者介绍环境，解释机械通气的监测及呼吸机的报警系统，消除患者的陌生感和紧张感。

（3）当护士进行操作时，应保持冷静和耐心，表现出自信和镇静；耐心向患者解释病情，对患者提出的问题要给予明确、有效和积极的解答，以消除其紧张心理和顾虑。

（4）如果患者由于呼吸困难或人工通气不能讲话，可通过提供纸笔的方式或以手势与患者交流。

（5）限制患者与其他有焦虑情绪的患者及亲友接触。

（6）应加强巡视，了解患者的需要，及时帮助患者解决相应的心理问题。

（五）健康教育

（1）疾病知识指导：向患者及其家属讲解疾病的相关知识，教会患者避免做耗氧量较大的活动，指导患者合理安排膳食，避免劳累、情绪激动等不良因素刺激。

（2）康复指导：教会患者有效咳嗽和咳痰的方法，如缩唇呼吸、腹式呼吸等。

（3）用药指导和病情监测：出院时，将患者使用的药物及其剂量、用法和注意事项告诉患者；告知患者若出现气急、发绀等表现，应及时就医。

第五章 血液内科疾病

第一节 再生障碍性贫血

再生障碍性贫血简称再障,是由多种因素引起的以造血干细胞数量减少和质的缺陷为主要特征的骨髓造血功能障碍。其主要临床表现为全血细胞减少、进行性贫血、出血和感染。

一、病因与发病机制

(一)病因

继发性再生障碍性贫血可能与下列因素有关。

1.药物

某些药物,如甲氨蝶呤、白消安、雌激素等的毒性作用,引起的骨髓抑制是可逆的。

2.化学毒物

抗肿瘤药物、苯及其代谢产物、酚类、杀虫剂、农药均可抑制骨髓的造血功能。

3.电离辐射

X 射线、γ 射线可穿过或进入细胞,直接损害造血干细胞和骨髓微环境。长期超允许量的放射线照射(如放射源事故)可导致再生障碍性贫血。例如,全身照射超过 700～1000cGy 时,可致持久性再生障碍性贫血;全身照射超过>4000cGy 时,骨髓微环境则被破坏。

4.病毒感染

肝炎病毒、微小病毒 B19 等亦可导致再生障碍性贫血的发生。

5.免疫因素

再生障碍性贫血可继发于胸腺瘤、系统性红斑狼疮、嗜酸性筋膜炎和类风湿关节炎等,患者血清中可找到抑制造血干细胞的抗体。

(二)发病机制

1.造血干细胞减少或缺陷

大量实验研究证实,造血干细胞缺乏或缺陷是再生障碍性贫血的主要发病机制。再生障碍性贫血患者不仅在骨髓涂片及活检中证实有形态可识别的造血细胞显著减少,且 CD34$^+$ 细胞也显著减少。临床和实验研究证实,再生障碍性贫血造血干细胞具有质的缺陷,其造血干细胞端粒长度缩短。

2.免疫异常

获得性再生障碍性贫血应用抗淋巴细胞球蛋白和/或环孢素等免疫抑制治疗后,至少有

50%～80%的患者获得缓解,说明造血干细胞量的减少和质的缺陷很可能是免疫介导的。再生障碍性贫血患者骨髓中 T 细胞数量显著增多,活化 T 细胞的靶细胞可能是造血细胞。人类辅助性 T 细胞有 Th_1 和 Th_2 两种亚型。再生障碍性贫血患者骨髓中 Th_1 不足,Th_2 型细胞因子相对不足,Th_1/Th_2 平衡向 Th_1 偏移,导致 IFN-γ、IL-2 产生过多。通过对再生障碍性贫血患者外周血及骨髓淋巴细胞造血抑制性克隆的研究,发现再生障碍性贫血的发病仅与部分淋巴细胞克隆有关,很可能通过特定抗原刺激后而扩增的异常寡克隆淋巴细胞取代多克隆 T 细胞,能识别并杀伤表达该抗原的 CD34+ 造血细胞,从而导致造血功能衰竭。由于骨髓中 IFN-γ 和 TNF-α 产生过多,诱导 CD34+ 细胞上调 Fas 抗原的表达,通过 Fas/FasL(Fas 配体)启动凋亡使骨髓 CD34+ 细胞大量凋亡,从而引起造血干细胞减少。

二、临床表现

1. 严重型再生障碍性贫血

严重型再生障碍性贫血起病急,进展迅速,常以出血和感染、发热为首发及主要表现。病初贫血常不明显,但随着病程发展,贫血可呈进行性进展。患者几乎均有出血倾向,60%以上有内脏出血,主要表现为消化道出血、血尿、眼底出血(常伴有视力障碍)和颅内出血;皮肤、黏膜出血广泛而严重,且不易控制;病程中几乎均有发热,系感染所致,常在口咽部和肛门周围发生坏死性溃疡,从而导致败血症;肺炎也很常见;感染和出血互为因果,使病情日益恶化,如仅采用一般性治疗,多数患者可在 1 年内死亡。

2. 慢性型再生障碍性贫血

慢性型再生障碍性贫血起病缓慢,以贫血为首起和主要表现,出血多限于皮肤黏膜且不严重,可并发感染,但常以呼吸道为主,容易控制。若治疗得当且坚持不懈,一些患者可获得长期缓解,但也有部分患者迁延多年不愈,甚至病程长达数十年,少数患者到后期可出现严重型再生障碍性贫血的临床表现。

三、诊断

(一)诊断要点

再生障碍性贫血的诊断标准为:①全血细胞减少,网织红细胞绝对值减少。②一般无肝脾肿大。③骨髓检查显示,至少一个部位增生减低或重度减低。④能除外其他引起全血细胞减少的疾病,如骨髓增生异常综合征中的难治性贫血、急性造血功能停滞、骨髓纤维化、急性白血病、恶性组织细胞病等。⑤一般抗贫血药物治疗无效。

此外,有条件的单位可将骨髓活检作为再生障碍性贫血诊断的必备条件。

(二)辅助检查

1. 血常规检查

血常规检查示全血细胞减少,贫血属正常细胞型,亦可呈轻度大红细胞;红细胞轻度大小不一,但无明显畸形及多染现象,一般无幼红细胞出现;绝对不会有幼粒细胞出现;网织红细胞显著减少。

2. 骨髓象

严重型再生障碍性贫血患者的骨髓象呈多部位增生减低或重度减低,三系造血细胞明显减少,尤其是巨核细胞和幼红细胞;非造血细胞增多,尤其是淋巴细胞。慢性型再生障碍性贫血患者不同部位穿刺所得的骨髓象很不一致,可从增生不良到增生象,但至少要有一个部位增生不良;如增生良好,晚幼红细胞比例常增多,但巨核细胞明显减少;可有轻度红系病态造血,但绝不会出现粒系和巨核细胞病态造血。

3.骨髓活组织检查和放射性核素骨髓扫描

由于骨髓涂片易受周围血液稀释的影响,有时一两次涂片检查难以正确反映造血情况,而骨髓活组织检查估计增生情况优于涂片,可提高诊断的正确性。硫化^{99m}Tc或氯化^{111}In全身骨髓γ摄像可反映全身功能性骨髓的分布,再生障碍性贫血时在正常骨髓部位放射性摄取低下甚至消失,因此可以间接反映造血组织减少的程度和部位。

4.其他检查

造血祖细胞培养不仅有助于再生障碍性贫血的诊断,而且有助于检出抑制性淋巴细胞或血清中的抑制因子。染色体检查除Fanconi贫血染色体畸变较多外,一般再生障碍性贫血大多正常,如有核型异常,须除外骨髓增生异常综合征。

四、鉴别诊断

再生障碍性贫血需要与以下疾病进行鉴别。

1.阵发性睡眠性血红蛋白尿症

阵发性睡眠性血红蛋白尿症,尤其是血红蛋白尿不发作者,极易误诊为再生障碍性贫血。阵发性睡眠性血红蛋白尿症的出血和感染较少见,网织红细胞增高,骨髓幼红细胞增生,尿中含铁血黄素、糖水试验、酸溶血试验及蛇毒因子溶血试验呈阳性反应,成熟中性粒细胞碱性磷酸酶活力低于正常,外周血红细胞、中性粒细胞或淋巴细胞CD59和CD55标记率降低等,均有助于鉴别。

2.骨髓增生异常综合征

骨髓增生异常综合征中的难治性贫血型易和不典型再生障碍性贫血相混淆,尤其是低增生的骨髓增生异常综合征。骨髓增生异常综合征患者虽有全血细胞减少,但骨髓三系细胞均增生,巨核细胞也增多,三系中均可见有病态造血,染色体检查存在核型异常,骨髓组织切片检查可见幼稚前体细胞异常定位现象。

3.低增生性急性白血病

低增生性急性白血病多见于老年人,病程缓慢或急进,一般无肝脾肿大及淋巴结肿大,外周全血细胞减少,未见或偶见少量原始细胞;骨髓灶性增生减低,但原始细胞百分比已达到白血病的诊断标准。

4.纯红细胞再生障碍性贫血

溶血性贫血的再生障碍性贫血危象和急性造血停滞可呈全血细胞减少,起病急,有明确诱因,去除诱因后可自行缓解,急性造血停滞患者骨髓象中可出现巨原红细胞。慢性获得性纯红再生障碍性贫血患者如有白细胞和血小板轻度减少,需注意和慢性再生障碍性贫血进行鉴别。

五、治疗

1.免疫抑制剂

免疫抑制剂适用于年龄>40岁或无合适供髓者的严重型再生障碍性贫血,常用的是抗胸腺细胞球蛋白(ATG)和抗胸腺细胞免疫球蛋白(ALG)。ALG/ATG 的治疗机制可能主要通过去除抑制性 T 细胞对骨髓造血的抑制,也有人认为其有免疫刺激作用,通过产生较多造血调节因子促进干细胞增生,还可能对造血干细胞本身有直接刺激作用。环孢素由于应用方便、安全,因此比 ALG 或 ATG 更常用,其机制主要通过阻断 IL-2 受体表达来阻止细胞毒性 T 细胞的激活和增生,抑制产生 IL-2 和 IFN-γ,剂量为 3~6mg/(kg·d),多数患者需要长期维持治疗,维持量为 2~5mg/(kg·d),出现疗效后最好能维持治疗 2 年;对治疗严重再生障碍性贫血的有效率可达 50%~60%,出现疗效的时间需要 3 个月;不良反应有肝毒性、肾毒性、多毛、牙龈肿胀、肌肉震颤;为安全用药,宜采用血药浓度监测,安全有效的血药浓度范围为 200~300ng/mL。

现代临床推荐使用的强烈免疫抑制治疗(指 ALG/ATG 和环孢素联合治疗,环孢素口服始于 ATG/ALG 治疗后的第 14 天)已成为严重型再生障碍性贫血的标准治疗,有效率可达 70%~80%,并且有效速度为 2 个月,快于单用 ALG 或 ATG 者。强烈免疫抑制治疗的疗效和骨髓移植相近,但前者不能根治,且有远期并发症,如 PNH、白血病等。

其他免疫抑制剂尚有单克隆抗 T 细胞抗体及吗替麦考酚酯等。大剂量静脉注射免疫球蛋白(IVIG)可封闭单核-巨噬细胞 Fc 受体,延长抗体包裹血小板的寿命,亦可封闭抑制性 T 细胞的作用,中和病毒和免疫调节效应,适用于严重型再生障碍性贫血有致命出血表现伴血小板同种抗体阳性而使血小板输注无效时,以及病毒相关性严重再生障碍性贫血的治疗。

2.雄激素

雄激素为治疗慢性再生障碍性贫血的首选药物。常用的雄激素有 4 类。

(1)17α-烷基雄激素类:如司坦唑醇、甲氧雄烯醇酮、羟甲烯龙、氟甲睾酮、美雄酮等。

(2)睾丸素酯类:如丙酸睾酮、庚酸睾酮、环戊丙酸睾酮、十一酸睾酮和混合睾酮酯。

(3)非 17α-烷基雄激素类:如苯丙酸诺龙和葵酸诺龙等。

(4)中间活性代谢产物:如本胆烷醇酮和达那唑等。

雄激素必须在一定量残存的造血干细胞基础上才能发挥作用,治疗严重型再生障碍性贫血常无效。雄激素对于慢性再生障碍性贫血有一定疗效,但用药剂量要大,持续时间要长。例如,丙酸睾酮,50~100mg/d,肌内注射;司坦唑醇,6~12mg/d,口服;十一酸睾酮,120~160mg/d,口服;巧理宝,250mg,肌内注射,每周 2 次。雄激素治疗的疗程至少需要 6 个月,对红系疗效较好,一般在治疗后 1 个月网织红细胞开始上升,但血小板多难恢复。部分患者对雄激素有依赖性,停药后复发率可达 25%~50%,复发后再用药仍有效。

六、护理

1.病情观察

进行病情观察时,应重点观察患者出血的部位、范围,有无颅内出血征象;监测患者的生命体征,警惕败血症;观察治疗效果和各种治疗的不良反应。

2.生活护理

(1)根据病情制订活动计划,必要时卧床休息。

(2)宜进食高热量、高蛋白、高维生素、易消化食物,以加强营养,提高机体免疫力。

(3)注意个人卫生和环境卫生,加强口腔、鼻咽部、皮肤和肛周护理,保持病室环境清洁;对白细胞明显减少或粒细胞缺乏者,应行保护性隔离,加强室内消毒,有条件者可住无菌层流室,防止交叉感染。

3.药物治疗的护理

(1)应用雄激素的护理:丙酸睾酮为油剂,不易被吸收,注射处易形成硬结,甚至会发生无菌性坏死,故需深部缓慢分层肌内注射,并需经常更换注射部位,必要时可进行局部热敷;长期用药后,患者可出现痤疮、毛发增多、声音变粗、体重增加、肝功能损害等不良反应,女性患者还可出现闭经及男性化,故应密切观察,并向患者解释清楚相关不良反应的表现,以消除其疑虑。此外,还应向患者说明雄激素治疗显效较慢,一般治疗2~3个月时网织红细胞计数才能升高,治疗半年无网织红细胞计数及血红蛋白上升才视为无效,需坚持完成疗程。

(2)应用免疫抑制剂的护理:用药期间应给予患者保护性隔离,加强支持疗法,防止出血及感染加重;注意观察药物不良反应,如发热、荨麻疹、关节痛等。若出现明显不良反应,可遵医嘱给予氢化可的松治疗。

4.对症护理

(1)出血的预防及护理:嘱患者避免外伤及碰撞,预防皮肤损伤;使用软毛牙刷刷牙,勿剔牙,避免损伤牙龈,引起牙龈出血;勿挖鼻孔,避免鼻腔干燥出血;保持大便通畅,勿用力排便,预防颅内出血的发生;进行护理操作时,动作应轻柔,避免反复多次穿刺造成皮肤损伤,拔针后应延长按压时间。当血小板<5×10⁹/L时,应尽量避免肌内注射。对于颅内出血的患者,应嘱其取平卧位休息,并使其头部制动,有呕吐时应及时清理呕吐物,以保持呼吸道通畅;密切观察患者的生命体征、意识状态、瞳孔大小变化情况,准确记录24小时出入量;遵医嘱为患者静脉输入止血药、脱水药及血小板。

(2)感染的护理:①保持病室清洁、空气新鲜、阳光充足,室内要定期消毒。②嘱患者应保持皮肤清洁,勤洗澡,理发,剃胡须,以免毛囊皮脂腺管发生阻塞;皮肤瘙痒时,不宜用力搔抓,以免造成出血或感染;对长期卧床患者的受压部位应给予热敷或按摩等,以预防压疮的发生;给予肌内注射或静脉注射时,局部应严格消毒;如果皮肤有脓性丘疹或脓肿形成时,可用紫外线照射,必要时可切开引流,并定时换药。③嘱患者饭前及饭后要漱口,以减少口腔内细菌积存和感染机会;对于重症患者,可定期做口腔细菌培养,根据情况给予2%~4%硼酸水或1%过氧化氢溶液擦洗口腔;有溃疡者,可用锡类散外涂;有霉菌感染者,可用1%甲紫涂抹,或用制霉菌素溶液(10U/mL)涂搽;口唇干燥者,可涂石蜡油,以防止干裂。④如有肛门溃疡或脓肿形成时,应设法保持患者的大便通畅,每次大便后先用1:5000高锰酸钾溶液清洗肛门,然后用生理盐水冲洗患处,再用庆大霉素8万U在生理盐水纱布上局部湿敷。

5.心理护理

护理人员需要与患者及其家属建立信任关系,了解患者的想法,同时鼓励患者与亲人、病友多交谈,争取他人的帮助,减少孤独感,正视现实,振作精神,增强康复的信心,积极配合治疗。

6.健康指导

(1)让患者明确本病治疗的长期性和艰巨性,注意营养和休息,增强机体抵抗力。

(2)注意个人卫生,避免皮肤黏膜碰撞损伤,避免各种出血和感染。

(3)让患者及其家属了解本病的致病因素,避免接触能致本病的理化因素,不使用对造血系统有损害的药物。

(4)嘱患者遵医嘱按时用药,定期门诊复查血常规,随时了解自身的病情变化。

第二节　特发性血小板减少性紫癜

特发性血小板减少性紫癜(idiopathic thrombocytopenic purpura,ITP)是一种免疫介导的血小板过度破坏所致的出血性疾病,主要表现为广泛的皮肤黏膜或内脏出血、血小板减少、骨髓巨核细胞发育成熟障碍。特发性血小板减少性紫癜可分为急性型和慢性型,急性型多见于儿童,慢性型多见于成年人。

一、病因与发病机制

特发性血小板减少性紫癜的发病与病毒感染有关,但病毒感染不是导致血小板减少的直接原因,而是由于病毒感染后使机体产生相应的抗体,这类抗体可与血小板发生交叉反应,使血小板受到自身免疫系统的破坏。在骨髓中,巨核细胞和血小板有共同抗原性,抗血小板抗体同样作用于骨髓中的巨核细胞,导致巨核细胞成熟障碍,巨核细胞生成和释放均受到严重影响,使血小板进一步减少。

二、临床表现

1.急性型特发性血小板减少性紫癜

(1)多发生于儿童,无性别差异。

(2)发病前1~2周常有病毒感染史。

(3)起病急骤,可伴有畏寒、发热。

(4)出血突然发生,广泛而严重,可有分布不均的皮肤瘀点、紫癜及瘀斑,可见鼻出血、牙龈出血等黏膜出血;严重者可出现呕血、血便、血尿、咯血等内脏出血;若发生颅内出血,则可危及生命。

(5)脾脏一般不增大。

(6)多数患者于半年内缓解,少数患者可迁延成慢性。

2.慢性型特发性血小板减少性紫癜

(1)多发生于40岁以下的女性。

(2)起病隐袭,多无前驱病史。

(3)出血表现轻,以皮肤黏膜为主,内脏出血少见,月经过多常见。

(4)常有轻度脾大。

(5)反复发作,病程长。

三、诊断

1.诊断要点

（1）患者有出血的相关表现。

（2）多次化验血小板减少，或其内含有相关血小板因子的缺乏（此时血小板计数可不低）。

（3）骨髓巨核细胞正常或增多，伴有成熟障碍。

（4）血小板抗体（PAb-IgM$_1$G）增高。

2.辅助检查

（1）血常规：主要表现为血小板减少，急性型特发性血小板减少性紫癜患者的血小板常<20×10^9/L，慢性型特发性血小板减少性紫癜患者的血小板在（30～80）×10^9/L；患者失血的程度与血小板的减少成正比，失血多时，可出现血红蛋白及红细胞的下降，白细胞多正常。

（2）骨髓象：巨核细胞数量增多或正常，伴有成熟障碍，以颗粒型为主，产生血小板巨核细胞明显减少。

（3）血小板相关免疫球蛋白增高，用放射性核素测定，血小板寿命较正常者明显缩短。

四、鉴别诊断

特发性血小板减少性紫癜需要与过敏性紫癜、再生障碍性贫血进行鉴别。

1.过敏性紫癜

过敏性紫癜多见于下肢、臀部皮肤，为出血性斑丘疹，呈对称分布，伸侧面多于屈侧面，血小板并不减少，常伴有荨麻疹及不同程度的关节痛和腹痛。

2.再生障碍性贫血

再生障碍性贫血以发热、贫血和出血为主要表现，除血小板减少外，呈全血减低现象，红细胞、白细胞总数及中性粒细胞多减少，网织红细胞不升高；骨髓系统生血功能降低，三系造血细胞均减少，巨核细胞减少或极难查见。

五、治疗

1.一般治疗

嘱患者应注意避免外伤；有出血者，可给予局部止血，应用酚磺乙胺（止血敏）等止血药；对月经过多者，可给予丙酸睾酮等药物治疗。

2.糖皮质激素治疗

糖皮质激素治疗为本病的首选治疗方法，常使用泼尼松口服。对于严重的特发性血小板减少性紫癜患者，可用地塞米松或甲泼尼龙静脉滴注，待血小板升至50×10^9/L时，再改口服泼尼松进行治疗。

3.免疫抑制剂治疗

免疫抑制剂治疗不作为首选治疗方法，只适用于激素和脾切除疗效不佳或有激素及脾切除禁忌者。

（1）长春新碱：为最常用的药物，每次1mg，静脉滴注，持续6～8小时，每周1次。

(2)环磷酰胺:50～100mg/d,口服。

(3)硫唑嘌呤:100～200mg/d,口服。

(4)环孢素:用于难治性特发性血小板减少性紫癜,250～500g/d,口服。

以上免疫抑制剂的疗程一般为4～6周,使用中应注意观察药物的不良反应。

4. 其他

中药、达那唑、氨肽素对特发性血小板减少性紫癜的治疗也有一定疗效。

5. 重症处理

对血小板<$20×10^9$/L的患者,因其易发生内脏出血,故应住院治疗,严格卧床,有严重出血或需紧急手术时,可输血小板悬液,也可静脉滴注大剂量丙种球蛋白,0.4g/(kg·d),连用5天。

六、护理

(一)生活护理

1. 休息与活动

嘱患者要注意休息。病情轻者,可适当活动,避免碰撞。当血小板<$50×10^9$/L时,应限制活动,急性发作期应卧床休息;血小板明显减少(<$20×10^9$/L)致出血严重者,应绝对卧床休息,避免严重出血甚或颅内出血。

2. 饮食

给予患者营养丰富、易消化、富含维生素C的柔软食物,禁酒,忌刺激性、生、硬、煎、炸和过热的食物,以免诱发口腔出血或消化道出血;有消化道出血者,应注意饮食调节,根据情况给予禁食或进流食或冷流食,出血情况好转后,方可逐步改为少渣半流食、软食、普食等。对于长期应用肾上腺皮质激素者,可给予高蛋白、高维生素、低脂、低糖、低盐、高钾、高钙饮食。

(二)病情观察

注意观察患者皮肤、黏膜出血部位、范围和出血量,有无内脏出血及出血的程度;监测血小板减少的程度,尤其应观察患者有无头痛、视物模糊、呕吐等脑出血的先兆症状,以及有无失血性休克的发生。

(三)用药护理

1. 糖皮质激素

使用糖皮质激素时,切忌突然减量、停药。较长时间应用糖皮质激素后,患者常有满月脸、水牛背、皮肤色素沉着、痤疮、多毛等表现,同时易诱发或加重感染等不良反应,应注意预防,并向患者及其家属解释药物的不良反应在减药、停药后可以逐渐消失。

2. 免疫抑制剂

应告知患者免疫抑制剂可能出现的不良反应,如长春新碱可引起骨髓造血功能抑制、末梢神经炎,环磷酰胺可致骨髓抑制、出血性膀胱炎、脱发等。

3. 免疫球蛋白

应注意观察患者使用免疫球蛋白后的不良反应,如恶心、头痛、出汗、肌痉挛、发热、寒战等。如发生了上述不良反应,可减慢滴速,必要时遵医嘱注射地塞米松或口服对乙酰氨基酚(扑热息痛)等加以防治。

(四)血浆置换疗法的护理

进行血浆置换疗法时,宜将室内温度维持在 16~24℃,严密消毒隔离,严格执行无菌操作。在治疗过程中,患者易发生感染、凝血功能障碍、水及电解质紊乱等并发症,应详细记录置换液品种、数量、输入速度、弃除的血浆量等。

(五)心理护理

鼓励患者表达自己的感受,耐心解答患者及其家属提出的有关疾病方面的问题。一旦发生严重出血,护士应沉着、冷静,精心护理,给患者以安全感。注意观察患者的情绪状态,及时给予其帮助和指导,消除其紧张及恐惧情绪。

(六)健康指导

1.生活指导

指导患者注意合理饮食,保持良好睡眠、情绪稳定和大小便通畅。

2.疾病知识指导

向患者及其家属介绍本病的基本知识,指导患者保持卧床休息、情绪稳定,避免感染等诱发因素,避免剧烈或易致损伤的活动、运动及工作,还应避免外伤,以减少出血的危险。教会患者识别出血征象,学会压迫止血的方法。嘱患者坚持治疗,并向其解释糖皮质激素治疗时的注意事项及不良反应,切忌突然减量、停药,以防出现反跳现象;避免使用可能引起血小板减少或抑制血小板功能的药物,如阿司匹林、吲哚美辛(消炎痛)、双嘧达莫、保泰松、氨苄西林、氯霉素、磺胺类等;定期门诊复查,急性期患者缓解期每 1~2 周检查血小板数 1 次,需持续 6 个月至 1 年,必要时检查骨髓,慢性患者一般每 2~4 周复查血小板 1 次。

第三节　过敏性紫癜

过敏性紫癜是一种常见的毛细血管变态反应引起的出血性疾病,主要临床表现为皮肤紫癜、黏膜出血,常伴有皮疹以及血管神经性水肿、腹痛、关节炎和肾损害,血小板计数及凝血功能检查正常。本病多为自限性,好发于儿童及青少年,男性多于女性。

一、病因与发病机制

过敏性紫癜属于自身免疫病,由于机体对某些过敏物质发生变态反应而引起毛细血管的通透性和脆性增高,导致皮下组织、黏膜及内脏器官出血及水肿。过敏可由多种因素引起,但对每一具体病例寻找其确切病因往往有一定的难度,通常认为可能与多种诱发因素有关,但直接致病因素常难肯定。

1.感染因素

(1)细菌感染:引起感染的最常见的细菌为 β 溶血性链球菌,其次为金黄色葡萄球菌、结核杆菌、伤寒杆菌、肺炎球菌和假单胞菌等,以上呼吸道炎症较为多见,也可见于肺炎、扁桃体炎、猩红热、菌痢、尿路感染、脓疱疮等。

(2)病毒感染:引发本病常见的病毒有风疹病毒、流感病毒、麻疹病毒、腮腺炎病毒、肝炎病毒等。

(3)寄生虫感染:也可引发本病,以蛔虫感染多见,其次还有钩虫、鞭虫、绦虫、血吸虫、阴道滴虫、疟原虫等。

2. 食物因素

引发过敏性紫癜的食物因素主要是动物性蛋白,如鱼、虾、蟹、蛋、鸡和牛奶等。

3. 药物因素

氯霉素、链霉素、异烟肼、氨基比林、阿司匹林、磺胺类等药物均有引发过敏性紫癜的报道。

4. 其他因素

昆虫咬伤、植物花粉、寒冷、外伤、围绝经期、预防接种、精神因素等也可引发过敏性紫癜。

二、临床表现

多数过敏性紫癜患者发病前1~2周有全身不适、低热、乏力等上呼吸道感染的前驱症状,随之出现典型临床表现。依其症状、体征的不同,过敏性紫癜可分为如下几种类型。

1. 单纯型

单纯型是过敏性紫癜最常见的类型,主要表现为皮肤紫癜反复发生、对称分布,同时可伴发皮肤水肿、荨麻疹。紫癜大小不等,初期局限于四肢,尤其是下肢及臀部,躯干极少累及。紫癜常呈深红色,按之不褪色,可融合成片,形成瘀斑,数天内可变成紫色、黄褐色、淡黄色,经7~14天逐渐消退。

2. 腹型

腹型过敏性紫癜除皮肤紫癜外,因消化道黏膜及腹膜脏层毛细血管受累而产生一系列消化道症状及体征(约2/3患者可发生),如恶心、呕吐、呕血、腹泻以及黏液便、便血等。其中,腹痛最为常见,常为阵发性绞痛,多位于脐周、下腹或全腹,发作可因腹肌紧张及明显压痛、肠鸣音亢进而误诊为外科急腹症。在幼儿患者,可因肠壁水肿、蠕动增强等而致肠套叠。患者腹部症状、体征多与皮肤紫癜同时出现,偶可发生于紫癜之前。

3. 关节型

关节型过敏性紫癜除皮肤紫癜外,因关节部位血管受累,出现关节肿胀、疼痛、压痛及功能障碍等表现(约1/2患者有关节症状),多发生于膝、踝、腕、肘等大关节,关节肿胀一般较轻,呈游走性,反复发作,经数天而愈,不遗留关节畸形。

4. 肾型

肾型过敏性紫癜病情最为严重,发生率高达12%~40%,除皮肤紫癜外,因肾小球毛细血管炎性反应而出现血尿、蛋白尿及管型尿。肾脏症状可出现于疾病的任何时期,但以紫癜发生后1周最为多见。

一般认为,尿变化出现愈早,肾炎的经过愈重。少数病例因反复发作而演变为慢性肾炎(血尿、蛋白尿、水肿、高血压)、肾病综合征(尿蛋白>3.5g/d,血浆清蛋白<30g/L,水肿、血脂升高),甚至肾衰竭。过敏性紫癜所引起的这些肾脏损害称为过敏性紫癜性肾炎。

5.混合型

混合型过敏性紫癜除皮肤紫癜外,常有两型或两型以上的过敏性紫癜合并存在。

6.其他类型

除以上常见类型外,少数过敏性紫癜患者还可因病变累及眼部、脑及脑膜血管而出现视神经萎缩、虹膜炎、视网膜出血及水肿、中枢神经系统的相关症状及体征。

三、诊断

(一)诊断要点

(1)发病前1~3周有低热、咽痛、全身乏力或上呼吸道感染史。

(2)有典型四肢皮肤紫癜,可伴有腹痛、关节肿痛及血尿。

(3)血小板计数、血小板功能及凝血相关检查正常。

(4)需排除其他原因所致的血管炎及紫癜。

(二)辅助检查

(1)血液检查:白细胞正常或增加,中性粒细胞和嗜酸性粒细胞可增高;除非有严重出血,一般患者无贫血征象;血小板计数正常甚至升高,出血和凝血时间正常,血块退缩试验正常,部分患儿毛细血管脆性试验阳性;血沉正常或增快,血清 IgA 可升高,IgG、IgM 正常或轻度升高;补体 C3、C4 正常或升高;抗核抗体及类风湿因子阴性;重症患者血浆黏度可增高。

(2)骨髓象:骨髓象大多正常,嗜酸性粒细胞可偏高。

(3)尿液检查:可有蛋白、红细胞、白细胞和管型,重症患者可有肉眼血尿。

(4)粪常规检查:部分患者可见寄生虫卵及红细胞,潜血试验可呈阳性。

(5)毛细血管脆性试验结果呈阳性。

(6)病理学检查:弥散性小血管周围炎,中性粒细胞在血管周围聚集;免疫荧光检查显示有 IgA 和 C3 在真皮层血管壁沉着。

(7)其他相关检查:腹部超声检查有利于早期诊断肠套叠;头颅 MRI 对有中枢神经系统症状的患儿可予确诊;对于肾病症状较重和病程迁延的患儿,可行肾穿刺,以了解病情,并给予相应治疗。

四、鉴别诊断

1.单纯型过敏性紫癜与药疹或血小板减少性紫癜

药疹患者有服药史,皮疹常分布于全身,停药后药疹即可消失。血小板减少性紫癜的瘀斑可呈不规则分布,皮疹不隆起,无丘疹、荨麻疹等,血小板计数减少,出血时间延长,骨髓象无改变。

2.关节型过敏性紫癜与风湿性关节炎

关节型过敏性紫癜关节肿痛者应与风湿性关节炎相鉴别。风湿性关节炎常有风湿活动,血清抗抗体明显增高,血沉明显增快,主要表现为急性游走性、不对称性多关节炎,伴有病变处红、肿、热、痛,以及关节运动受限等,有助于鉴别。

3.腹型过敏性紫癜与急腹症

腹型过敏性紫癜患者应与急腹症相鉴别。腹型过敏性紫癜患者除有腹痛、腹泻外,一般无肌紧张及反跳痛;急腹症患者除腹痛外,尚有肌紧张及反跳痛等。

4.肾型过敏性紫癜与急性肾小球肾炎、狼疮性肾炎

肾型过敏性紫癜需与急性肾小球肾炎、狼疮性肾炎、肾结核等鉴别。肾小球肾炎无皮肤紫癜、腹部及关节症状;狼疮性肾炎有多脏器损害,白细胞减少,血沉增快,狼疮细胞阳性及其他免疫指标阳性。

5.过敏性紫癜与败血症引起的皮疹

脑膜炎双球菌败血症引起的皮疹与过敏性紫癜患者的皮肤紫癜相似,但败血症引起的皮疹中毒症状重,白细胞明显增高,可资鉴别。

五、治疗

1.对因处理

消除致病因素、控制感染、驱除寄生虫、避免过敏性食物和药物等是防止过敏性紫癜复发和治愈本病的根本措施。

2.一般疗法

(1)抗组胺类药物:可选用盐酸异丙嗪、氯苯那敏、苯噻啶、去氯羟嗪或特非那定片等。例如,氯苯那敏,8mg,3 次/天,口服;阿司咪唑,10mg,2 次/天,口服。

(2)芦丁和维生素 C:作为辅助剂应用,一般剂量宜大,维生素 C 以静脉注射为好。

(3)止血药:卡巴克洛,10mg,每天 2 次或 3 次,肌内注射,或用 40~60mg 加入葡萄糖溶液中静脉滴注;酚磺乙胺,0.25~0.5g,肌内注射,每天 2 次或 3 次,或静脉注射。需要注意的是,如有肾脏病变,则抗纤溶药应慎用。

3.激素疗法

肾上腺皮质激素能抑制抗原-抗体反应,具有抗过敏及改善血管通透性的作用,对关节型、腹型和单纯型过敏性紫癜疗效较好,但激素对肾炎无效。肾上腺皮质激素一般使用泼尼松,30mg/d,分次口服,如 1 周皮疹不退,可加至 40~60mg/d,症状控制后逐渐减量,直至停用;也可以使用氢化可的松,100~200mg/d,病情好转后改为口服用药。

4.免疫抑制剂治疗

过敏性紫癜因并发肾炎而对激素疗法不佳或病情迁延者,可加用免疫抑制剂,一般常与激素合用,可选用环磷酰胺、硫唑嘌呤等,但应注意避免感染的发生。

5.抗凝治疗

对急进性肾炎、肾病综合征病例,除用皮质激素、环磷酰胺(CTX)外,还可用抗凝治疗,如肝素,10~20U/(kg·h),连用 4 周。

六、护理

(一)生活护理

1. 环境与休息

患者所处的病室环境应安静,床铺柔软、整洁,室内不要放置鲜花、皮毛等饰物,尽量减少可引起过敏的因素;嘱患者注意生活调节,因活动可加速血液循环、加重出血,故急性期或有腹部、关节及肾脏损害者应卧床休息,缓解期可参加体育锻炼,以增强机体抵抗力。

2. 饮食

嘱患者饮食宜清淡,多食含维生素 C 和维生素 P 丰富的瓜果蔬菜,如橙、柠檬、杏、樱桃、花菜等;禁食生葱、生蒜、酒类等刺激性食品;避免食用易引起过敏的食物,如鱼、虾、蟹、蛋类、乳类等。

(二)病情观察

注意观察患者皮肤紫癜的变化,以及有无腹痛、便血、关节疼痛等表现,监测尿液及肾功能改变,警惕发生肾损害。

(三)对症护理

1. 腹型过敏性紫癜

伴有腹痛者,应评估患者疼痛的性质、部位、程度及持续时间,有无伴随症状,如恶心、呕吐、腹泻、便血等,注意腹部的体格检查,包括腹壁紧张度、有无压痛和反跳痛、局部包块和肠鸣音的变化等。出现包块者,特别是小儿,要注意有无肠套叠。有消化道出血者,应记录便血量,注意听诊肠鸣音,肠鸣音活跃时可能再次便血,肠鸣音消失时需警惕肠梗阻。对于腹型过敏性紫癜患者,应遵医嘱口服或皮下注射解痉剂或止痛剂,以缓解疼痛。

2. 关节型过敏性紫癜

注意观察受累关节的部位、数目,以及局部有无红肿、压痛与功能障碍等情况;应保护患病关节,避免外伤,防止创伤性急性关节炎,适当限制关节活动,置肢体于功能位,以减轻疼痛。

3. 肾型过敏性紫癜

注意观察患者的尿色,定期做尿液及肾功能检查。

(四)用药护理

向患者说明抗组胺类药物、肾上腺皮质激素等药物的疗效及不良反应,并严密观察药物的不良反应。

(五)心理护理

向患者介绍疾病常识,帮助患者寻找致病因素,告知患者本病是一种变态反应性疾病,一般预后良好,向其介绍已经康复的病例,以解除患者不必要的担忧、焦虑、恐惧等情绪负担,帮助患者树立战胜疾病的信心。

(六)健康指导

1. 生活指导

嘱患者养成良好的个人卫生习惯,饭前、便后洗手,避免食用不洁食物,以预防寄生虫感染;注意休息、营养与运动,增强机体抵抗力,预防上呼吸道感染。

2.疾病知识指导

向患者及其家属介绍本病的原因、性质、临床表现及治疗的主要方法,说明本病为过敏性疾病,指导患者要预防感冒,积极清除感染灶,防止上呼吸道感染,并应避开一切变应原及诱发因素;教会患者对出血情况及其伴随症状或体征的自我监测;告知患者一旦出现病情复发或加重,应及时就诊。

第四节　急性白血病

急性白血病(acute leukemia,AL)是起源于造血细胞的恶性肿瘤,患者骨髓中异常的原始细胞及幼稚细胞(白血病细胞)大量增生并抑制正常造血,可广泛浸润肝、脾、淋巴结等各种脏器。急性白血病的主要临床表现包括贫血、出血、感染和浸润,疾病进展迅速,如果不及时治疗,患者通常可在数周或数月内死亡。

一、病因与发病机制

急性白血病的发病机制尚不完全清楚。

1.环境因素

三种环境因素已被认为与急性白血病的发病有关,即电离辐射、化学物质和病毒。

(1)电离辐射:研究表明,全身或大面积的电离辐射可使骨髓抑制和机体免疫力缺陷,染色体发生断裂和重组,染色体双股DNA有可逆性断裂。

(2)化学因素:苯的致白血病作用已经被肯定;抗癌药中的烷化剂可引起继发性白血病,特别在淋巴瘤或免疫系统缺陷的肿瘤中多见;氯霉素、保泰松亦可能有致白血病的作用。

(3)病毒:成人T细胞白血病(ATL)是由Ⅰ型人类T细胞白血病/淋巴瘤病毒所引起的。

2.遗传因素

据统计,家族性白血病约占白血病患病数的7%,故有人提出白血病的发病与遗传因素有一定关系。

3.其他血液病

某些血液病的部分患者最终可能发展为急性白血病,如慢性粒细胞白血病、骨髓纤维化、骨髓增生异常综合征、阵发性睡眠性血红蛋白尿症、多发性骨髓瘤等。

二、临床表现

急性白血病多数起病急骤,常突然高热,或有明显出血倾向;也可缓慢起病,出现进行性疲乏、苍白、低热、轻微出血等。本病主要表现为发热、出血、贫血以及各种器官浸润所引起的症状和体征。

1.贫血

贫血常为本病的首发表现,随病情发展而加重。贫血的原因主要是正常红细胞生成减少,以及无效性红细胞生成、溶血、出血等。

2.发热

半数患者以发热为早期表现,可为低热,体温也可高达 39℃ 以上,伴有畏寒、出汗等。虽然白血病本身可以发热,但高热往往提示有继发感染存在。感染可发生在各个部位,以口腔、牙龈、咽峡处的炎症最为常见,亦可发生溃疡或坏死;肺部感染、肛周炎、肛旁脓肿也常见,严重时可发生血液感染。引起感染最常见的致病菌为革兰氏阴性杆菌,如肺炎克雷伯菌、铜绿假单胞菌、大肠埃希菌、硝酸盐不动杆菌等;近年来,革兰氏阳性球菌的感染率有所上升,如金黄色葡萄球菌、表皮葡萄球菌、肠球菌等。对于长期应用抗菌药及粒细胞缺乏者,可出现真菌感染,如念珠菌、曲霉菌、隐球菌感染等。因患者常伴有免疫功能缺陷,故可发生病毒感染,如单纯疱疹病毒、带状疱疹病毒、巨细胞病毒感染等。

3.出血

大量白血病细胞在血管中淤滞及浸润、血小板减少、凝血异常以及感染是出血的主要原因。出血可发生在全身各部位,以皮肤瘀点及瘀斑、鼻出血、牙龈出血、月经过多等为多见。眼底出血可导致视力障碍。急性早幼粒细胞白血病易并发凝血异常,从而出现全身广泛性出血。颅内出血时,患者可发生头痛、呕吐、瞳孔大小不对称,甚至昏迷死亡。

4.白血病细胞浸润不同部位的表现

(1)淋巴结肿大和肝脾肿大:淋巴结肿大以急性淋巴细胞白血病(ALL)较多见;纵隔淋巴结肿大常见于 T 淋巴母细胞白血病(T-ALL);肝脾肿大多为轻至中度,常见于慢性髓细胞性白血病(CML)急性变的患者。

(2)骨骼和关节疼痛:患者常有胸骨下段局部压痛;亦可出现关节、骨骼疼痛,尤以儿童多见。当患者发生骨髓坏死时,可引起骨骼剧痛。

(3)中枢神经系统表现:中枢神经系统是白血病最常见的髓外浸润部位。多数化疗药物难以通过血脑屏障,不能有效杀灭隐藏在中枢神经系统的白血病细胞,因而可引起中枢神经系统白血病(CNSL)。轻者表现为头痛、头晕,重者有呕吐、颈项强直,甚至抽搐、昏迷。中枢神经系统白血病可发生在疾病的各个时期,尤其是治疗后的缓解期,以急性淋巴细胞白血病最为常见。

(4)皮肤及黏膜浸润:皮肤浸润表现为弥漫性斑丘疹、结节性红斑等,牙龈可增生、肿胀。

(5)白血病细胞浸润眼眶骨膜,可引起眼球突出、复视或失明;睾丸受浸润,表现为无痛性肿大,多为一侧性。此外,白血病细胞尚可累及心、肺、胃肠等部位,但不一定会出现相应的症状。

三、诊断

(一)诊断要点

根据临床表现、血常规和骨髓象的特点,诊断急性白血病一般不难,但因白血病细胞类型、染色体改变、免疫表型和融合基因的不同,治疗方案及预后也随之改变,故初诊患者应尽力获得全面的检查结果,以便评价预后,指导治疗。

(二)辅助检查

1.血常规检查

多数患者白细胞计数增多,甚至可大于 $100×10^9/L$,部分患者白细胞数正常或减少,分类中可发现原始细胞及幼稚细胞。贫血表现轻重不同,一般属正常细胞正常色素性贫血。早期血小板轻度减少或正常,晚期明显减少,可伴有出血时间延长。

2.骨髓检查

骨髓检查是诊断急性白血病的重要依据。骨髓一般增生明显活跃或极度活跃,主要细胞为白血病原始细胞和幼稚细胞,正常粒系、红系细胞及巨核细胞系统均显著减少。

3.细胞化学染色

常见白血病的原始细胞形态相似,因此用此法可帮助区分白血病的原始细胞。

4.免疫学检查

免疫学检查可用于急性淋巴细胞白血病和急性非淋巴细胞白血病的区别,以及 T 细胞和B 细胞白血病的区别。

四、鉴别诊断

急性白血病需要与以下疾病进行鉴别。

1.骨髓增生异常综合征

该病的难治性贫血伴原始细胞增多型除病态造血外,外周血中有原始和幼稚细胞,全血细胞减少和染色体异常,易与白血病相混淆,但其骨髓中原始细胞常少于20%。

2.某些感染引起的白细胞异常

如传染性单核细胞增多症,血常规中出现异形淋巴细胞,但形态与原始细胞不同,血清中嗜异性抗体效价逐步上升,病程短,可自愈。百日咳、传染性淋巴细胞增多症、风疹等病毒感染时,血常规中淋巴细胞增多,但淋巴细胞形态正常,病变呈良性,骨髓原幼细胞不增多。

3.急性粒细胞缺乏症恢复期

在药物或某些感染引起的粒细胞缺乏症的恢复期,骨髓中原、幼粒细胞增多,易与急性白血病混淆,但其血小板正常,原、幼粒细胞中无 Auer 小体及染色体异常,短期内骨髓粒细胞成熟恢复正常。

五、治疗

(一)对症支持治疗

对于病情较重的患者,须卧床休息,最好将患者安置在单间病室,骨髓移植患者应在无菌层流室进行治疗。

1.防治感染

严重感染是白血病患者主要的死亡原因。患者伴有感染时,应做咽拭子及血培养、药敏试验,同时先应用广谱抗生素治疗,待阳性培养结果出来后,再更换敏感抗生素。有条件者,可多次输注浓缩粒细胞。

2.控制出血

对于血小板计数$<20 \times 10^9 / L$ 而出血严重者,应输浓缩血小板悬液或新鲜血。对于轻度出血者,可使用各种止血药。

3. 纠正贫血

对于严重贫血的患者,可输浓缩红细胞或全血。积极争取白血病缓解是纠正贫血最有效的方法。

4. 预防尿酸性肾病

由于大量白血病细胞被破坏,可产生尿酸肾结石,引起肾小管阻塞,严重者可致肾衰竭,患者可表现为少尿或无尿,故嘱患者多饮水,给予别嘌呤醇,以抑制尿酸合成。

(二)化学治疗

白血病的化疗过程分为诱导缓解及巩固强化治疗两个阶段。

1. 诱导缓解

诱导缓解指从化疗开始到完全缓解。完全缓解的标准是白血病的症状、体征消失,血象和骨髓象基本正常。急性白血病治疗前体内白血病细胞数量为 $10^{10} \sim 10^{13}$ 个,达到完全缓解时,体内白血病细胞数可减少到 $10^8 \sim 10^9$ 及以下。目前多采用联合化疗,优点是各药物作用在细胞周期不同阶段,且有协同作用,从而提高疗效。需要注意的是,给药时剂量要充足,第一次缓解越彻底,则缓解期越长,生存期亦越长。

目前急性淋巴细胞白血病的化疗首选 VP 方案,即长春新碱,每周 $1 \sim 2mg$,静脉注射;泼尼松,$40 \sim 60mg/d$,分次口服,可连续用药 4~5 周。若疗效不佳时,可改用 VDP 或 VAP 方案。急性非淋巴细胞白血病一般常用 DA 方案,即柔红霉素,$40mg/d$,静脉注射,第 1~3 天;阿糖胞苷,$100 \sim 150mg/d$,静脉注射,第 1、5、7 天,间隔 1~2 周再开始第二疗程。

2. 巩固强化治疗

巩固强化的目的是继续消灭体内残存的白血病细胞,防止复发,延长缓解期,争取治愈。巩固治疗方法可用原诱导缓解方案或轮换使用多种药物,急性淋巴细胞白血病共计治疗 3~4 年,急性非淋巴细胞白血病共计治疗 1~2 年。

(三)中枢神经系统用药

防治中枢神经系统白血病的常用药物是甲氨蝶呤,鞘内注射,可同时使用地塞米松,也可用阿糖胞苷鞘内注射,同时需做头颅和脊髓放射治疗。

(四)骨髓或外周干细胞移植

其原理是先用全身放疗和强烈的免疫抑制剂尽量将患者体内白血病细胞最大可能地全部杀灭,同时充分抑制患者免疫功能,然后植入正常人的骨髓,以便使患者恢复正常造血功能。

六、护理

1. 预见性护理

(1)对于有出血倾向的患者,应嘱其避免磕碰,用软毛牙刷刷牙,保持鼻腔湿润,禁止用手抠鼻腔,以免出血;观察患者的生命体征及不适主诉,如头痛、耳鸣、牙龈出血、腹痛等,有无腹部压痛、皮肤黏膜出血等。患者一旦发生出血,应即刻报告医生进行处理。

(2)有潜在感染的患者:护理措施具体如下。①保护性隔离:粒细胞及免疫功能低下者,入住单人病房,避免交叉感染;保持空气新鲜,房间定期用紫外线照射消毒;限制探视,工作人员及探视者在接触患者之前应洗手、戴口罩。②注意个人卫生：嘱患者保持口腔清洁，进食前后可用温开水或呋喃西林液、苯扎氯铵溶液漱口；宜用软毛牙刷刷牙，以免损伤口腔黏膜，引起出血和继发感染；有黏膜真菌感染者，可用制霉菌素漱口，并用氟康唑或依曲康唑涂搽患处；勤换衣裤，每天沐浴，这样有利于汗液排泄，减少发生毛囊炎和皮肤疖肿；保持大便通畅，便后用温水或盐水清洁肛门，以防止肛周脓肿形成；有痔核的患者，便后可用 1 : 5000 高锰酸钾溶液坐浴，女患者在月经期间要特别注意外阴部清洁，防止阴道和尿路感染。③进行各种侵入性操作时，应严格执行无菌技术原则，定时更换注射部位，各种管道或伤口敷料应按规范要求定时更换，以防感染。

（3）对中枢神经系统浸润的患者，应注意观察其有无颅内压增高的表现，如神志、瞳孔、恶心、呕吐、肢体活动等，限制入量，必要时给予脱水治疗，警惕并预防脑疝的发生。

（4）心理护理：①患者入院后，常因紧张、恐惧心理而出现失眠、焦虑，护士应热情接待患者，主动介绍病区人员、规章制度、环境，帮助患者建立战胜疾病的信心。②为患者提供安全、舒适的身心整体护理，鼓励、倾听患者倾诉，对患者的各种疑虑及时给予答复。③对患者及其家属进行健康教育，包括教给他们家庭自我护理的知识。④对于敏感、心理承受力差的患者，注重实施保护性医疗措施。⑤对抑郁的患者，应严防意外事件的发生。

2. 出血的护理

（1）鼻出血：进行鼻部冷敷，可用 1 : 1000 肾上腺素棉球填塞压迫止血，严重时可用油纱条、膨胀明胶海绵条于后鼻道填塞止血。

（2）牙龈出血：保持口腔卫生，饭后漱口或进行口腔护理，避免刷牙时损伤黏膜，可用凝血酶棉球填塞止血。

（3）消化道出血：当患者出现头晕、心悸、脉搏细速、出冷汗、血压下降时，应及时抢救，给予止血和补充血容量治疗。

（4）头面部出血：嘱患者应卧床休息、减少活动，遵医嘱对症治疗。

（5）颅内出血：患者取平卧位，高流量吸氧，保持呼吸道通畅，遵医嘱应用止血药物及降低颅内压药物，头部可给予冰袋或冰帽，严密观察病情，及时、准确地进行护理记录。

3. 贫血的护理

限制患者活动，嘱其卧床休息、注意安全、补充足够营养。有心悸、气促的患者，可给予氧气吸入，做好输血护理。

4. 高热的护理

对于高热的患者，可在其头部、颈部、两侧腋窝及腹股沟等处置冰袋降温，或遵医嘱给予药物降温，采取降温措施半小时后测量体温；于晨起、睡前、饭后协助患者漱口，或用湿棉球擦洗，保持口腔卫生；对于口唇干裂者，可涂润唇油保护，退热时应防止患者着凉，注意保持皮肤清洁，及时更换衣裤，保持床单位平整、清洁、干燥。

5. 感染的护理

急性白血病患者免疫力低下，易感染。因感染是导致患者死亡的重要原因，故护士必须重视环境及患者的卫生情况。病房、墙壁、地面、床头柜等，每天用消毒剂擦拭；观察感染的早期表现，如每天检查患者的口腔及咽喉部，观察或询问患者有无牙龈肿胀、咽红、吞咽疼痛感，皮肤有无破损、红肿，外阴、肛周有无异常改变等，发现有感染先兆时，应及时处理。对合并感染者,可针对病原选用有效抗生素口服、肌内注射或静脉滴注治疗。

6. 化疗的护理

(1)嘱患者应进食清淡、易消化的食物。

(2)嘱患者少食多餐,进餐前后 2 小时避开使用化疗药物。

(3)给予患者预防性使用止吐药。

(4)化疗时,应注意静脉保护,严格遵守用药的次序、时间、剂量,观察化疗药物的疗效及不良反应。

7. 浸润症状的护理

(1)当白血病细胞浸润眼部时,应注意有无复视或失明。

(2)观察患者有无牙龈增生及肿胀、局部皮肤隆起或变硬、皮下结节等口腔和皮肤浸润表现。

(3)询问患者有无白血病细胞浸润中枢神经系统症状,如头痛、头晕等。

(4)观察患者有无睾丸无痛性单侧肿大。

8. 口腔溃疡的护理

(1)嘱患者避免食用冷、过热、硬、带骨刺、刺激性食物。

(2)嘱患者进食后要漱口,必要时需做口腔护理。

9. 饮食护理

(1)观察患者呕吐的程度,为其制订合理的饮食方案。

(2)给予患者高营养饮食,以补充机体消耗,提高对化疗的耐受性。

(3)进餐时,应当为患者提供安全、舒适、清洁的环境。

第二篇

外科常见疾病

第六章 普外科疾病

第一节 腹壁切口疝

腹壁切口疝是由于原手术的腹壁切口筋膜和/或肌层未能完全愈合,在腹腔内压力的作用下形成的腹外疝。腹壁切口疝一般见于腹前壁切口,主要表现为腹壁切口处逐渐膨隆,有肿块出现。

一、病因与发病机制

(1)年龄大、肥胖,合并有糖尿病、自身免疫病,或者长期吸烟的患者,一般容易发生腹壁切口疝。

(2)与医务人员操作有关,如选择缝合方法错误及缝线材料错误,容易导致术后切口感染,并发腹壁切口疝。

(3)由于术后伤口并发症,如伤口血肿、伤口感染、伤口无菌性脂肪液化、伤口无菌性坏死等因素,导致腹壁切口疝。统计数据表明,约有50%的腹壁切口疝患者是由术后伤口感染所致的,因此术后避免伤口感染可降低腹壁切口疝的发生率。

(4)术后早期出现腹胀或者突然腹压增加,如术后早期出现肠梗阻症状,或者因为早期出现突然剧烈咳嗽,导致腹压大幅度增加,可增加腹壁切口疝的发生率。

二、临床表现

腹壁切口疝的主要表现是腹壁切口处有肿块出现,通常于站立位或用力时明显,平卧休息时则缩小或消失,包块还纳后,瘢痕区深部可触及腹壁缺损。较大的切口疝有腹部牵拉感,可伴食欲减退、恶心、便秘、腹部隐痛等表现。多数切口疝无完整疝囊,故疝内容物常可与腹膜外腹壁组织粘连而成为难复性疝,有时还可伴有部分性肠梗阻。

三、诊断

1.诊断要点

患者有腹部手术史,尤其有切口感染或哆开史,切口处有逐渐增大的可复性肿块。当肿块巨大时,患者可有不适、隐痛、恶心、食欲减退、便秘等症状。肿块质地柔软,站立、用力时明显,平卧后可消失或缩小;皮下组织薄弱时,疝环对应的区域可见凹陷或凹凸不平,肿块回纳后,腹壁缺损缘可及。

中华医学会疝和腹壁外科学组2003年制定的切口疝的分型标准如下:小切口疝,疝环最大距离小于3cm;中切口疝,疝环最大距离为3~5cm;大切口疝,疝环最大距离为5~10cm;巨大切口疝,疝环最大距离大于或等于10cm。

2. 辅助检查

B 超和 CT 检查均有助于腹壁切口疝的诊断,尤其是 CT 检查。影像学检查可直接显示腹壁缺损的大小,疝环边缘的肌层组织有无薄弱,是否存在多发性缺损和疝内容的成分,提供参考并判断手术可能需还纳的疝内容物体积。

四、鉴别诊断

腹壁切口疝需要和一些疾病或情况进行鉴别。

(1)与腹壁的膨出鉴别:膨出与疝是两个不同的概念。膨出指的是肌筋膜组织薄弱或者缺失,而疝指的是裂隙的形成,腹腔内容物通过这个裂隙可到达体外。

(2)与其他部位的疝鉴别:如腹股沟疝、腰疝、造口疝、白线疝等,可以通过影像学检查来进行鉴别。

五、治疗

腹壁切口疝主要通过手术进行治疗,仅在年老体弱、不能耐受手术者,或有顽固性剧咳不能控制者,才使用弹性绷带包扎进行处理。腹壁切口疝的治疗原则是腹壁的重建及整合,手术方式有两种,一是单纯的腹壁组织缝合疝修补术,二是腹壁成形疝修补术。腹壁成形疝修补术包括传统的肌鞘翻转腱膜切开组织成形术和应用补片的无张力疝修补术。

1. 腹壁组织缝合疝修补术

腹壁组织缝合疝修补术适用于较小的疝,并且疝缘周围各层次组织完整、缝合没有张力者。

手术要点:首先,切除切口疝环边缘的瘢痕组织(假性疝环),显露疝环四周的筋膜层组织(真性疝环);其次,沿疝环边缘细心地解剖出各层腹壁组织,回纳疝内容物;最后,在完全没有张力的情况下,拉拢疝环边缘,按层次要求缝合腹壁,筋膜层最好做重叠加强缝合。需要注意的是,由于疝囊是一层不完整的薄膜,又常与大网膜和肠管发生致密粘连,因此分离时须十分细致,尤其要避免肠管误伤,止血也须彻底。游离各层次时,要求离开疝环有一定的距离,以便对合缝合;对合张力较大而又无条件行补片修补时,可做减张缝合,以减少创缘张力,利于伤口愈合。

2. 腹壁成形疝修补术(以无张力疝修补术为例)

由于补片可以解决腹壁缺损的问题,而且又不对尚存的腹壁组织产生新的损伤,因此目前无张力疝修补术已基本替代了传统的腹壁组织成形疝修补术和两者结合的疝修补术。对于疝环口大或疝环周围肌层组织菲薄萎缩导致的缺损范围过大的病例,只要无法做到可靠的疝环边缘无张力对合,就应采用无张力疝修补术。

使用人工材料填补缺损空隙的"补丁模式"已被淘汰,补片修补的力学模式要求补片边缘应当与疝环边缘组织有 3~6cm 的覆盖,也就是补片面积要远远大于缺损的范围。依据腹壁局部解剖的特点,腹壁修补材料可放置于以下 6 个层次。①腹腔内:适用于各种切口疝。②腹膜前间隙:适用于脐下耻骨上的中线或髂窝的切口疝。③肌鞘前腹直肌后方间隙:适用于中线或经腹直肌的切口疝。④两层肌肉间:以"三明治模式"放置补片材料来治疗侧位切口疝。⑤腹直肌前肌鞘后。⑥肌鞘、腱膜、肌肉表面。将腹壁修补材料放置于腹腔内最为简便、有效,手术创伤最小,但这一层次放置的修补材料在材料学方面有特殊的要求,应该是可以直接接触肠管的;其他几种放置方式由于有组织的隔离作用,可以选用各种不可接触肠管的补片,如聚丙烯或聚酯材料的补片。最后两种放置方式从力学模型看,补片固定的效果不够理想,尤其是肌层筋膜表面放置补片的方式,术后复发率明显升高。

术中注意事项:①与组织缝合疝修补术不同,假性疝环组织(瘢痕)不必切除,真性疝环也不必解剖,只要把疝环处的筋膜层连同瘢痕一起从皮下附着处游离下来,使筋膜缺损缘最大可能地靠近即可。②打开疝囊,通过触诊,从深面探查整个切口,以便发现术前未发现的缺损和薄弱之处,确定缺损范围;确定腹壁深面有无肠管粘连,根据粘连情况和手术需要,决定是否松解粘连。③腹膜用可吸收线缝合,补片边缘与腹壁组织可用可吸收缝线固定,缺损边缘要用2-0不可吸收缝线与补片对应点做缝合固定。④污染手术要考虑补片感染后能否留存的问题,必要时可分期手术,有条件者一期手术应使用可吸收补片,或者直接使用去细胞真皮基质(ADM)组织补片。⑤创面要彻底止血、冲洗,放置闭式引流管。

术后处理:①保持引流通畅,要避免引流液逆流,24小时引流量少于30mL就可拔管。②围手术期抗生素使用要加强。③要尽早使用腹带,术后3个月内活动都要绑束,因为术后前几个月尽管人工假体已被肉芽组织长入和覆盖,但还没有完全与组织愈合,使用腹带可用来支撑腹壁,避免腹壁筋膜与补片的错位,降低复发率。

六、护理

(一)术前护理

1.护理评估

入院后,详细询问病史,全面进行体格检查,评估患者心、肝、肺、肾等功能,并了解是否存在糖尿病、高血压、冠心病等围手术期的高危因素。此外,术前应了解患者是否有慢性咳嗽、便秘、排尿困难等导致腹压增高的因素。

2.心理护理

针对多数患者对不可避免的再次手术存在恐惧心理,担心手术能否成功,术后是否会复发,以及对所用疝修补术补片材料不了解等情况,在手术前,护士应多与患者沟通,讲解手术的必要性、手术方法、术后注意事项和术后的复发率等,并向患者介绍网片无张力修补术的优点,消除其顾虑,使其积极主动配合治疗。

(二)术后护理

(1)应注意慢性咳嗽、便秘、前列腺增生等疾病,及时进行处理,因为这些疾病会导致腹压升高,不利于伤口愈合。

(2)尽量避免重体力劳动,比如搬重物等。

(3)注意预防感冒、咳嗽及呕吐等,并且要积极锻炼身体,以增强腹肌的保护力。

(4)手术后应注意便秘、咳嗽等问题,咳嗽时应压迫切口处。

(5)手术后不要急于下床,同时注意改善饮食结构,多吃易消化的食物。

(6)手术后要注意休息,术后3年内每年复查1次,以预防复发。

(7)如果是肝硬化腹水者,或75岁以上的老年人、健康情况不佳者以及孩子等特殊群体,一定要慎行手术治疗。

第二节 肝囊肿

肝囊肿是较常见的肝脏良性疾病,可分为寄生虫性肝囊肿和非寄生虫性肝囊肿。非寄生虫性肝囊肿是常见的良性肿瘤,又可分为先天性、炎症性、创伤性和肿瘤性肝囊肿,其中以先天性肝囊肿比较多见。

一、病因与发病机制

肝囊肿在临床上较为常见,分为先天性与后天性两大类。后天性肝囊肿多为创伤、炎症或肿瘤性因素所致,以寄生虫性(如肝包虫感染)所致者最多见。先天性肝囊肿又称真性囊肿,临床最为多见,其发生原因不明,可能与肝内迷走胆管与淋巴管在胚胎期的发育障碍或局部淋巴管因炎性上皮增生阻塞,导致管腔内分泌物滞留所致,可单发,亦可多发,女性多于男性。从统计学资料来看,多发性肝囊肿多有家族遗传倾向。

根据形态学或病因学进行分类,先天性肝囊肿又可分为原发性肝实质肝囊肿和原发性胆管性肝囊肿,前者又可分为孤立性和多发性肝囊肿;后者则可分为局限性肝内主要胆管扩张和Caroli病。后天性肝囊肿可分为外伤性、炎症性和肿瘤性肝囊肿,其中炎症性肝囊肿可由胆管炎性或结石滞留引起,也可与肝包虫病有关;肿瘤性肝囊肿则可分为皮样囊肿、囊腺瘤或恶性肿瘤引起的继发性肝囊肿。

孤立性肝囊肿多发生于肝右叶,囊肿直径一般从数毫米至 30cm 不等,囊内容物多为清晰、水样黄色液体,呈中性或碱性反应,囊液含有清蛋白、黏蛋白、胆固醇、白细胞、酪氨酸等,少数与胆管相通者可含有胆汁,若囊内有出血,则可呈咖啡样;囊壁表面平滑反光,呈乳白色或灰蓝色,部分菲薄透明,可见血管走行;囊肿包膜通常较完整,囊壁组织学可分 3 层:①内层,为纤维结缔组织,往往衬以柱状或立方上皮细胞。②中层,以致密结缔组织成分为主,细胞少。③外层,为中等致密的结缔组织,内有大量的血管、胆管通过,并有肝细胞,偶可见肌肉组织成分。

多发性肝囊肿分为两种情况,一种为散在的肝实质内很小的囊肿,另一种为多囊肝,可累及整个肝脏,肝脏被无数大小不等的囊肿占据。显微镜下,囊肿上皮可变性或缺如;外层为胶原组织,囊壁之间可见较多的小胆管和肝细胞,多数情况下可合并多囊肾、多囊脾,有的还可能同时合并其他脏器的先天性畸形。

二、临床表现

由于肝囊肿生长缓慢,多数囊肿较小且囊内压低,因此患者可无任何症状。随着病变的持续发展,囊肿逐渐增大,可出现邻近脏器压迫症状,如上腹饱胀不适甚至隐痛、恶心、呕吐等,少数患者可因囊肿破裂或囊内出血而出现急性腹痛。疾病晚期,患者可因肝功能损害而出现腹腔积液、黄疸、肝大及食管静脉曲张等表现;囊肿伴有继发感染时,患者可出现畏寒、发热等症状。查体时,可发现上腹部包块,肝大,可随呼吸上下移动、表面光滑的囊性肿物,以及脾大、腹腔积液、黄疸等相应体征。

三、诊断

肝囊肿诊断多不困难,结合患者体征及 B 超、CT 等影像学检查资料,多可做出明确诊断,但如要对囊肿的病因做出明确判断,需密切结合病史。

肝囊肿巨大时,X 线片可有膈肌抬高、胃肠受压移位等征象;B 超检查时,可见肝内一个或多个圆形、椭圆形无回声暗区,大小不等,囊壁菲薄,边缘光滑整齐,后方有增强效应,囊肿内如合并出血、感染时,液性暗区内可见细小点状回声漂浮,部分多房性囊肿可见分隔状光带;CT 检查表现为外形光滑、境界清楚、密度均匀一致;MRI 检查时,T1 加权像呈极低信号,强度均匀,边界清楚;T2 加权像呈高信号,边界清楚;增强后,T1 加权像囊肿不强化。

四、鉴别诊断

肝囊肿需要与以下疾病进行鉴别。

(1)肝包虫囊肿:患者多有疫区居住史,嗜伊红细胞增多,Casoni 试验阳性,B 超检查可在囊内显示少数漂浮移动点或多房性、较小囊状集合体图像。

(2)肝脓肿:患者有炎症史,肝区有明显压痛、叩击痛;B 超检查在未液化的声像图上多呈密集的点状、线状回声,脓肿液化时,无回声区与肝囊肿相似,但肝脓肿呈不规则的透声区,无回声区内可见杂乱强回声,长期慢性的肝脓肿,内层常有肉芽增生,回声极不规则,壁厚,有时可见伴声影的钙化强回声。

(3)巨大肝癌中心液化:患者有肝硬化史及进行性恶病质,B 超、CT 检查均可见肿瘤轮廓,病灶内为不规则液性占位。

五、治疗

对于体检中偶尔发现的小而无症状的肝囊肿,可定期观察,无须特殊治疗,但需警惕其发生恶变。对于囊肿近期生长迅速、疑有恶变倾向者,宜及早行手术治疗。

(一)孤立性肝囊肿的治疗

1.B 超引导下囊肿穿刺抽液术

该方法适用于浅表的肝囊肿,或患者体质差,不能耐受手术,囊肿巨大,有压迫症状者。穿刺抽液可缓解症状,但穿刺抽液后往往会复发,需反复抽液,有继发出血和细菌感染的可能。曾有报道经穿刺抽液后向囊内注入无水酒精或其他硬化剂的治疗方法,但远期效果尚不肯定,有待进一步观察。

2.囊肿开窗术或次全切除术

该方法适用于巨大的肝表面孤立性囊肿,一般可在囊壁最菲薄、浅表的地方切除 1/3 左右的囊壁,充分引流囊液。

3.囊肿或肝叶切除术

囊肿在肝脏的周边部位、大部分突出肝外或带蒂悬垂者,可行囊肿切除术。若术中发现肝囊肿较大,或多个囊肿集中于某叶,或囊肿合并感染及出血,可行肝叶切除术。此外,对疑有恶变的囊性病变,如肿瘤囊液为血性或黏液性、囊壁厚薄不一、有乳头状赘生物时,可即时送病理活检,一旦明确病变性质为恶性,则需行完整肝叶切除术。

4.囊肿内引流

术中探查时如发现有胆汁成分,则提示囊肿与肝内胆管相通,可行囊肿空肠 Roux-en-Y 吻合术。

(二)多发性肝囊肿的治疗

多发性肝囊肿一般不宜行手术治疗。若因某个大囊肿或几处较大囊肿引起症状时,可考虑行一处或多处开窗术。晚期患者如合并肝功能损害、有多囊肾等,可行肝移植或肝、肾联合移植。

六、护理

1.术前护理

(1)术前检查:一般情况下,除肝脏手术相关的检查外,患者还要做一些血常规、出凝血时间、肝功能等术前检查,同时要做肝脏的彩超、CT 或磁共振检查,以明确囊肿与胆道是否相通。

(2)其他脏器的功能检查:如心、肺、肝、肾等脏器功能的检查,同时做肝囊肿的 CT 或磁共振检查,以明确是寄生虫样肝囊肿,还是肝脏的囊性肿瘤。如果不能除外囊肿和胆道相通,还需要做逆行性的胰胆管造影检查。

2.术后护理

(1)按肝胆外科术后一般护理常规进行术后护理。

(2)病情观察:严密观察患者生命体征的变化,尤其是血压、脉搏的变化,每 1～2 小时观察记录血压、脉搏 1 次。当术后患者意识恢复较慢时,需注意有无肝功能损害、低血糖、脑缺氧、休克等所致的意识障碍。密切观察患者的伤口有无渗血,一旦发现出血,应观察并记录出血的量、速度,以及患者的血压、脉搏情况;如有休克征象,应及时报告医师,及时进行处理,除药物止血外,必要时还需准备手术止血。

(3)引流管的护理:术后患者需留置腹腔引流管、胃管、尿管,活动、翻身时要避免引流管打折、受压、扭曲、脱出等;引流期间,应保持引流管通畅,定时挤压引流管,避免因引流不畅而造成感染。

(4)引流液的观察:术后引流液的观察是重点,应每天观察和记录脓腔引流液的色、质和量;当发现胆漏及出血等异常时,应及时报告医生给予处理。

(5)加强营养及管理:给予患者高糖类、高蛋白、高维生素食物,以增加其机体抵抗力,促进康复;同时还应加强输液导管的管理,严格无菌技术操作,防止导管阻塞、脱出等所致的并发症发生。

第三节　胆石症

胆石症主要见于成年人,女性多于男性,40 岁后发病率随年龄增长而升高。

一、病因

胆囊结石的成分以胆固醇为主,而胆囊结石的形成原因至今尚未完全清楚,目前考虑与脂类代谢、胆囊运动功能、细菌基因片段等多种因素密切相关。

二、临床及病理表现

胆石症并发的急性胆囊炎属于急性梗阻性胆囊炎,根据胆囊结石所发生的梗阻及其引起的并发症,胆囊结石的临床过程可分为以下几个阶段。

1. 第一阶段

第一阶段指结石自胆囊内形成的时候开始,结石可能为单个的、大的胆固醇结石,亦可为多数的、小的胆固醇结石。此时患者常无明显的自觉症状,或只有轻微的不典型消化道症状。此期的特点是胆囊仍保存其正常的吸收、浓缩功能,胆囊多只呈现轻度的慢性炎症改变。

2. 第二阶段

第二阶段为胆囊结石出现并发症的阶段,并发症多由结石的梗阻引起,或起源于梗阻发展起来的一些病理改变。程度不同的胆绞痛一般是胆石梗阻的标志。

(1)较小的结石嵌顿于胆囊颈部,常导致剧烈疼痛;大的胆囊结石有时却没有剧烈疼痛的症状。

(2)当胆囊的出口被结石梗阻时,胆囊内压力升高,胆囊内容物不能排出,高浓度的胆汁酸盐会引起胆囊黏膜的损害,可发生水肿、出血、化脓、坏疽等类型的急性胆囊炎。

3. 第三阶段

第三阶段为出现胆囊外并发症的阶段。并发症的发生及其严重性一般与病程特别是患者的年龄有密切关系。60岁以上的胆石症患者并发症严重,胆总管含结石率高,疾病的病死率也较高。

在诸多并发症中,常见的有胆囊积液、积脓、胆囊肠道内瘘(十二指肠、横结肠),胆囊和胆管的感染、阻塞性黄疸、化脓性胆管炎、肝功能损害等在此时亦较常见。

三、诊断

由于胆囊超声检查可证实胆石症的诊断,因此是诊断胆石症高度敏感和准确的手段。

胆囊结石的超声特征:①胆囊内有1个或多个实体强的回声光团。②光团可随患者体位的改变沿着重力方向移动(嵌顿者除外)。③在强回声团的远侧有直线形声影。

当患者的症状提示有胆石症的可能,但超声检查为阴性或无法诊断时,可行胆囊造影检查以明确诊断。

四、鉴别诊断

胆石症需要与以下疾病进行鉴别。

1. 慢性胃炎

慢性胃炎的主要症状为上腹部闷胀疼痛、嗳气、食欲减退及消化不良,行纤维胃镜检查对慢性胃炎的诊断极为重要,可发现胃黏膜水肿、充血、黏膜色泽变为黄白或灰黄色、黏膜萎缩;肥厚性胃炎可见黏膜皱襞肥大,或有结节,并可见糜烂及表浅溃疡。

2. 消化性溃疡

消化性溃疡患者有溃疡病史,上腹痛与饮食规律有关,而胆囊结石及慢性胆囊炎往往于进食后疼痛加重，特别是进食高脂肪食物后；消化性溃疡常于春、秋季节急性发作，而胆石症及慢性胆囊炎多于夜间发病。钡餐检查及纤维胃镜检查有助于二者的鉴别。

3.胃神经症

胃神经症患者有长期反复发作病史，与进食油腻无明显关系，往往与情绪波动关系密切，常有神经性呕吐，于进食后突然发生呕吐，一般无恶心，呕吐量不多且不费力，吐后即可进食，不影响食欲及食量，与胆石症不难进行鉴别。

4.胃下垂

胃下垂可有肝、肾等其他脏器下垂，上腹部不适在饭后加重，卧位时症状减轻，立位检查可见中下腹部胀满，而腹上区空虚，有时可见胃形，并可有震水音，钡餐检查可明确诊断。

5.肾下垂

肾下垂常有食欲不佳、恶心、呕吐等症状，并以右侧多见，但其右侧上腹及腰部疼痛于站立及行走时加重，可出现绞痛，并向耻骨区放射。体格检查时，分别于卧位、坐位及立位触诊，如发现右上腹肿物因体位改变而移位，则对鉴别有意义，卧位及立位肾X线片及静脉尿路造影有助于诊断。

6.迁延性肝炎及慢性肝炎

迁延性肝炎及慢性肝炎有急性肝炎病史，尚有慢性消化不良及右上腹不适等症状，可有肝大及肝功能不良，并且慢性肝炎可出现脾大、蜘蛛痣及肝掌，B超检查胆囊功能良好。

7.慢性胰腺炎

慢性胰腺炎常由急性胰腺炎发展而来，其上腹痛向左肩背部放射，X线片有时可见胰腺钙化影或胰腺结石，纤维十二指肠镜检查及逆行胆胰管造影对诊断慢性胰腺炎有一定价值。

8.胆囊癌

胆囊癌可合并有胆囊结石，病史短，病情发展快，很快出现肝门淋巴结转移或直接侵及附近肝组织，故多出现持续性黄疸；右上腹疼痛为持续性，症状明显时多数患者于右上腹肋缘下可触及硬性肿块，B超及CT检查可帮助诊断。

9.肝癌

原发性肝癌如出现右上腹或上腹痛症状，病情多已较严重，此时常可触及肿大且有结节的肝脏；B超检查、放射性核素扫描及CT检查分别可发现肝脏有肿瘤图像及放射缺损或密度减低区，甲胎蛋白呈阳性。

五、治疗

(一)胆囊胆固醇结石的溶解及碎石治疗

1.药物溶石的选择

熊去氧胆酸有很快的溶石效果，同时没有对肝脏、胃肠道、血清胆固醇代谢等不良作用，因而在临床上应用较为广泛。熊去氧胆酸溶解胆固醇结石时的作用机制不同于鹅去氧胆酸，含熊去氧胆酸的胆汁能促使卵磷脂与胆固醇处于液晶状态，因而增加了胆固醇的溶解且不受微胶粒溶解度的限制。

2. 药物溶石的治疗

药物溶石的治疗效果与结石的表面和溶剂的接触面积间有密切关系，因而直径大于15mm 的结石常不易溶解或溶解的过程甚缓。同时，若胆固醇结石的表面被一层钙质、色素、蛋白质所包裹，亦会妨碍溶石的效果。假如能将较大的胆固醇结石粉碎，如粉碎至直径小于3mm 大小的碎片，则可以在药物的治疗下，大大加速结石的溶解。目前，已有超声波或冲击波的体外碎胆石机，在碎石前后结合溶石治疗，大为缩短药物溶石治疗的疗程，用于胆囊功能良好、胆固醇性结石、身体素质较好的患者，可获得较好的治疗效果。胆囊结石患者多伴有胆囊的排空功能不良，使结石碎块长期停滞在胆囊内。为克服此问题，临床上常将溶石治疗与碎石联用，即在碎石前 2 周开始应用鹅去氧胆酸-熊去氧胆酸治疗（每天 7～8mg/kg），碎石治疗后继续服用，维持至结石消失后 3 个月。

由于溶石、碎石治疗都没有解决胆石产生的根本原因，且复发率高、不良反应大、可能产生严重的并发症，因此临床应用并不普遍。

（二）胆囊结石的外科治疗

可在紧急情况下施行胆囊造瘘术以治疗急性胆囊炎，还可切除含结石的胆囊，并适当处理结石的胆囊外并发症。胆囊切除术是当前普外科中最常做的手术之一。

1. 术前准备

择期胆囊切除术后引起死亡的最常见原因是心血管疾病，第二位死亡原因是肝胆疾病（主要是肝硬化）。除术中出血外，患者还可发生肝功能衰竭和败血症。因此，行胆囊切除术前需处理好相关疾病，待病情稳定后，再择期行手术治疗。此外，慢性胆囊炎患者胆汁内的细菌滋生率占 10％～15％，而在急性胆囊炎消退期患者中则高达 50％，胆管内细菌感染的发生率随年龄增长而升高，故年龄在 60 岁以上、曾有过急性胆囊炎发作刚恢复者、同时合并胆总管结石的胆石症患者及合并慢性胆囊炎的患者，术前应预防性地应用抗生素。

2. 手术过程

腹腔镜胆囊切除术是对有症状胆石症患者的首选治疗方法。外科医生在遇到胆囊和胆管解剖不清以及止血或胆汁渗漏而不能有效控制时，应当及时中转开腹。目前，中转开腹率在5％以下。常用的手术有腹腔镜胆囊切除术和开腹胆囊切除术。一般情况下，胆囊切除术的难度并不大，但此手术有一定潜在的危险性，并发症往往较严重。胆囊的位置较深，肝门处血管和胆管常有各种不可预测的解剖学变异。

胆囊切除术需要细致地解剖肝门，因而要求有良好的腹肌松弛和充分的手术野显露，以便于一旦有意外情况出现时能够从容不迫地进行处理，过小的手术切口常需强力牵引胆囊，改变了肝外胆管、血管的正常解剖关系，可能导致严重的后果。手术具体步骤如下所述。

（1）腹内探查：进行系统的腹内探查是做好胆囊切除术的一个基本步骤，手术中应对腹内脏器做系统的探查，包括脾、食管裂孔、胃、肠、盆腔脏器、肝、肝外胆管、胰腺等。对于那些诊断为慢性胆囊炎、胆囊及胆总管内均无结石的患者，应特别注意检查肝脏，必要时应行手术台上胆管造影，因为原发性肝内胆管结石在我国许多的地区比较常见。

（2）解剖胆囊三角：胆囊切除术的一个关键性步骤是解剖胆囊三角。胆囊三角含有重要的组织结构，而异常的解剖结构和病理改变在此处是常见的，如胆囊动脉的异位起始和行程、肝右动脉的异位起始和行程、各种类型的副肝管、胆囊管的解剖学异常等，均是增加手术复杂性的解剖学因素。

在有急性或慢性炎症改变时,局部的炎症、水肿、纤维性粘连、肿大的胆囊淋巴结、嵌顿于胆囊颈部的巨大结石、长期梗阻所致的胆囊管改变(如异常扩张、缩短、粘连),以及有时胆囊可直接开口于胆总管上,此等解剖及病理上的因素均会增加手术难度。因此,需要仔细操作,保护重要组织免受损伤,应特别注意胆囊颈部嵌顿性结石、胆总管或肝总管与胆囊颈有紧密粘连、牵引胆囊时可使胆总管酷似胆囊管而被误伤。在病程长的慢性萎缩性胆囊炎合并肝硬化门静脉高压或门静脉栓塞的患者,胆囊切除术是非常困难的,特别是门静脉栓塞的患者,胆囊及胆管周围常布满异常扩张的侧支循环血管会使手术无法进行,或可发生大量出血。

(3)处理胆囊动脉:这是胆囊切除术的另一个重要步骤。约30%的患者有一支以上的胆囊动脉,并有部分胆囊动脉来源于异位起始的肝动脉,比较常见而有一定危险性的是异位起始的肝右动脉。肝右动脉可能通过胆囊三角与胆囊管伴行,在紧靠胆囊颈处才分离出胆囊动脉,因而手术时有可能将肝右动脉误认为胆囊动脉而被结扎切断。肝右动脉的血流量大、管径较粗,因此当遇有粗大的胆囊动脉时,应沿该动脉向胆囊解剖分离,直至进入胆囊壁,确定为胆囊动脉无误后,再将其结扎切断。处理胆囊动脉时最常遇到的问题是出血,此种情况多发生在两血管钳间切断动脉时,因血管钳可能松脱或在打结时助手配合不好而滑脱,有时亦可能由于血管钳牵引使胆囊动脉撕裂。遇有胆囊动脉出血时,助手应迅速将示指伸入小网膜孔内,先以拇指及示指压迫肝十二指肠韧带上的肝动脉暂时止血,然后进行处理。

(4)切除胆囊:这是手术的最后的关键性步骤。副肝管比较常见,误伤的发生率可达10%~20%,主要出现在右侧,肝、胆囊交通管亦较常见,有时副肝管的管径很细,很难与一般的粘连带鉴别,故对所有的粘连均应钳夹并结扎,以避免术后胆汁渗漏,并应注意保存较粗的副肝管免受损伤。结扎、切断胆囊管之前,必须将胆囊管开口上、下方的肝总管和胆总管辨认清楚,结扎时必须将胆囊松弛,不加牵引,残留胆囊管长度以 0.3~0.5cm 为宜。对于开口很大且缩短的胆囊管,不宜用单纯结扎处理,最好将其开口用 3-0 线缝合修复,以避免结扎后因发生组织坏死及胆汁外渗而影响胆总管的通畅。对于因结石在胆囊颈部长期压迫而造成胆囊-胆总管瘘的患者,可以切开胆囊取出结石,剪除多余的胆囊壁,利用部分胆囊管壁缝合修复胆总管,并在胆总管内安放引流管。

(5)引流:胆囊切除术时宜安放腹腔引流管,将引流管的头端置于 Winslow 孔处,术后进食无胆漏时可拔除。

六、护理

1. 术前护理

(1)疼痛的护理:评估疼痛的程度,观察疼痛的部位、性质、发作时间、诱因及缓解的相关因素,评估疼痛与饮食、体位、睡眠的关系,为进一步治疗和护理提供依据。对诊断明确且疼痛剧烈者,可遵医嘱给予消炎利胆、解痉镇痛药物,以缓解疼痛。

(2)腹腔镜胆囊切除术前的特殊准备:具体如下。①皮肤准备:腹腔镜手术进路多在脐部附近,嘱患者用肥皂水清洗脐部,脐部的污垢可用松节油进行清洁。②呼吸道准备:腹腔镜胆囊切除术中需将 CO_2 注入腹腔形成气腹,达到术野清晰并保证腹腔镜手术操作所需空间的目的,因 CO_2 弥散入血可致高碳酸血症及呼吸抑制,故术前患者应进行呼吸功能锻炼,并避免感冒、戒烟,以减少呼吸道分泌物,利于术后早日康复。

（3）饮食护理：嘱患者应进食低脂饮食，以防诱发急性胆囊炎而影响手术治疗。

2. 术后护理

（1）体位护理：协助患者取舒适体位，嘱其进行有节律的深呼吸，以便达到放松和减轻疼痛的效果。

（2）饮食指导：嘱患者术后应禁食 6 小时，术后 24 小时内饮食以无脂流质、半流质为主，逐渐过渡至低脂饮食。

（3）高碳酸血症的护理：高碳酸血症表现为呼吸浅慢、$PaCO_2$ 升高。为避免高碳酸血症的发生，术后应常规给予低流量吸氧，鼓励患者深呼吸，有效咳嗽，以促进体内 CO_2 的排出。

（4）肩背部酸痛的护理：腹腔中 CO_2 可聚集在膈下产生碳酸，刺激膈肌及胆囊创面，引起术后不同程度的腰背部、肩部不适或疼痛等，一般无须特殊处理，可自行缓解。

（5）并发症的观察与护理：观察患者的生命体征、腹部体征及引流液情况。若患者出现发热、腹胀和腹痛等腹膜炎表现，或腹腔引流液呈黄绿色胆汁样，常提示发生了胆瘘。一旦发现上述表现，应及时报告医生并协助进行处理。

第四节　胆道闭锁

胆道闭锁（biliary atresia，BA）是小儿常见的胆道畸形，是一种可危及患儿生命的严重疾病。

一、病因与发病机制

胆道闭锁的病因至今不明，有病毒感染、免疫缺陷、自身免疫、遗传病因等学说。

胆道闭锁患儿有胆道管腔闭锁或缺如，以及进行性的肝脏损害及肝纤维化。肝门部为纤维组织构成的纤维块缺乏正常胆道，肝门纤维块的病理改变主要是毛细胆管增生，部分管腔闭塞，部分狭窄，管腔内炎细胞浸润及部分淤胆，大量成纤维细胞增生活跃，其中毛细胆管、成纤维细胞增生与肝纤维化密切相关。

二、临床表现

胆道闭锁的主要临床表现为持续黄疸、皮肤巩膜黄染、尿色深黄、大便呈白陶土色，有时大便呈淡黄色是因胆色素在血液和其他器官内浓度增高而少量胆色素经肠黏膜渗入肠腔所致；腹部触诊可以发现肝肿大且质硬，脾脏随着疾病的发展也随之肿大。部分患儿可见腹壁静脉曲张，晚期因腹壁静脉怒张而出现腹腔积液，伴有门静脉高压等肝功能衰竭的相关表现。

三、诊断

胆道闭锁可根据临床表现、病史及手术探查结果进行诊断。

（1）临床特征：新生儿期大便呈持续白陶土色、灰色和淡黄色，尿色较深，黄疸呈进行性加重，伴或不伴肝脾肿大。

（2）伴肝功能异常：酶学指标以碱性磷酸酶和 γ-谷氨酰转肽酶的异常升高为主，胆红素以结合胆红素升高为主。

（3）B 超检查：未见胆囊或胆囊小（直径小于 0.5cm，长径小于 1.5cm），胆囊壁不光滑，空腹和进食后胆囊形态变化不大,部分患儿肝门处可探及三角形纤维块。

(4)手术探查及胆道造影:这是目前胆道闭锁最可靠的诊断方法。手术探查确诊的指标是胆囊干瘪且呈索条状,肝门肝外胆道结构消失,胆囊插管造影胆管不显影;腹腔镜探查和胆道造影检查创伤小、恢复快、效果可靠,可替代开腹手术探查。

四、鉴别诊断

胆道闭锁的临床特征较为复杂,需与以下疾病进行鉴别。

1. 新生儿肝炎

二者的鉴别较为困难。发病率方面,新生儿肝炎的发病率男婴多于女婴,胆道闭锁的发病率则女婴较男婴多一倍。此外,新生儿肝炎患儿的陶土色大便开始较晚,肝肿大不明显,脾肿大少见。

2. 新生儿溶血症

新生儿溶血症的早期表现与胆道闭锁相似,如黄疸、肝脾肿大等,黄疸开始时间为生后 24 小时内或第 2 天,逐渐加重,可持续一个月或更长时间,以非结合胆红素升高为主,严重者可并发胆红素脑病,但患儿有严重溶血性贫血、母婴血型不合,末梢血有大量有核红细胞,随患儿长大,血常规多可自行恢复正常。

3. 新生儿哺乳性黄疸

新生儿哺乳性黄疸的病因为葡萄糖醛酸基转移酶的活力受到母乳中某些物质的抑制,一般于出生后 4～7 天黄疸加重,2～3 周最深,以非结合胆红素升高为主,停乳后 2～4 天高胆红素血症可迅速消退,无肝脾肿大及灰白便。

4. 先天性胆总管囊肿

先天性胆总管囊肿的临床表现为黄疸、腹部包块、灰白色粪便,但黄疸为间歇性,B 超可探及囊性包块,CT 检查有助于诊断,腹腔镜胆道造影可确诊本病。

5. 新生儿败血症

新生儿败血症的黄疸开始于生后 3～4 天或更晚,持续 1～2 周或更长,早期以非结合胆红素增高为主,晚期以结合胆红素增高为主;晚期可合并肝细胞性黄疸,常有感染中毒症状。

五、治疗

手术是治疗胆道闭锁的唯一手段。Kasai Ⅰ型和 Kasai Ⅱ型胆道闭锁可采用胆总管(肝总管)空肠 Roux-en-Y 形吻合术治疗(胆管空肠吻合术),Kasai Ⅲ型胆道闭锁可采用肝门肠吻合术治疗。手术方式有常规开腹手术及近年来逐渐开展的腹腔镜手术。

(一)手术适应证与禁忌证

1. 手术适应证

(1)明确诊断为胆道闭锁的患儿。

(2)年龄小于 3 个月,最大不超过 5 个月,对 Kasai Ⅰ型和 Kasai Ⅱ型胆道闭锁患儿,在适当条件下可放宽年龄要求。

(3)肝功能 Child 分级在 B 级以下。

2.手术禁忌证

(1)肝功能 Child 分级为 C 级,肝功能不全,肝硬化伴腹腔积液者。

(2)合并其他严重先天性畸形,心、肺功能不良者。

(3)年龄大于 5 个月者。

(二)术前准备

(1)全面检查肝、肾功能,血常规,血小板计数,出、凝血时间。

(2)纠正贫血或低蛋白血症。

(3)术前 2 天注射维生素 K_1。

(4)术前 3 天口服或静脉给予广谱抗生素。

(5)术前 1 天禁食、补液。

(6)术前 2 天用液体石蜡 10mL 保留灌肠 2 次。

(三)经腹腔镜肝门肠吻合术

1.手术操作要点

经腹腔镜肝门肠吻合术治疗先天性胆道闭锁由 Esteves 等于 2002 年首次应用,随后,国内外相关报道越来越多,目前其远期效果尚有待于进一步观察。①术前准备:术前留置胃管和导尿管,洗肠,排净肠内积粪和积气,以减小胃和膀胱的容积。②放置套管针及形成气腹:使患儿取仰卧位,头稍抬高,首先在脐窝内纵行切开 1cm 腹壁,开放式置入 10mm 套管针,形成气腹,压力为 7~10mmHg,然后分别于右上腹腋前线的肋缘下、右脐旁腹直肌外缘处和左上腹的腹直肌外缘下置入 3 个 5mm 套管针。③暴露肝门:腹腔充气后,随着腹前壁的抬高,肝脏会下坠,为了充分暴露肝门,在剑突下方肝镰状韧带的左侧经腹壁穿入 4 号针线,缝合固定于肝门前的方叶或肝脏的边缘处,然后把针线从右肋缘下穿出腹壁,牵拉缝线后上提肝脏,同时让助手下压十二指肠,即可显露肝门。④游离切除胆囊:先松解胆囊与十二指肠和囊肿之间的粘连,然后用电切游离胆囊至胆囊管和胆总管的交界处,切除胆囊。⑤游离切除肝门纤维块:沿胆囊管游离至肝门纤维块,在胆囊管水平横断纤维块,提起纤维块,向肝门处游离,将其与左、右肝动脉和门静脉分支分离,特别是要游离切断门静脉后方向肝门发出的细小分支,然后贴肝实质切除纤维块,两侧至门静脉的二级分叉水平。⑥空肠-空肠 Roux-Y 吻合:钳抓并提起距十二指肠悬韧带 20cm 处的空肠,稍扩大脐部切口至 1.2cm 长,将空肠随套管针一并从中提出腹壁外;与常规开腹手术方法相同,距十二指肠悬韧带 20cm 横断空肠,封闭远端肠腔,将近端与远侧空肠行端-侧吻合,把肠管送回腹腔。⑦结肠后隧道形成:用电切松解肝结肠韧带,切开结肠中动脉右侧无血管区的腹膜,分离成直径 2cm 的隧道;把肝支空肠襻经结肠后隧道上提至肝下。⑧肝门肠吻合:根据肝门的范围,劈开肝支空肠对系膜缘肠壁,用 5-0 可吸收缝线先把肝门的左角与肠管切口的内侧角相缝合,然后借用此线把肠管的后壁与门静脉后方的肝纤维块的断面边缘相吻合,直至右侧角;再用另一针线从肝门左角与肠管的前壁相吻合,在吻合的右角处与前缝线汇合,打结。⑨放置引流管:关闭系膜裂孔,彻底冲洗腹腔,最后从右上腹套管针孔导入一枚引流管于 Winslow 孔处。

2.手术技巧

(1)充分暴露肝门:放置肝门牵引线,利于暴露肝门部,便于肝门解剖及肝门肠吻合。

（2）切除纤维块：切除纤维块时，深度不能过深，在纤维块与肝门的纤维板之间分离切除纤维块，以恰好不损伤肝实质为宜；在切除边缘至两侧门静脉的二级分叉水平剪断纤维组织。肝门部纤维块游离切除和预防断面大量渗血是手术成功的关键，在游离门静脉时要注意结扎门静脉向肝门发出的细小分支，以免切除肝门纤维块时发生大量渗血。

（3）肝门切面止血：肝门部纤维块切除后断面渗血时可用止血纱布压迫断面止血，不宜用电凝或结扎止血，如果有较大的出血点，可用 3mm 的弯钳尖夹住出血点电凝止血；应用温盐水冲洗，并用热盐水纱布或用止血纱布压迫创面 5～10 分钟，多可达到止血的目的。

（4）肝门肠吻合的确切与否直接关系到术后的远期效果，为了有利于吻合，助手应向下牵拉门静脉以暴露肝门纤维块的切面边缘，准确将肠壁与纤维块的外缘相吻合，让纤维块的断面完全位于吻合口内；采用 5-0 可吸收缝线分别连续缝合前壁和后壁，可节省时间，而且缝合紧密。

3. 术后处理

（1）术后需补液，支持治疗。

（2）术后需持续胃肠减压，禁食 2～3 天，肠道功能恢复后逐渐恢复正常饮食；注意观察尿液及粪便颜色变化。

（3）抗生素的应用：术后应静脉滴注抗生素，如头孢菌素类、奥硝唑，或根据胆汁细菌培养结果选用抗生素，持续 2～4 周，以后改为口服抗生素 1 个月。

（4）注意保护肝脏功能，可静脉应用复方甘草酸苷注射液 10mL/d。

（5）术后每天用液体石蜡保留灌肠 2 次，每次 10mL，连用 1 周。

（6）定期测定肝功能、血胆红素、血浆蛋白、胆汁酸等，每周 1 次。

（7）利胆药的应用：如熊去氧胆酸、地诺前列酮、茵栀黄口服液等。

（8）再次手术：术后 10～14 天，如黄疸不见消退，出现高热，应根据胆汁排出情况及肝脏病理改变，慎重考虑再次手术，或创造条件准备进行肝移植。

4. 术后并发症

（1）胆管炎：是肝门肠吻合术后最常见的又难以解决的并发症，由食物反流，消化道内细菌逆行到肝门处引起，多为混合感染；患儿可出现发热，体温常在 38.5℃ 以上，皮肤出现黄染或黄染加重，大便颜色变浅甚至呈陶土色，尿色加深，血中胆红素增高、C 反应蛋白升高；治疗可依据胆汁细菌培养或血培养结果选用有效抗生素。

（2）急性肝功能衰竭：胆道闭锁患儿，特别是生后 3 个月以上手术的晚期患儿，术前均有不同程度的肝功能损害，由于麻醉及手术的打击，可使肝功能损害加重，甚至出现肝功能衰竭，是肝门肠吻合术后近期主要的并发症。因此，要严格掌握手术适应证，术中精准解剖，减少术中出血，注意预防感染的发生。

（3）切口裂开：由腹腔积液、低蛋白血症、营养不良、切口感染、腹胀、哭闹等因素引起，多发生在术后 5～7 天，故应改善患儿的营养状态，纠正贫血、低蛋白血症，给予保肝及抗感染治疗，术中可酌情选用腹壁减张缝合。一旦发现切口裂开，应立即进行无菌包扎，并于手术室在全麻下行 Ⅱ 期缝合，放置腹腔引流管。

（4）吻合口瘘：吻合不确切、吻合口局部张力过高，以及患儿肝功能不全、低蛋白血症等因素都会影响吻合口的愈合。吻合口瘘出现后，应放置引流管持续引流，给予营养支持治疗，部分瘘口可自行愈合;如果瘘口长期不愈合,可待情况好转后行吻合口瘘修补术。

(5)门静脉高压致食管-胃底静脉曲张、消化道出血及脾功能亢进:据报道,胆道闭锁患儿门静脉高压的发生率可达40%~60%,术后合并胆管炎、黄疸再发者发生率更高。门静脉高压是胆道闭锁术后死亡的主要原因之一。患儿有肝脾明显增大、消化道出血,可采用内镜下硬化疗法及静脉结扎术治疗,脾切除加分流术或脾切除加断流术现已较少使用。

(四)腹腔镜胆管空肠吻合术

1.手术操作要点

(1)麻醉及体位、套管针放置、探查、造影:同"经腹腔镜肝门肠吻合术"。

(2)肝外胆管处理:先游离切除胆囊,Ⅰ型、Ⅱ型胆道闭锁常伴有肝外胆管(肝总管、胆总管)扩张,手术时切开扩张胆管表面的腹膜,暴露其前壁,再游离其侧壁、后壁,向远端游离至盲端;切开扩张胆管的前壁,吸净胆汁及其内的沉淀物,用电刀横断切除其远端,保留部分近端,保留近端的部位以切除盲端后近断端直径1.0cm以上为宜。如果扩张的近端肝管中无胆汁溢出,提示近端肝管闭锁可能,可行Kasai手术治疗。

(3)重建胆道:具体如下。①空肠肝支形成:在距十二指肠悬韧带远端10cm处将空肠切断,远端缝合关闭,将近端与远侧20~30cm处空肠行端-侧吻合。②结肠后隧道形成:松解肝结肠韧带,切开结肠中动脉右侧无血管区的腹膜,分离成直径2cm的隧道,于结肠后经结肠系膜无血管区将空肠提至肝门下。③胆管-空肠吻合:根据扩张胆管保留部分的直径,切开肝支空肠端系膜对侧肠壁,用5-0可吸收缝线先将近端保留的扩张胆管3点处管壁与肠管切口的内侧角缝合,然后用此线把胆管的后壁与肠管的后壁连续或间断缝合,再用另一针线从近3点处开始把胆管的前壁与肠管的前壁连续缝合,在吻合口的外角处与前缝线汇合,打结;在无张力情况下,将胆总管(或肝总管)与空肠肝支行端-侧吻合。④关闭系膜裂孔,以防术后发生内疝,彻底冲洗腹腔,取肝组织做活检,缝合关闭套管针孔,可以不放置引流管。

2.手术技巧

(1)将扩张的胆管游离:此操作关系到手术的效果。①游离切除扩张的胆管时,注意观察扩张的胆管内容物,有黄色胆汁流出,才能进行胆肠吻合。②扩张的胆管切除范围:切除扩张的胆管时,应保留近端部分扩张的胆管,一般以断端直径1~2cm为宜,可使胆道重建简便而顺利,并可减少术后吻合口狭窄的发生概率。

(2)注意Ⅰ型、Ⅱ型胆道闭锁与胆总管囊肿的鉴别:Ⅰ型、Ⅱ型胆道闭锁常常伴有盲端扩张,需与严重梗阻或伴有狭窄部蛋白栓的胆总管囊肿鉴别。胆道闭锁的扩张直径较小,肝内胆管有不同程度的发育不良(树枝、云雾、混合型三型),高张力下造影远端盲端光滑,肝脏有明显淤胆型肝炎或肝硬化改变。胆总管囊肿患儿的囊肿较大,肝内胆管发育良好,常有不同程度的肝内胆管扩张。

(3)如造影显示肝门部与胆囊相通的囊肿,而肝内胆管未显影,可给予适当加压造影。若肝内胆管仍未显影,且囊内胆汁为无色者,应按Ⅲ型胆道闭锁进行手术治疗。

3.术后处理

(1)术后禁食,给予胃肠减压,按患儿体重及全身状况,每天经静脉补给适量液体;术后2~3天,待肠管功能恢复后,开始进全量流食。

(2)给予抗生素静脉滴入,按控制球菌、杆菌及厌氧菌混合感染联合用药,持续2周。

（3）为预防切口感染、裂开及吻合口瘘,应定期给予输血、血浆或清蛋白,术后即给予维生素 K、维生素 A、B 族维生素、维生素 C。

（4）保护肝脏功能,静脉滴注 ATP、辅酶 A,当经口进食后,给予消炎利胆药。

（5）实验室检查:每周复查一次血浆蛋白、血红蛋白,以及血清总胆红素、结合胆红素、非结合胆红素水平和肝脏功能。

六、护理

（一）术前护理

1.观察要点

（1）观察黄疸程度,以及皮肤、巩膜有无黄染和皮肤瘙痒情况。

（2）观察大便是否如白色陶土样,小便颜色是否变深。

（3）观察肝功能指标、腹围大小、有无腹水,以及全身营养状况。

2.护理要点

（1）饮用低脂奶,少量多餐。

（2）做好皮肤护理,保持皮肤清洁,防止因指甲搔抓而引起破溃。

（3）做好术前用药护理,如维生素 K、抗生素等。

（4）告知患儿家长术前做好肠道准备的重要性。

（二）术后护理

1.观察要点

（1）观察黄疸变化情况,皮肤、巩膜黄染是否好转。

（2）观察大便和小便颜色变化情况。

（3）观察胃肠减压是否有效,并记录引流液的色、质、量。

（4）观察腹部伤口渗血、渗液情况,有无胆汁外渗。

（5）观察腹部体征及肠蠕动恢复情况。

2.护理要点

（1）禁食早餐;恢复进食后应饮用低脂奶,少量多餐。

（2）保持胃肠减压引流通畅,做好口腔护理。

（3）保持腹腔引流通畅,妥善固定引流管。

（4）做好皮肤护理,保持皮肤清洁和伤口敷料的干燥和清洁,防止因指甲搔抓而引起破溃。

（5）做好静脉高营养的相关护理工作。

第七章　胸外科疾病

第一节　漏斗胸

漏斗胸是因前胸壁胸骨中下部及其两侧肋骨异常向后凹陷而呈漏斗样的胸廓畸形,最深处位于胸骨剑突根部。患者胸骨下端与脊柱的距离缩小,严重者凹陷最深处可达脊柱;心脏受压移位,肺也因胸廓运动受限而影响气体交换,引起心、肺功能紊乱和减退。本病有家族倾向,可合并其他畸形,男性较女性多见。某些婴幼儿的前胸壁在2～3岁时凹陷并伴反常呼吸,以后可自行消失,称为假性漏斗胸。

一、病因与发病机制

漏斗胸形成的原因尚未明确,大多认为是由于下胸部肋软骨及肋骨发育、生长过度,挤压胸骨移位,使其代偿性向内凹陷所形成的;由于膈肌的胸骨部发育过短,使胸骨代偿性地向后移位,也是漏斗胸形成的可能原因之一。年龄小的漏斗胸患者畸形往往是对称性的,随着年龄的增长,漏斗胸逐渐不对称,胸骨往往向右侧旋转,右侧肋软骨的凹陷往往较左侧深,右侧乳腺发育较左侧差;后胸部多为平背或圆背,脊柱侧弯随年龄增长逐渐加重,婴幼儿脊柱侧弯可不明显,青春期以后脊柱侧弯较明显。漏斗胸患者因胸椎前空隙减小,心脏受压,肺运动受限,影响气体交换,严重者可致心、肺功能减退。

二、临床表现

学龄前儿童的漏斗胸大多呈对称性凹陷,心、肺等脏器受压尚可耐受,无明显症状,但是容易发生上呼吸道感染。随年龄增长,畸形和症状逐渐明显,12～15岁时多为不对称性凹陷,严重者可出现胸椎右凸和腰椎左凸的脊柱侧弯。除前胸壁凹陷畸形外,还可伴有上腹部凸出、颈肩部前冲、驼背等表现,年轻人常因此而出现心理障碍。

轻微的漏斗胸患者可以没有症状,畸形较重的漏斗胸会压迫心脏和肺,影响呼吸和循环功能,幼儿常反复发生呼吸道感染,出现咳嗽、发热;循环系统症状较少,年龄较大的可以出现活动后呼吸困难、脉搏快、心悸甚至心前区疼痛,此因心脏受压、心排出量减少、心肌缺氧等所致;患者还可出现心律失常及收缩期杂音等。漏斗胸有时可合并肺发育不全、马方综合征、哮喘等疾病,当这些疾病合并存在时,常常成为患者不可耐受的畸形,往往需要尽早进行手术纠正。

三、诊断

漏斗胸的诊断包括4个方面的内容,即确诊、明确程度、判断有无胸腔脏器压迫、合并畸形。漏斗胸根据胸廓的视诊可立即诊断,多自第3～7肋骨向内凹陷变形,在胸骨剑突上方凹陷最深,剑突的前端向前方翘起;肋骨的前部由后上方急骤向下方斜走,胸廓上下径变长,前后径距离缩短,严重者胸骨下段最深凹陷处可与脊柱相接触,甚至抵达脊柱的一侧,产生心、肺压迫症状。

根据漏斗胸患者胸骨凹陷的位置,可将漏斗胸分为左右对称凹陷和不对称凹陷两种类型。后者以右侧凹陷较深多见,胸骨体腹面转向右侧,严重时可旋转 90°。根据前胸壁凹陷的范围和胸廓畸形表现,可将漏斗胸分为 4 种类型,即广泛型、普通型、局限型、混合型或不规则型,并将漏斗胸患儿常见的两肩前倾、后背呈弓状、前胸下陷以及腹部隆起等表现称为"漏斗胸体征"。

正位胸部 X 线检查可见肺野狭长,心影多向左移位,右下肺野纹理增强。侧位胸部 X 线片可见胸骨下段向后凹陷,靠近脊柱或与其重叠;肋骨的后部平直,前部向前下方倾斜下降,右心缘常与脊柱重叠,心影的中部有一个明显的放射线半透明区;个别严重的患者心影可以完全位于左胸腔内,年龄较大的患者脊柱多有侧弯。CT 检查可清晰显示胸廓畸形的程度及心脏受压移位情况。

目前临床上有很多方法可确定漏斗胸的程度,常用的有以下几种。

漏斗胸指数(FI):重度,FI>0.3;中度,0.3>FI>0.2;轻度,FI<0.2。

漏斗胸的水量法:嘱患者取仰卧位,在漏斗胸凹陷部注温水,然后用注射器抽出积水测量水量,这也是判断漏斗胸程度的一种方法,但需考虑年龄、体重和身高的因素,重度漏斗胸患者的容水量可达 200mL 左右。水量法适用于对称型漏斗胸。

胸脊间距:根据胸部 X 线侧位片测算胸骨凹陷后缘与脊柱前缘的间距。胸脊间距>7cm,为轻度漏斗胸;胸脊间距在 5~7cm,为中度漏斗胸;胸脊间距<5cm,为重度漏斗胸。

四、鉴别诊断

漏斗胸需要与鸡胸、胸壁结核、胸壁肿瘤等疾病进行鉴别。

1.鸡胸

鸡胸亦称鸽胸,即胸骨向前突起,两侧肋软骨下陷的胸壁畸形,可分为对称性鸡胸和不对称性鸡胸,约 20% 的患者可合并脊柱侧弯,是一种进行性畸形,常在青春期突然加重。此畸形远较漏斗胸少见,两者发生率之比为 1:(6~10)。

2.胸壁结核

胸壁结核为最常见的胸壁疾病,指胸壁软组织、肋骨、肋软骨或胸骨因结核杆菌感染而形成的脓肿或者慢性窦道,多继发于肺结核、纵隔淋巴结核和胸膜结核,直接由原发肋骨或胸骨结核性骨髓炎而形成的非常少见。

3.胸壁肿瘤

胸壁肿瘤是指除皮肤、皮下组织及乳腺外发生在胸壁骨骼及软组织的肿瘤。胸壁肿瘤可分为原发性和继发性两类,原发性胸壁肿瘤又可分为良性和恶性两类。

五、治疗

(一)治疗原则及手术指征

漏斗胸指数>0.2,合并有心、肺功能障碍及精神负担较重者,一般需行手术治疗。漏斗胸手术的年龄以 3~10 岁最为适宜,3 岁以前有假性漏斗胸者很可能会自行纠正,但也有人主张只要有明确的畸形,就应立即手术,而不用考虑年龄,不应等加重后再手术。一般患儿年龄越轻,手术范围越小,疗效也越好。手术时机的选择目前尚有争议,婴幼儿手术时很少需要输血,也很少需要切除肋软骨关节以外的部分,较大年龄的患者往往需切除骨性肋骨,常需输血,早期手术可能还会消除亚临床症状。婴幼儿的诊断因受呼吸影响,必须注意在吸气时胸壁会反常呼吸而内陷,使凹陷性畸形更明显,故有人提出应在用力呼气时仍有明确的畸形者才可认定存在恒定的畸形,应该行手术纠正。

术前应进行肺功能检查以及血气测定、心电图、超声心动图等检查,以排除先天性心脏病;积极控制呼吸道感染;合并哮喘的患儿,手术前一天和后一天可给予解痉药或激素,以免麻醉时发生气管痉挛。

(二)手术方法

漏斗胸的手术方式包括胸肋抬举术、胸骨翻转术、Nuss 微创手术等。手术常采用正中切口,考虑到美观,也可采用乳腺下横切,纵行分开胸前肌群,拉向两侧,暴露胸骨。需要注意的是,切口应偏下,这样有利于剑突与肋弓矫治;肋骨骨膜剥离要足够长,这样有利于增加胸廓前后径,防止术后呈扁平胸;避免损伤胸膜、肋间血管及胸廓内动、静脉。

一般来说,漏斗胸手术矫正效果良好,特别是术后远期效果较好,对合并胸内其他先天畸形的漏斗胸患儿,如心脏病、肺内畸形者,可同时进行矫正。

1. 胸肋抬举术

胸肋抬举术包括胸骨抬举术和胸骨肋软骨抬举术。

(1)胸骨抬举术:将畸形的全长肋软骨(第 3～6 肋软骨)自肋软骨骨膜下切除,使胸骨自第 2 肋骨以下完全游离,在胸骨的上端相当于第 2 肋骨水平的胸骨后板做横行截骨,在截骨处嵌入肋软骨片,并缝合固定,这样可使胸骨抬起;然后将第 2 肋软骨由内前向外后斜行切断,将肋软骨的内侧端重叠在肋软骨的外侧端上缝合固定,即三点固定法,最后将肋间肌和腹直肌分别缝合在胸骨上,并缝合皮肤。这种方法术后可能出现反常呼吸,有人用金属针或金属板加强固定,可以避免术后反常呼吸及术后胸骨再度塌陷。

(2)胸骨肋软骨抬举术:适用于肋软骨、肋骨骨质都比较柔软的较年轻的患者。正中切开皮肤后,显露凹陷的胸骨及肋软骨,在肋软骨骨膜下将肋骨游离出来,在接近胸骨处切断第 3～7 肋软骨,并将各肋间肌向侧方切开,使肋骨及肋软骨前端具有充分的游离性,将肋软骨腹面做多处横行楔状切除,使肋软骨向上抬起,恢复到正常的走行位置,剪除过长的肋软骨,用涤纶线将相应的肋软骨断端缝合,使胸廓的前后径加大,接近正常形态,两侧肋软骨向上牵拉的合力可将凹陷的胸骨向上抬起。

此类手术需注意:对于 10 岁以下的小儿,有时仅用胸肋抬举术,即利用切除缩短的第 3～7 肋骨向上牵拉的合力就能将凹陷的胸骨抬起,使第 2 肋以下的胸骨能充分游离抬起,在开始凹陷的胸骨上部的后板做横行截骨,将自体楔形骨片嵌入后缝合固定;切断第 2 肋软骨时,需沿前内后外的方向;两侧肋软骨的内侧端需与外侧端重叠缝合固定。

2. 胸骨翻转术

胸骨翻转术使用胸骨及其邻近肋软骨作为游离骨瓣,做 180°翻转后,固定在相应的胸骨柄和肋骨肋软骨交界处。做胸腹部正中皮肤切口,将两侧胸大肌分别向外侧游离,显露凹陷的胸骨、两侧畸形的肋骨及肋软骨,并沿腹直肌外缘游离腹直肌至脐水平,切开肋弓下缘,用手指游离胸骨及两侧肋软骨内面的胸膜,直至凹陷畸形的外侧,自畸形肋软骨的两侧起始部切断第 3～7 肋软骨及肋间肌,在第 2 肋间水平分离出两侧的胸廓内动、静脉,并向上、下各游离出 4～5cm,用线锯在此水平横断胸骨,使凹陷的胸骨和两侧肋软骨完全游离,然后将胸肌板及肋软骨带着胸廓内动、静脉及腹直肌呈"十"字交叉;翻转后的胸骨原来最凹陷处变成最突出的部分,可以适当加以修剪,使胸骨变平整;用不锈钢丝缝合胸骨横行断端,并用涤纶线缝合相应的每一根肋软骨断端及肋间肌,缝合时切除过长的肋软骨,使翻转后的胸骨肋软骨板能够非常合适地固定在原来的位置;固定后,在胸骨后放置闭式引流管,然后缝合胸大肌、皮下组织和皮肤。

术中不切断胸廓内动、静脉和腹直肌,胸骨的血液循环能够保持正常,确保了术后胸骨的正常成长发育,只要术中将胸廓内动、静脉充分游离 4～5cm 的长度,手术翻转时一般就不会遇到任何困难,胸廓内动、静脉及腹直肌虽然呈"十"字交叉,但动脉搏动有力,静脉就不会淤滞,手术后胸壁稳定,无反常呼吸,患者可以早日下床活动,畸形纠正效果满意。

胸骨翻转术适用于已骨化的青少年或胸骨抬举术后复发者;对于成年人或者严重漏斗胸畸形者,可同时行肋骨整形术。胸骨翻转术最严重的术后并发症是胸骨缺血坏死和伤口感染,应注意加以预防。

3. Nuss 微创手术

此术式适合于所有原发性漏斗胸患者,但不适合于术后复发的漏斗胸。原则上讲,此术式可适合于任何年龄,但最好选择 4 岁以上的患儿。根据国外文献报道,手术的平均住院时间为 4 天,术中 16% 并发气胸,10% 需放置胸管,偶有术后数月出现手术切口处皮下积液的病例,可能与局部外伤有关,多不需引流,而采用局部压迫和非甾体抗炎药等非手术治疗,一般可在 10 天内缓解。近年来的临床实践证明,Nuss 微创腔镜辅助的漏斗胸矫形术是安全、有效的,为目前治疗各年龄段漏斗胸的首选术式,腔镜隧道分离器提高了分离胸骨后隧道的安全性。

六、护理

(一)术前护理

1. 心理护理

患儿往往因身体缺陷而产生自卑心理,护士要及时和患儿及其家长进行沟通,了解患儿的心理状况,倾听患儿的感受,配合医生进行疾病的知识宣教。护士应根据不同患儿的年龄和心理特点,向患儿及其家长讲解手术的必要性、简要过程和术后效果,以提高患儿的心理承受能力,减轻患儿及其家长的焦虑、恐惧心理。

2. 一般准备

(1)嘱患儿应根据气温变化增减衣服,防止受凉感冒。

(2)指导患儿练习有效咳嗽、咳痰和腹式呼吸,练习在床上大小便。

(3)进行手术区备皮,嘱患儿术前 6～8 小时禁食,保证患儿睡眠,必要时遵医嘱给予镇静药物。

(二)术后护理

1. 体位

漏斗胸矫形术后的体位选取特殊而重要,术后一定要选择硬板床,保持平卧,不要使用海绵等软床垫。年长儿童可枕一薄枕,盖被轻薄,避免胸部负重;同时应严禁翻身侧卧,不屈曲转动,胸腰不滚翻,以防胸廓受压变形,影响矫形效果。麻醉清醒后,可逐渐抬高床头,1天后可下床活动。告知患儿家长扶患儿坐起时应平托其后背,保持胸背部挺直,不要牵拉上肢。

2.呼吸道护理

(1)保持呼吸道通畅:手术后,患儿多不敢用力呼吸、咳痰,因此及时为其吸出呼吸道分泌物十分必要(胸壁矫治术后早期吸痰,不做拍背)。

(2)可遵医嘱定时给予雾化吸入,使痰液稀释,易于咳出;鼓励较大儿童自行咳嗽排痰。

3.饮食护理

(1)患儿术后当天应禁食、禁水,如无腹胀、恶心、呕吐症状者,术后第2天可进食,一般先进食流质、半流质饮食,并逐渐过渡到正常饮食。

(2)指导患儿加强营养,多进食营养丰富的肉类、蛋、奶类,以及新鲜水果和蔬菜。

4.疼痛护理

Nuss微创手术的钢板放置可能会刺激骨膜和肋间肌,故患儿术后皆有中重度疼痛,需要密切观察,除遵医嘱给予止痛药外,还可采用分散注意力(如讲故事、听音乐、看图片等)的方式缓解疼痛。

5.术后并发症的观察及预防

(1)密切观察患儿的呼吸型态、频率和节律。

(2)评估患儿有无反常呼吸运动,有无鼻煽、口唇发绀等缺氧征象。

(3)定时听诊双肺呼吸音是否清晰、对称。

(4)嘱患儿家长不要为患儿进行翻身拍背和肺部叩打,以免造成支架移位,损伤肺脏,并发气胸。

(三)健康教育

(1)告诉家长及患儿加强营养的重要性,鼓励患儿进食高蛋白、高热量、高维生素饮食,以提高手术的耐受力,预防呼吸道感染。

(2)教会患儿进行深呼吸、咳嗽的方法,以利于肺泡扩张、术后肺功能的恢复及防止肺不张。

第二节 胸壁结核

胸壁结核是继发于肺结核或胸膜结核感染的肋骨、胸骨、胸壁软组织的结核性病变,是全身结核病表现的一部分。胸壁结核多发生于青、中年人,表现为结核性寒性脓肿或慢性胸壁窦道,有时胸壁结核与原发结核病灶可同时存在。

一、病因与发病机制

胸内结核可经淋巴系统、血行播散或直接累及胸壁淋巴结及胸壁各层组织,包括骨骼系统和软组织。胸壁结核脓肿以起源于胸壁深处的淋巴结较多,经穿透肋间肌蔓延至胸壁浅部皮下层,往往在肋间肌层里外各有一个脓腔,中间有孔道相通,形成葫芦状;有的脓肿穿通肋间肌之后因重力坠积作用,逐渐向外向下沉降至胸壁侧面或上腹壁。据统计,约 2/3 的胸壁结核患者有肺结核、胸膜结核或身体其他部位的结核。

二、临床表现

胸壁结核患者的全身症状多不明显,若原发结核病灶尚有活动,则可有疲倦、盗汗、低热等症状存在。多数患者除有局部不红、不热、无痛的脓肿外,几乎没有症状,故有寒性脓肿之称。若脓肿穿破皮肤,常排出水样混浊脓液,无臭,伴有干酪样物质,经久不愈,形成溃疡或窦道,且其边缘往往有悬空现象。若寒性脓肿继发化脓性感染,则可出现急性炎症的相关表现。

三、诊断

胸壁无痛软块,按之有波动,应考虑胸壁结核的可能性;若穿刺抽得脓液,涂片及细菌培养阴性,则多可确定诊断。穿刺部位应选在脓肿的上方,避免垂直刺入,导致脓液沿针道流出形成瘘管。胸部 X 线检查有时可发现肺、胸膜或肋骨结核病变,但 X 线检查阴性并不能排除胸壁结核的诊断。胸部 CT 检查除可以显示脓肿外,还可以确定肺内或胸膜是否存在结核病及骨质是否有破坏。若有慢性瘘管或溃疡,可做活检以明确诊断。

四、鉴别诊断

胸壁结核应与化脓性胸壁脓肿、脊柱结核及脊柱旁脓肿及外穿性结核性脓胸等进行鉴别。

(1)化脓性胸壁脓肿:局部有急性炎症表现,并常有全身感染症状,病程较短且于脓液中多可查到化脓菌。

(2)脊柱结核及脊柱旁脓肿:脊柱 X 线检查即可确诊。

(3)外穿性结核性脓胸:包块经穿刺后可见明显缩小,但不久后又可迅速隆起;胸部 X 线检查可确定诊断。

五、治疗

由于胸壁结核是全身结核的一部分,因此应先进行全身治疗,如给予抗结核药物治疗。有活动性结核时,不可进行手术治疗。对胸壁结核性脓肿,在上述全身治疗的基础上,可试行穿刺,排脓后注入抗结核药物。

手术治疗胸壁结核的原则要求彻底切除病变组织,包括受累的肋骨、淋巴结和有病变的胸膜,切开所有窦道,彻底刮除坏死组织和肉芽组织,用 0.02% 碘伏反复冲洗后,再用肌瓣充填残腔,并撒入青霉素、链霉素粉剂,以预防感染。术毕加压包扎,防止血液积聚,必要时安放引流管,24 小时拔除引流管后,再加压包扎。术后抗结核治疗至少 6 个月。当寒性脓肿合并化脓性感染时,可先切开引流,待感染控制后,再按上述原则进行处理。

六、护理

1. 一般护理

(1)协助患者完善各项检查,并充分告知其检查目的、意义和注意事项。

(2)严密观察患者的病情变化,遵医嘱治疗原发病,预防并发症。

(3)为患者提供结核病及其治疗的相关知识和信息。

(4)做好基础护理,为患者提供安静、整洁、温馨的治疗环境,鼓励患者摄入充足营养,保证睡眠。

(5)做好消毒隔离工作,以减少和杜绝疾病的传播。

2.术前护理

(1)改善营养状况:给予患者高蛋白、高纤维素饮食,同时注意配膳的多样化,以增进患者食欲;必要时,根据医嘱输新鲜血,将血红蛋白提高到 10g/L 以上。

(2)术前 2 周连续使用抗结核药,合并感染者术前使用抗生素 1 周,观察用药效果,若出现眩晕、耳鸣、听力减退及肝功能损害,应提醒医生调整药物。

(3)嘱患者卧床休息,局部制动,减轻疼痛,防止发生病理性骨折。

(4)加强基础护理,防止压疮发生。

(5)心理护理:解除患者的焦虑情绪,使其积极配合治疗。

(6)协助患者做好各项检查,术前要教会患者进行腹式呼吸,以免术后增加切口张力,引起疼痛。

(7)胸壁结核病灶清除术是为了避免因残腔形成而导致疾病复发,胸带要加压包扎 2 周以上,向患者及其家属讲清楚包扎的重要意义,避免术后患者因不舒服自行放松胸带而影响康复。

(8)嘱患者术前应穿柔软、棉质、宽松的衣服,保持床单位清洁、无渣屑,以防脓肿破溃。

(9)执行术前医嘱。

3.术后护理

(1)按照不同麻醉方式进行术后处理,使患者顺利度过危险期。

(2)局麻强化患者回病房后,即刻为其测量生命体征,严密观察病情变化;患者完全清醒后,每小时观察生命体征 1 次;病情平稳 6 小时后,可嘱其下床活动。

(3)伤口的护理:具体如下。①早期伤口:胸壁结核病灶清除术后 1~4 天,伤口常规放置引流管,接负压引流袋,并用胸带加压包扎,注意不可过紧,以免影响伤口引流。②中期伤口护理:病灶引流管拔除后,伤口用棉垫加压包扎 2 周(可先在腋窝处垫上棉垫,再进行包扎),以免因残腔形成而引起复发,同时每天检查胸带的松紧度;伤口应保持干燥,有渗出者应及时换药,同时应密切观察创面情况;因胸壁结核病灶清除术后的伤口为感染性伤口,故拆线时间应适当延长,一般为 8~10 天。③Ⅱ期愈合伤口护理:行开放换药。对小而深的伤口,先用刮匙去除坏死肉芽组织,再用异烟肼、链霉素或卡那霉素纱条填塞,湿敷,每天换药;对创面大且分泌物多的伤口,采取先切除坏死组织、露出新鲜肉芽组织,再使用异烟肼、链霉素或卡那霉素纱条湿敷并隔天换药的方法,换药时间视伤口情况而定,直至愈合。

(4)疼痛的护理:术后疼痛明显时,护士可遵医嘱及时给予镇痛剂,同时细致地做好解释,在患者咳痰时给予协助,以减轻患者的疼痛。

第三节　胸壁肿瘤

胸壁肿瘤是指除皮肤、皮下、乳腺外的胸壁深层组织肿瘤,包括骨骼、骨膜、肌肉、血管、脂肪、淋巴、结缔组织等部位的肿瘤。

一、病因及分类

胸壁肿瘤可分为原发性和继发性两大类。原发性胸壁肿瘤可分为良性和恶性两类。原发性胸壁良性肿瘤多为脂肪瘤、纤维瘤、软骨瘤及骨软骨瘤等；原发性胸壁恶性肿瘤多为软骨肉瘤、骨髓瘤、纤维肉瘤等。肿瘤原发于骨组织者，20％发生于胸骨，80％发生于肋骨，发生于前胸壁及侧胸壁的肿瘤多于后胸壁肿瘤。继发性胸壁肿瘤占胸壁肿瘤的50％以上，多因乳腺癌、肺癌、肾癌、结肠癌、食管癌、鼻咽癌、甲状腺癌等转移而来，以转移至肋骨者最为多见，常造成肋骨的局部破坏或病理性骨折，引起疼痛，但肿块多不明显。

二、临床表现

良性肿瘤病程长，缺少特异症状，仅少数病例有轻度的胸部疼痛。恶性肿瘤早期症状不明显，最常见的表现是局部疼痛（压痛）和胸部包块。若患者有持续局限性压痛，并逐渐加重，常提示为恶性病变。某些临床上定义为良性的肿瘤（如软骨瘤及硬纤维瘤病）有恶变倾向，如果发生恶变，则肿瘤生长异常迅速，症状也会随之加重。恶性胸膜间皮瘤及恶性纤维组织细胞瘤等可侵犯胸壁，导致软组织坏死、出血，病情进展迅速，出现贫血、恶病质，从而失去手术治疗的机会。

三、诊断

1. 体格检查要点

对胸壁肿瘤患者进行体格检查时，要注意其肿瘤的大小、生长速度、部位、表面情况、与周围组织的关系及肿块数目等。胸壁肿瘤直径>5cm者，以及发生于胸骨的肿瘤，多为恶性；发生在肋骨肋软骨交界处的胸壁肿瘤，多为软骨瘤；表面光滑、边界清楚、有一定活动度的胸壁肿瘤，多为良性肿瘤；恶性胸壁肿瘤常边界模糊、外形不规则或凹凸不平，且固定于胸壁，无移动性；胸壁肿瘤合并多个肿块时，多考虑为转移性肿瘤。

2. 辅助检查

（1）X线检查：对胸壁肿瘤诊断的意义重大，如有明显的软组织肿块影，并有骨质破坏者，多提示恶性变；若有广泛骨质破坏，又有放射状新骨形成时，多考虑骨肉瘤；软骨瘤或骨软骨瘤多表现为肿块密度普遍增高，并有点片状骨质形成，但无骨质破坏。肋骨巨细胞瘤的X线表现为肥皂泡样透亮区，骨皮质薄如蛋壳。

（2）CT检查：可用来鉴别瘤体的部位、大小、范围、囊实性，以及有无胸内脏器、纵隔的转移等。

（3）实验室检查：当发生肋骨骨髓瘤时，尿液本周蛋白呈阳性，血清碱性磷酸酶增高，提示为恶性且骨质广泛被破坏。

（4）活组织检查：经皮胸壁活检可以明确胸壁肿瘤的良性与恶性。

四、鉴别诊断

胸壁肿瘤应与下列疾病进行鉴别。
（1）胸壁结核：可通过病理学检查进行鉴别。

（2）中央型肺癌：表现为刺激性咳嗽、咯血，通过 CT 检查可明确诊断。

（3）胸壁动脉瘤：肿瘤体积较大时，可压迫心脏，引起心脏功能异常，通过血管造影或 CT 检查可明确诊断。

五、治疗

1. 手术治疗

只要患者条件许可，无论胸壁的良性、恶性肿瘤，在排除恶性胸壁肿瘤远处转移后，均应行手术切除。对于生物学行为具有浸润生长特点的肿瘤（如软骨瘤、纤维瘤和神经纤维瘤），局部切除后易复发，应进行彻底切除。对于胸壁转移性肿瘤，如原发病灶已切除时，亦可考虑手术治疗。

根据胸壁肿瘤的部位、大小和病理特征，可选择不同的手术方式。良性胸壁肿瘤行肿瘤局部切除，对切除 2 根以下肋骨及部分胸骨等面积较小的缺损，可利用局部肌层或附近转移肌瓣加以修补固定，无须人工替代品修复。对于大面积缺损，则需要不锈钢板、钛合金片及 Marlax 网等人工替代品重建。对于皮肤软组织缺损，可用带蒂皮瓣、肌瓣及乳房组织做填充。对于胸骨的部分或全部缺损，可利用两侧胸大肌在正中线互相对拢缝合修补。

手术切口的选择也应根据肿瘤的大小和部位来决定。一般来说，胸壁肿瘤不侵犯皮肤及浅肌层，可以选择做肿瘤底部弧形切口，分离足够的肌皮瓣以覆盖胸壁缺损。如果术中考虑做肌瓣转移修补缺损，须将切口延长至肌瓣切断处皮肤，应距肿瘤至少一个肋间隙做开胸切口，一般在肿瘤下一个肋间或肿瘤前缘 2～3cm 处进入为宜。如果肺或膈肌受累，必须做相应的切除，良性肿瘤仅需切除病变的肋骨，恶性或具有恶性生物学行为的肿瘤需切除包括病变上、下各一根正常肋骨，所有附着肋骨，以及肿瘤的肌肉软组织和壁层胸膜，其前、后方切缘应距肿瘤边缘 3～5cm。

2. 放射治疗

某些对放疗敏感的胸壁恶性肿瘤，可行术前放疗或术后放疗。有些胸壁肿瘤（如尤因肉瘤）用放、化疗加手术的综合治疗能明显提高患者的长期生存率，5 年生存率可达 24%，若单纯行手术治疗，则 80% 的患者在 2 年内可死于远处转移。

3. 化学治疗

化学治疗主要用于继发性胸壁肿瘤胸壁切除后的辅助治疗，对原发性胸壁肿瘤很少应用化疗。

六、护理

1. 术前护理

（1）常规进行呼吸功能、心血管功能检查。

（2）大块胸壁切除后，易造成呼吸困难及肺部感染；对有呼吸道感染者，术前应积极控制感染。

（3）肿瘤局部有炎症或感染时，术前应给予抗生素治疗。

（4）胸壁恶性肿瘤术前可根据病理类型给予放疗或化疗。

（5）预计需要做胸壁大块切除者，术前必须做好重建胸壁的物品准备。

2.术后护理

(1)按胸外科疾病的术后护理常规进行护理。

(2)病情观察:严密观察患者生命体征的变化,并做好记录。

(3)引流管的护理:胸壁肿瘤切除术后,患者均需安放橡皮引流管或引流条,保持充分引流;密切观察引流情况,有外渗者应及时通知医生换药;当患者活动时,要避免胸腔引流管打折、受压、扭曲、脱出等。

(4)引流液的观察:术后引流液的观察是重点护理内容,应每天记录和观察引流液的颜色、性质和量,如在短时间内引流出大量血性液体,应警惕发生继发性大出血的可能,同时密切观察血压和脉搏的变化,如发现异常,应及时报告医生给予处理。

(5)较大的胸壁肿瘤经过 Marlex 网等胸壁修补或肌瓣填塞术后,应尤其注意患者的呼吸运动状态,一旦发现反常呼吸运动,应立即报告医生及时进行处理;密切观察加压包扎效果,有液体外渗和有包扎松动时,应及时报告医生进行换药,并重新加压包扎;嘱患者不得擅自松解加压包扎的胸带及敷料。

第四节 乳糜胸

乳糜胸是指胸腔积液呈乳糜混浊状,其中的中性脂肪和三酰甘油含量较高。乳糜胸多因乳糜液从胸导管或其他淋巴管漏至胸膜腔所致,多由结核病及丝虫病引起。

一、病因与发病机制

1.先天性

先天性乳糜胸通常是先天性胸导管的缺陷(如闭锁、薄弱或胸导管胸膜瘘)引起。例如,新生儿难产引起静脉压增高,导致薄弱的胸导管破裂,从而出现乳糜胸。

2.创伤性

胸导管任何部位都可能因为外来的伤害导致破裂,右侧乳糜胸多见胸导管在第 5 胸椎水平以下损伤,而在此水平以上的损伤多可引起左侧乳糜胸。

3.医源性操作

胸外科手术、左锁骨下动脉插管术和左心导管术等医疗性操作都可能损伤胸导管,引起乳糜胸。

4.肿瘤

肿瘤若累及胸导管,可引起单侧或双侧胸腔的淋巴液渗漏,常见的有淋巴管瘤、淋巴管肌瘤病、淋巴瘤、淋巴肉瘤、肺癌和纵隔肿瘤等。

5.其他

感染性疾病,如丝虫病、结核病、真菌性疾病等,可导致淋巴管的梗阻,甚至剧烈咳嗽和呕吐,引起胸导管破裂。

二、临床表现

早期乳糜胸症状常不明显,经 2～7 天的潜伏期后,随着胸腔积液的增加,患侧肺受压迫加重,会有呼吸加快,甚至呼吸困难、心动过速和血压降低等表现。反复胸腔穿刺或胸导管持续引流出乳糜样液体,每天引流量可达 2000～3000mL,若未给予支持治疗,会导致患者死亡。

三、诊断

乳糜胸一般诊断无特殊困难,如胸腔引流液或胸腔穿刺液为乳白色混浊液体,且数量可观,每天可达 500～1000mL,逐日胸腔引流量未见减少,即应考虑乳糜胸的可能性。若患者有胸腔积液,引流液呈乳糜样,实验室检查(主要是胸腔积液的分析、乳糜试验)结果阳性,再结合有外伤、胸外科手术等病史,基本可以做出诊断。为了鉴定胸腔液体的性质,可送胸腔积液做乳糜试验或胸腔积液涂片镜检和细菌培养。

四、鉴别诊断

乳糜胸需要与假性乳糜胸和胆固醇性胸液相鉴别。

恶性肿瘤或感染可出现假性乳糜,胸腔引流液中含有卵磷脂-球蛋白复合物,故也呈乳白色,但仅含微量脂肪,苏丹Ⅲ染色无脂肪颗粒,胆固醇和蛋白质含量低于乳糜液。

结核病、类风湿关节炎和糖尿病等可引起胆固醇性胸腔积液,含有高浓度胆固醇,但不含脂肪颗粒。当乳糜胸合并其他原因(如感染、肿瘤和外伤等引起的胸腔积液)时,则诊断较困难,需要结合病史、影像学检查和胸腔积液分析做出诊断。

五、治疗

乳糜胸的治疗尚无统一的标准,方法主要有非手术治疗、手术治疗和放射治疗 3 种。

1. 非手术治疗

(1)嘱患者禁食,静脉给予营养支持治疗,保证每天需能量,减少渗出量。

(2)进行胸腔充分引流,以保证肺良好膨胀及通气能力。

一般认为,非手术治疗 14 天,有 50% 的患者可以自愈,但如果引流液持续＞500mL/d,则须行手术治疗。

2. 手术治疗

手术治疗没有明确的标准,一般非手术治疗无效、乳糜引流液持续 2 周大于 500mL/d,则应行手术治疗。对于先天性、创伤性和手术后乳糜胸,或已明确由恶性肿瘤引起的、胸腔已经有多处包裹性积液、肺无法膨胀者,应尽早行手术治疗,除非患者有手术的禁忌证。

手术方式主要是胸导管结扎术。单侧乳糜胸应选择患侧进胸,双侧乳糜胸应选择右侧进胸。术前 2～3 小时,通过鼻胃管注入橄榄油 100～200mL,使胸导管充满牛奶样乳糜;或用 1% 的伊凡斯蓝染液注射在腿部,使胸导管染色,以便术中易找到瘘口,在其上、下方结扎胸导管;若未找到瘘口,则在膈上低位结扎胸导管。此外,手术方式还有胸膜闭锁术、胸膜切除术、胸腹腔分流术和心包开窗术等。

3. 放射治疗

对于非外伤性的乳糜胸,必须先明确其病因,对症处理。对于恶性肿瘤引起的乳糜胸,除非原发病得到治疗,否则非手术治疗和手术治疗的疗效都不佳。有报道称,有学者使用放射治疗方法治疗纵隔淋巴瘤或其他恶性肿瘤引起的乳糜胸取得了成功,通常采用 20Gy 照射,可使乳糜胸患者的病情得到控制。

六、护理

(一)术前护理

1.一般护理

(1)应密切观察患者的生命体征变化。

(2)对于持续引流的患者,应保持引流装置密闭无菌,每天观察引流量并记录,每天在无菌操作下更换引流瓶,经常挤压引流管,避免引流管受压、扭曲。

(3)嘱患者术后取半卧位,鼓励患者进行深呼吸及有效咳嗽,以保持引流通畅。

(4)注意观察引流管的水柱波动情况,告知患者放置引流瓶的高度绝不可高于胸部。

(5)指导患者带管下床活动,妥善携带引流瓶,保持密封状态,不需要夹管。

2.饮食护理

患者入院后,即告知患者进食低脂甚至无脂饮食,术前2周开始禁食。

3.周围静脉的护理

(1)每次选择粗直的手臂静脉进行穿刺,同一根血管不得连续使用2次以上。

(2)每天先补充液体,待全天补液量还剩500mL时,以同一静脉通道以20滴/分的速度输注;输完后,再输剩下的500mL葡萄糖或复方氨基酸液。

(3)滴注脂肪乳的同时,输液肢体局部应放置水温在72～74℃的热水袋,外加干毛巾包裹,直至输液全部结束,可以防止或减轻周围静脉硬化。

(4)输液过程中,护士应经常巡视病房,严防药液渗漏至皮下,导致组织坏死。

4.心理护理

对于在就医过程中不配合医生的患者,医护人员应主动向其讲解禁食的重要性和疾病的相关知识,消除患者的焦虑心理,争取其配合治疗,使其在最佳心理状态下接受治疗。

5.术前宣教

向患者介绍术前需做哪些准备、术后可能出现的不适以及如何配合等,如术前预防呼吸道感染、练习床上大小便、学会深呼吸和有效咳嗽,术后离床活动的时间、活动量、活动的意义以及如何预防术后并发症。

(二)术后护理

1.一般护理

(1)术后应注意观察胸腔闭式引流液的颜色、量。

(2)嘱患者取半卧位,鼓励患者有效咳嗽,做深呼吸,带管下床活动。

(3)协助患者进行拍背,经常挤压引流管,保持引流通畅。

2.饮食护理

术后嘱患者应禁食,给予周围静脉高价营养2周;开始进食后,先进食无脂饮食,1周后改为低脂饮食。

第八章　泌尿外科疾病

第一节　尿道结石

尿道结石多数来源于尿道上方的泌尿系统,常见于男性,结石容易嵌顿在前列腺尿道、尿道舟状窝或尿道外口;也可因尿道狭窄、憩室、囊肿、异物等形成结石核心,从而形成原发性尿道结石。

一、病因及分类

尿道结石可分为原发性尿道结石和继发性尿道结石。

(1)原发性尿道结石:指开始就在尿道内生成的结石。尿道狭窄、感染、潴留性囊肿、黏膜损伤、憩室及异物等为其病因。

(2)继发性尿道结石:指结石先在尿道上方的泌尿系统中形成后,排入尿道,并停留在尿道内,多停留在尿道生理性膨大部位及狭窄部的近侧,多见于尿道前列腺部、球部、阴茎部、舟状窝以及尿道外口处。

二、临床表现

尿道结石可发生于各个年龄阶段的人群,男性较女性多见,青壮年较儿童及老年人多见。

较大的尿道结石有时除排尿困难、排尿费力外,可无其他症状。尿道结石并发感染者,尿道可有脓性分泌物,严重者可合并高热、寒战等全身感染症状。

在男性患者,尿道结石不完全梗阻时,排尿可呈滴沥状,有时出现尿流中断及急、慢性尿潴留,排尿时有明显的疼痛,且可放射至阴茎头部;后尿道结石所产生的疼痛,可向会阴部及阴囊部放射;阴茎部结石在疼痛部位可摸到肿物,有时用力排尿可将结石排出,较大的结石则可致尿道完全梗阻,发生急性尿潴留。男性尿道憩室中的结石除尿道有分泌物及尿痛外,在阴茎下方可出现一逐渐增大且较硬的肿物,有明显的压痛,可无明显的排尿梗阻症状。

三、诊断

(一)诊断要点

尿道结石的诊断包括尿道结石的确立、尿道结石的病因诊断及结石并发症的诊断 3 个方面,不可偏废。

1. 尿道结石的确立

根据患者典型的病史、症状、体征,尿道结石一般不难确诊。男性前尿道结石在阴茎或会阴部可摸到结石,后尿道结石可经直肠摸到。女性患者经阴道可摸到结石及憩室。尿道金属探条通过结石部尿道时有特殊的感觉和声响。B超或X线片均可较准确、清晰地显示出尿道结石的位置、大小、形状,且具有无创伤、价格低廉等优点,在临床工作中可作为泌尿外科医师首选的辅助检查手段。对难以确诊的复杂性尿道结石或尿道憩室结石、尿道假道结石,临床上常应用尿道镜,能直接观察到憩室、假道结石,如配合其他操作器械,则可一次性完成尿道结石的诊断和治疗。

2. 尿道结石的病因诊断

因尿道结石多是由上尿路结石或膀胱结石排出过程中被阻或停留于尿道内导致的,故应注意有无其他部位的结石,争取在患者住院期间一次解决。对于尿道憩室结石及尿道假道结石,除非尿道结石可窥见或尿道探条触及结石,一般在临床工作中都应行尿道顺行或逆行造影,以利于发现尿道憩室及假道,避免处理的盲目性。应用尿道镜或输尿管镜可发现尿道狭窄、尿道异物。

尤其要注意的是尿道下裂术后尿道内毛发过多或尿道狭窄所致的尿道结石。在临床工作中,行尿道下裂手术时应尽量不用阴囊皮瓣,尤其是阴囊两侧皮瓣成型尿道,防止日后成型的尿道内毛发长出后形成尿道结石。另外,吻合的尿道要宽敞,术后要定期进行尿道扩张,以防发生狭窄。对于尿道内毛发过多、已形成尿道结石者,要视患者情况间隔3~6个月定期行尿道内结石搔扒术和尿道内毛发剪除。

3. 尿道结石并发症的诊断

尿道结石造成尿道损伤所致的尿外渗、尿道瘘等并发症一般不难诊断。尿道探条将后尿道结石推入膀胱时,如暴力操作,则可形成尿道假道,尿道顺行或逆行造影可诊断;必要时,可行尿道镜检查以明确诊断。尿道结石致急性尿潴留者,可发生膀胱破裂,需特别注意。腹膜内型膀胱破裂查体可见腹部有压痛、反跳痛及肌紧张等急性腹膜炎体征,腹膜外型膀胱破裂患者的急性腹膜炎体征不明显,膀胱内注水试验及膀胱造影可明确诊断。

(二)辅助检查

(1)超声检查:可作为本病首选的影像学检查方法,能显示结石的大小、位置,也能显示结石梗阻引起的肾积水及肾实质萎缩等。

(2)尿路X线检查:能发现90%以上的X线阳性结石,但如果结石过小或者钙化程度不高,则不显影。

(3)静脉尿路造影检查:可以评价结石所致的肾结构和功能改变,以及有无引起结石的尿路异常(如先天性畸形等)。

四、鉴别诊断

尿道结石需要与以下疾病或表现进行鉴别。

1. 良性前列腺增生

良性前列腺增生一般出现在50岁以上的老年男性患者。尿频是前列腺增生患者最初出现的症状,而进行性排尿困难是前列腺增生最重要的症状,病程发展非常缓慢。当前列腺增生产生梗阻达到一定程度,排尿时不能完全排尽膀胱内尿液,过多的残余尿可使膀胱失去收缩能力,发生如尿道结石所表现的尿潴留,并可发生尿失禁。良性前列腺增生合并感染时,患者亦可有尿频、尿急、尿痛等膀胱炎表现,并可伴有血尿。前列腺增生因局部充血,可以发生无痛血尿,晚期可出现肾积水和肾功能不全等;查体时,直肠指诊可触到增大的前列腺,表面光滑、质韧、有弹性,中间沟变浅或消失,若增生的腺体突入膀胱,则前列腺增大可不明显;无尿道结石体征。

2. 神经源性膀胱功能障碍

神经源性膀胱功能障碍临床表现有下尿路症候群,有的排尿梗阻症状明显,并有尿潴留、肾积水或肾功能不全。神经源性膀胱功能障碍多有明显的神经损害的病史和体征,往往同时存在下肢感觉和/或运动障碍,并伴有肛门括约肌松弛和反射消失。

(1)不稳定膀胱:又称逼尿肌不稳定,指在膀胱充盈过程中自发或被诱发、不能被主动抑制的逼尿肌不自主收缩。其临床表现不如尿道结石不完全梗阻所产生的尿频、尿急、夜尿增多和急迫性尿失禁等膀胱刺激症状明显,常有严重的排尿不尽感(实际上膀胱已排空)或有假性排尿困难症状。其确诊有赖于尿动力学检查。由于神经源性膀胱所致的逼尿肌反射亢进与不稳定膀胱有类似的临床表现和治疗原则,因此目前常将两者统称为膀胱过度活动症,但原则上膀胱过度活动症的诊断不包括下尿路梗阻和膀胱局部病变(如感染和结石等)所致的不稳定膀胱。

(2)逼尿肌/尿道括约肌协同失调:主要见于脊髓病变或损伤的患者。本病系因逼尿肌反射性收缩时尿道与尿道周围的骨骼肌不协调,反而反射性增强收缩,以致尿的贮存和排出受到影响。患者排尿困难症状明显,剩余尿量多,早期可出现无症状性肾积水;直肠指诊或 B 超、X 线检查无尿道结石阳性发现,常有肛门括约肌松弛和神经系统体征;尿动力学检查可辅助诊断,但仍难与非神经源性逼尿肌膀胱颈协同失调、非神经源性尿道内括约肌痉挛综合征和逼尿肌内括约肌协同失调等区别。

3. 膀胱癌

膀胱癌是泌尿系统常见的肿瘤,早期表现为无痛性血尿,如肿瘤较大且位于膀胱颈或大量血尿的血块、脱落的肿瘤组织阻塞尿道内口,可引起排尿困难或尿潴留;如肿瘤位于膀胱三角区并有浸润者,也可如尿道结石所表现的下尿路症状。

4. 膀胱颈挛缩

膀胱颈挛缩的发病年龄常为 40～50 岁,下尿路的梗阻症状比较明显,早期表现为排尿迟缓、尿线无力,后期出现尿潴留,B 超及 X 线检查无阳性结石发现,尿道膀胱镜检查可见到膀胱颈后唇抬高或呈环状隆起。

5. 小儿阴茎软组织阴影

对于小儿尿道结石,在 X 线片上要与小儿的阴茎软组织阴影相鉴别。小儿阴茎短小,检查时因紧张、恐惧或寒冷刺激,阴茎常呈疲软状态,平卧位摄腹部 X 线片或骨盆 X 线片,阴茎组织影常位于后尿道部位,恰好与后尿道重叠,故经验不足的放射科医师或泌尿外科医师常将其误诊为后尿道结石。如遇以上情况,应该用以下方法予以鉴别。

(1)插导尿管时是否遇到阻力:后尿道结石的患儿常在插导尿管时遇到阻力,如果插入顺利,可初步排除后尿道结石。

(2)留置导尿管充盈膀胱,行膀胱区 B 超检查:如提示膀胱结石,可考虑为原后尿道结石推入膀胱所致;如 B 超未见到结石,则可排除后尿道结石。

(3)重新行 X 线检查:将阴茎牵向一侧,如原后尿道阴影消失或偏移,可排除结石而考虑为阴茎软组织影重叠后尿道所致。

(4)化验尿常规:尿中有较多的红细胞,考虑为结石;如果尿常规有较多白细胞,常为尿路感染所致的排尿困难。

(5)仔细检查尿道:结石患儿常可通过尿道触诊触及痛性结石结节,后尿道结石可通过直肠指诊检查得出明确诊断。

(6)尿道狭窄可与尿道结石同时存在:尿道狭窄常有尿道损伤史、尿道炎史、尿道内药物灌注史或尿道内器械治疗史。

五、治疗

尿道结石的治疗须根据结石的大小、形状、所在部位,尿道状态及并发症的情况而定。尿道结石处理方法的选择与预后密切相关。在尿道结石的处理中,如何预防尿道狭窄的发生是泌尿外科医师应首先考虑的问题。结石对局部尿道的压迫、炎症改变及尿道结石处理过程中对尿道的损伤是尿道狭窄的主要原因。因此,如何在尿道结石的处理过程中预防尿道黏膜的进一步损伤及保持尿道的完整性,是尿道结石处理的关键。

(一)尿道结石的非手术治疗

较小的尿道结石一般可自行排出。对于男性前尿道结石,可采用向尿道内注入2%利多卡因乳胶,待尿道充分润滑后,用手将结石推向尿道外口,再用钳子或镊子将结石夹出。此外,逆行注入利多卡因乳胶也有扩大尿道及结石间隙和镇痛等作用;也可将探针弯成钩状将结石勾出。男性后尿道结石可在注入2%利多卡因胶浆后,用尿道金属探条将尿道结石推入膀胱,此后按膀胱结石处理。女性尿道较男性尿道短且直,因此对于女性尿道结石的处理,可先经阴道摸到结石及尿道内口后,用手指抵住尿道内口,防止结石滑入膀胱;再用钳子或镊子将结石经尿道外口夹出。

无论何种操作方法,都应注意操作尽量轻柔,避免损伤尿道,形成尿道出血、炎性反应,甚至脓肿、溃疡和尿瘘。对于有严重损伤的尿道,操作后应留置导尿管4~7天,以防发生尿道狭窄。

(二)尿道结石的手术治疗

尿道结石是泌尿外科的急症,患者痛苦大,临床上一旦诊断明确,需要马上处理。对巨大结石、经多种方法取石失败者或伴有尿道原发病变者,应及时采用手术治疗。阴茎部尿道结石应尽量避免做尿道切开取石,以免术后形成尿瘘。

1.经会阴尿道取石术

(1)手术适应证:结石位于膜部尿道之前、阴茎阴囊交界处之后,已有嵌顿或其他方法未能取出者;该处同时存在尿道憩室,需要同时手术切除憩室;结石远端有明显的尿道狭窄。

(2)术前准备:结石嵌顿伴有尿道感染者,术前应用抗生素控制感染,待感染控制后方可手术;对于有急性尿潴留患者,应行膀胱穿刺造瘘,临时性尿流改道;每天清洁会阴皮肤,术前去除毛发。

(3)手术操作要点及注意事项:①手术前应冲洗尿道,可以用苯扎溴铵或对黏膜刺激小的消毒液冲洗。②手术切口位于会阴部,做纵向或呈倒"Y"字形切口,于正中线切开球海绵体肌,显露尿道。③于结石近端切开尿道取出结石后,应用金属尿道探条探查有无尿道狭窄;对有尿道狭窄者,应行狭窄段切除及端-端吻合术。④合并尿道憩室者,应剥离多余的憩室壁,切除多余的憩室壁部分可使术后不造成狭窄;置入尿管后,缝合、关闭尿道。⑤伤口应反复冲洗,缝合球海绵体肌后,应放置伤口引流条。

(4)术后处理:①对于术后保留尿管的,应注意保持引流通畅;尿管宜选用小号的硅胶尿管,一般术后 10 天拔除导尿管;也有人不主张留置导尿管,通过膀胱穿刺造瘘引流尿液,造瘘管可于术后 10 天左右夹管试尿,排尿通畅后可以拔除。②服用雌激素,防止阴茎勃起。③术后继续应用抗生素,防止感染。④伤口引流管可在术后 24～48 小时拔除。⑤术后嘱患者进流食或半流食 3 天,尽量延迟排便,以防污染伤口。

(5)手术后并发症及其处理:尿道切开取石术在临床上应用较少,适合于复杂的病例,术后并发症多,如患儿的尿道下裂手术,吻合口的病变可以造成尿道憩室,并发结石、感染、尿外渗、会阴部脓肿等。

1)局部感染:这是尿道狭窄并发结石、尿道憩室并发结石的主要术后并发症。手术中止血不仔细、术后引流不彻底,以致伤口内积血,继发感染。此外,术前准备不充分、没有很好地控制感染、术中污染也是术后感染的常见原因;术后单凭导尿管引流尿液,尿管、尿液对尿道切开处或吻合处的刺激也是造成局部感染的原因之一。因此,做好充分的术前准备,术中仔细操作,做好伤口、尿液的引流,局部感染一般是可以避免的。

2)尿道再狭窄及尿瘘形成:感染是再狭窄和尿瘘的重要原因。此外,手术中尿道黏膜缝合不佳、原尿道狭窄瘢痕切除不彻底、吻合口张力过大、术后常因阴茎勃起导致出血等原因,都会影响尿道伤口的愈合,因此控制、治疗感染是防止此类并发症的重要措施。术中不能单纯以取出结石为目的,保持尿道的通畅及充分的游离,可以减少尿道的张力,也是防止这类并发症的重要方面。

2.耻骨上膀胱切开取石术

(1)手术适应证:耻骨上经膀胱切开取石适用于嵌顿于后尿道的结石;或无法经尿道取出,使用尿道探子亦无法将结石推回膀胱的急性尿潴留的患者;或结石长时间滞留于后尿道,部分在膀胱(形状呈哑铃状)的较大结石。

(2)术前准备:对急性尿潴留者,可先行膀胱穿刺造瘘引流尿液,术前应用抗生素;行影像学检查明确尿道梗阻情况;术前给予充盈膀胱。

(3)手术操作要点及注意事项:①切开膀胱时,切口应根据结石大小而定,能伸进示指即可。②必要时,可自尿道外口放入金属尿道探条顶住结石,防止结石被推入前尿道。③取出结石后,应检查是否有结石残留,将其取净。④对于哑铃状结石,取石时要轻柔松动结石,避免损伤膀胱颈,引发严重的出血。⑤术中留置粗导尿管,以防术后血块堵塞,必要时还可轻度牵拉,起到压迫膀胱颈出血点的作用。⑥需在膀胱前间隙放置引流管。

(4)术后处理:①术后应注意保持导尿管通畅,有血块时,应及时冲出或清理,术后 10 天拔管。②伤口引流管可于术后 24～48 小时拔除。③可应用抗生素防止感染。

(5)术后并发症:耻骨上膀胱切开取石术的创伤小,并发症少见,常见的是术后出血。取石时,结石嵌顿严重,损伤前列腺及膀胱颈部,有时出血较多,若处理不当,术后可形成血块,阻塞导尿管。术中轻柔取石、彻底止血、用气囊尿管压迫膀胱颈部、及时清理血块,这些都能防止出血的发生或加重。

(三)尿道结石的碎石治疗

1. 体外冲击波碎石术(ESWL)

体外冲击波碎石术包括尿道结石原位体外冲击波碎石及将尿道结石推入膀胱后行体外冲击波碎石两种术式。

对于尿道结石原位体外冲击波碎石,可采取俯卧位等特殊体位,避开耻骨联合,完成碎石。此术式的优点是避免将结石推入膀胱,减少了患者的痛苦。另外,原位体外冲击波碎石较膀胱结石位置距体表浅,冲击波传导距离短,能量衰减少,因此结石易于粉碎。同时,碎石后立即排尿,碎石可借尿液动力的作用而易于排出体外。但有学者认为,冲击波在聚焦处产生脉冲性高压振荡和高热,若行原位体外冲击波碎石,可引起尿道及周围组织损伤和烧伤,且后尿道结石位于双侧睾丸之间,冲击波可对性腺产生不良影响。

对于将尿道结石推入膀胱后行体外冲击波碎石,应在行操作之前留置导尿管,注入适量无菌生理盐水,使膀胱中度或高度充盈,以膀胱作为透声窗,在B超下可清晰显示结石。患者留置导尿管可随时减少膀胱内尿量,避免因患者起床小便而引起重新定位困难。留置导尿管还可防止体外冲击波碎石术后沙粒积聚于尿道黏膜损伤处堵塞尿道。碎石沙粒不能回纳膀胱内,是造成碎石沙粒不能排出的主要原因。

前列腺增生及尿道狭窄合并后尿道结石的患者行体外冲击波碎石治疗时要严格掌握适应证,比如有中度以上前列腺增生,尤其是以前叶增生为主而压迫尿道者,合并后尿道结石时,不宜行体外冲击波碎石治疗。

2. 窥铣式碎石器

(1)有以下情况者,不宜行本术式:①结石横径大于碎石器最大钳叶间距。②结石过硬。③膀胱内严重出血。④膀胱容量过小。⑤尿道狭窄。⑥膀胱肿瘤。⑦急性膀胱炎。

(2)对于前列腺增生较大及全身情况较差者,选择本术式时应慎重。

(3)良好的麻醉、较大的膀胱充盈度、清晰的视野及悬空操作,是避免损伤、顺利碎石的关键。

3. 尿道镜直视下取石

尿道镜直视下取石适用于后尿道结石,尤其适用于不能对尿道结石确诊、尿道憩室结石、尿道狭窄合并结石的病例。

4. 输尿管镜窥视下碎石

输尿管镜较尿道镜纤细,尤其适用于尿道狭窄合并结石但尿道镜无法置入的病例。

(1)输尿管镜窥视下碎石治疗男性尿道结石有以下优点:①微创操作,患者痛苦比较小。②直视下碎石、取石,效果可靠。③操作简单,对单纯尿道结石者,无须住院治疗。④只要操作得当,一般无严重并发症。⑤可同期观察尿道状态,了解有无并发症。

(2)输尿管镜窥视下碎石治疗男性尿道结石应注意以下几点:①直视下进镜,切忌盲目插镜,因结石嵌顿,局部尿道黏膜水肿,盲目插镜易造成尿道黏膜损伤甚至假道形成或尿道穿孔;钳夹取石应在视野清晰的情况下进行,以免误夹黏膜,造成尿道黏膜撕脱。②碎石过程中部分碎石块可被冲回膀胱,故在完成尿道内碎石、取石后,应常规推镜进入膀胱,发现较大碎石块应一并处理,以免结石残留。③对合并尿潴留者,操作过程中灌注液体不宜过多过快,以能保持视野清晰、使碎石探头降温即可;若术中灌注液体过多过快,部分液体可逆行进入膀胱,加大膀胱内压,可能导致膀胱破裂而不得不行开放手术进行治疗。

5.气压弹道碎石术

气压弹道碎石术是 20 世纪 90 年代初才应用于临床泌尿外科腔内碎石的新技术,将探针通过尿道镜或输尿管镜操作通道达到结石表面,从而粉碎结石。它的原理是将压缩气体产生的能量驱动碎石机手柄的子弹体,子弹体运动撞击探针,探针冲击结石而将结石击碎。

此项技术在工作过程中能量转换无热能及电能,且探针前后振动不超过 1.0mm,本身对软组织无损伤且无电场,因此可用于严重心律失常及安装心脏起搏器患者的治疗。气压弹道碎石术现已被广泛应用于泌尿系结石的治疗,具有很高的临床使用价值。

6.钬激光碎石技术

钬激光是一种脉冲式固体激光,以脉冲形式发射,发射时间短,作用距离短,组织穿透度浅,仅 0.4~0.5mm。钬激光碎石的原理是激光产生的能量使光纤头至结石间水汽化,并传导至结石,使结石粉碎。

应用钬激光治疗尿道结石有以下优点:①光纤通过尿道镜或输尿管镜直视下操作,不易损伤尿道。②其操作简单、疗效可靠、需时短、创伤小,患者恢复快,并发症少,而且在门诊即可完成此操作,尤其适用于尿道局部有狭窄合并结石嵌顿者。

然而,目前钬激光碎石治疗的费用较高,使其进一步推广应用受到了一定限制。

六、护理

(一)术前护理

1.心理护理

向患者讲解尿道结石的相关知识及治疗手段,以减轻其焦虑。对于结石的手术过程,是比较复杂的,需要和患者沟通,嘱其养成定时排尿的习惯,千万不能去憋尿,以免使病情加重。

2.术前准备

(1)局麻下,做好经尿道取石术的术前准备工作。

(2)术前需禁食 12 小时,禁饮 4 小时;手术前一天口服灌肠剂,清洁肠道;术前应备皮、更衣。

(二)术后护理

1.注意休息

尿道结石手术后,嘱患者多注意休息,以便让伤口能够更快愈合。

2.避免感染

嘱患者手术后应注意卫生,保持室内通风,这样能够有效地减少感染的发生。

3.注意饮食营养

术后应进食清淡且富有营养的食物,保证营养,以便促进伤口的愈合。

第二节　前列腺结石

发生在前列腺腺泡内的结石,称为前列腺结石,常见于 50 岁以上的老年人。前列腺结石的结石小而多发,表面光滑,少数患者前列腺结石较大,直径可达数厘米,有时局部组织可因炎症而形成溃疡。绝大多数前列腺结石伴有前列腺增生或慢性前列腺炎,偶有前列腺癌和结核病变。

一、病因与发病机制

目前认为,前列腺结石可能与前列腺的慢性炎症、前列腺液的潴留、代谢紊乱等因素有关,与前列腺腺体增生有关的腺管堵塞是结石形成的主要易患因素。根据结石成分的不同,前列腺结石可分为内源性结石和外源性结石,前者主要来自前列腺液,后者主要来自尿液。

外源性结石的形成与尿液在前列腺内的反流有关。结石常伴有前列腺的灶性慢性炎症改变,有圆形细胞浸润,腺泡中充满脱落的上皮细胞和碎片,结石较大者的前列腺管和腺泡可出现扩张,周围有囊腔,其壁内无上皮细胞覆盖,腺泡间有圆形细胞浸润及纤维化。前列腺结石数目不定,少则一个,多则数百,小者直径为 1～4mm,大者直径可达 1cm,多为棕色圆形或卵圆形。小结石表面光滑,多发结石为多面体形,一般较硬,但可被钳碎。

二、临床表现

本病表现不一,部分患者可无症状,所以有"静石"之称。前列腺结石如有症状,则常由并发的前列腺增生、尿道狭窄及慢性前列腺炎所引起。例如,尿道狭窄及前列腺增生患者可有排尿困难、尿线无力、尿滴沥和尿频等;后尿道炎及尿路感染患者可有尿频、尿急和尿痛,有时可有血尿或终末血尿;有些患者有尿道分泌物排出或排尿终末时血尿,患者有时自行排出小结石或在前列腺按摩时排出小结石,排出的结石易与尿路结石混淆;有些患者伴有慢性前列腺炎的表现,如尿频、尿急、尿痛、排尿不尽感、血尿、尿道滴白,或腰骶部、阴囊、阴茎、耻骨和肛门部、会阴部疼痛,还可伴有性功能障碍、射精时疼痛、血精和阴茎异常勃起、排便时肛门痛等;发生感染而形成急性前列腺炎或前列腺脓肿者,可出现发热、寒战、白细胞数增多等全身表现与严重的局部症状,如尿潴留、会阴及直肠部疼痛等,前列腺压痛明显。前列腺脓肿如不及时治疗,可向会阴、直肠或尿道浸润。

三、诊断

(一)诊断要点

1. 病史

患者常有前列腺疾病的相关病史,如前列腺增生、前列腺炎、前列腺结核、前列腺肿瘤等。

2. 症状

患者有尿频、尿急、尿痛、排尿困难等泌尿系统症状,或腰骶部、阴囊、阴茎、耻骨和肛门部、会阴部疼痛,还可伴有性功能障碍、射精时疼痛、血精和阴茎异常勃起、排便时肛门痛等,亦可有性功能紊乱的表现,如性欲减退、阳痿、早泄等。

（二）辅助检查

1.直肠指诊

直肠指诊时可无异常发现,70%的患者有前列腺增大、变硬,前列腺表面光滑、边缘清楚;有18%～22%的患者前列腺表面呈结节状,有的局部可坚硬如石;前列腺结石较大时,可触及结石和结节;如有多个结石占据腺腔大部,则触摸时可有结石摩擦音或捻发音。

2.膀胱尿道镜检查

膀胱尿道镜检查时可见尿道前列腺部肿胀,当通过尿道前列腺部时可有摩擦感,可见到结石自前列腺管口向尿道内突出,或可见结石阻塞尿道。

3.X线检查

行前列腺X线检查时,可观察到结石的数量、大小与部位情况,通常可见到三种前列腺结石的X线表现。①弥散型:呈多发性小前列腺结石,前列腺内有弥散性致密阴影,结石弥散地分布于前列腺内。②环型:结石呈圆形,并可清楚地辨认出结石的中心部分,为孤立性结石或整个前列腺被结石所占据。③马蹄型:结石存在于前列腺两侧,形状酷似马蹄。

4.膀胱尿道造影

该项检查对诊断前列腺结石有帮助,并且对鉴别前列腺增生和尿道梗阻有一定帮助。

5.超声检查

行三维直肠内超声检查时,前列腺结石的声像图具有所有结石的共性,为一致密强回声声像图特征,发生于内腺;前列腺腺体内散在强回声,大块结石可有声影;弧形排列的结石可见弧形光带,有或无声影。

6.实验室检查

尿常规可有镜下血尿,伴发感染时,可有白细胞及脓细胞;伴有前列腺增生时,前列腺特异抗原可正常或轻度升高;伴有慢性前列腺炎时,显微镜检前列腺按摩液(EPS)可见大量白细胞和含有脂肪的巨噬细胞,前列腺分泌物细菌培养可了解致病菌或解脲支原体和衣原体及药敏情况。

四、鉴别诊断

前列腺结石需要与以下疾病进行鉴别。

1.前列腺癌

为前列腺癌患者进行直肠指诊时,可发现前列腺固定、坚硬如石,结节间组织硬度异常,酸性磷酸酶、前列腺特异性抗原(PSA)明显升高;X线检查可发现骨性变化或骨质破坏的转移征象,但无结石阴影;三维直肠超声检查及穿刺活检可资鉴别,前列腺活体组织检查可找到癌细胞。

2.前列腺结核

前列腺结核常见于青年患者,往往波及一侧或双侧精囊,常伴有附睾结核,当结核钙化时,X线片上亦可出现不透光的阴影;常合并有泌尿系结核和附睾结核的症状,如尿频、尿急等膀胱刺激征;附睾肿大变硬,呈不规则结节状;输精管呈串珠状硬结改变;前列腺液或精液做结核杆菌涂片或培养可呈阳性;前列腺活体组织检查可发现结核病变。

3. 前列腺增生

前列腺增生常合并前列腺结石。单纯前列腺增生多见于老年男性患者,直肠指诊可扪及增生的前列腺,表面光滑,质地中等,有韧性,中央沟消失或变浅;X 线检查无结石阴影;B 超检查可显示增生的前列腺。

4. 前列腺炎

前列腺炎患者有尿频、尿急、排尿不尽感,尿末流出白色黏液,伴有腰骶部、会阴部或阴茎根部疼痛、不适等,有的还可伴有性功能紊乱。显微镜检查前列腺液可见大量白细胞和含有脂肪的巨噬细胞;前列腺分泌物细菌培养可了解致病菌或解脲支原体和衣原体及药敏情况;进行直肠指诊时,部分患者前列腺有小的硬结,无结石摩擦感;局部 X 线片无结石阴影,但可出现钙化斑,做骨盆 X 线片可进行鉴别;直肠 B 超检查前列腺声像图上显示前列腺体积增大不明显,包膜增厚或不规则,回声不均匀,呈斑点状强回声。

5. 非特异性肉芽肿性前列腺炎

有学者认为,非特异性肉芽肿性前列腺炎是一种特殊类型的前列腺炎,前列腺组织学变化为前列腺组织内有大量淋巴细胞、浆细胞、单核细胞浸润,如系变态反应因素引起,尚可发现大量嗜酸性粒细胞浸润,最终形成肉芽肿性结节。此病起病较为急骤,表现为尿频、尿急、尿痛及排尿困难,严重者可引起急性尿潴留,或伴有高热,以及会阴、直肠部不适,偶有血尿;进行直肠指诊时,可见前列腺增大、质地变硬,并有硬结形成,尿培养常为阴性;进行超声波检查时,可见前列腺轻度增大,包膜完整对称,内部回声可有小的低回声区或低回声结节,声像图表现与前列腺癌相似。

五、治疗

1. 积极治疗原发病及并发症

对伴有前列腺增生、慢性前列腺炎、上尿路结石、膀胱结石者,应积极治疗上述疾病。前列腺结石可引起腺管阻塞、感染而并发或加重慢性前列腺炎,当结石伴有炎症及化脓时,则感染加重,以致前列腺周围反复感染。一旦发生严重感染时,可形成脓肿,甚至穿破,造成会阴、直肠、膀胱、尿道瘘管。因此在治疗前列腺结石时,控制感染尤其重要,清热解毒中药对控制感染也有良好的效果。

2. 无症状前列腺结石的处理

对于无症状前列腺结石,可暂不治疗,对有感染和梗阻等明显临床症状者,可给予非手术治疗。非手术治疗的主要目的是为手术治疗创造条件。

3. 手术治疗

对有严重症状而需做手术治疗者,可依据结石的数目、大小、位置,患者的年龄和全身情况,以及并发症的多少,选择合适病情的手术方法进行治疗。临床上,手术治疗的方法有以下几种。

(1)经尿道切除前列腺和结石:一般采用经尿道电灼切除前列腺和结石。该方法可缓解症状,也可切除较小的结石,但很难清除所有结石,手术后的复发率也很高。该方法主要适用于年轻患者,因其可避免造成性功能障碍。

（2）会阴部前列腺切开摘石术：适用于摘除单个较大结石，因并发症较多，采用者甚少。

（3）经会阴行全前列腺连同结石切除术：为治疗最彻底的手术方法，适用于结石多、年龄大、无须考虑保存性功能和能很好承受手术风险的患者。该术式的缺点是易造成性功能障碍、尿失禁，手术危险性较大，因而在手术前应慎重考虑。

（4）耻骨上经膀胱前列腺并结石摘除术：适用于大而多发结石伴前列腺增生者。对于有前列腺炎者，手术可能会遇到困难。对未并发前列腺增生的前列腺结石病例，一般可采用经尿道切除前列腺和结石。此术式方法简单，危险性小，对年轻且需要保存性功能者和老年体弱者尤为适用；合并有轻度前列腺增生的病例，亦可采用此术式，将增生的前列腺和结石一并摘除，一般可缓解症状，但难以保证将全部结石摘除。若前列腺并发感染和纤维组织增生，使前列腺包膜和腺体牢固粘连，不易分离时，则以采用前列腺切除术为宜。一般的前列腺结石，特别是大的单个结石，宜采用会阴或耻骨后切口行前列腺切开摘石术，但术后的复发率较高，结石易在腺体的空腔内重新形成。对于结石合并前列腺增生者，则可经尿道做前列腺切除，但很难保证将全部的结石取干净，因此在切除前列腺时应尽量同时刮除结石，否则会重新形成新的结石。大多数前列腺结石患者，结石可能位于前列腺包膜的邻近处，故而单纯的前列腺切除术不能将全部结石清除干净，切除范围要达到真包膜层，才能将结石全部除净。

4.中医药治疗

有学者使用五苓化石饮（自拟方）治疗前列腺结石 35 例，有效率可达 94.3％。五苓化石饮有化石、溶石、排石、促进前列腺液的分泌、加速前列腺液的排出等作用，其方药组成包括：猪苓、茯苓、白术、桂枝、乌药、鸡内金、甘草各 10g，金钱草、泽泻各 30g，海金沙 15g，炮猪蹄甲 6g。煎服法：每天 1 剂，分 2 次煎服。可视病情辨证加减：年龄偏大、肾气亏虚、腰痛明显者，可加杜仲、续断；肾阳不足者，可加附片；肾阴虚损者，可加生地黄；气虚者，可加黄芪；湿热偏盛，见舌苔黄腻者，可加苍术、黄柏。

5.预防调护

（1）预防：积极治疗原发疾病。①慢性前列腺炎是形成前列腺结石的危险因素，而高钙尿可加速本病的形成，因此对于前列腺的急、慢性炎症及其他部位的尿路感染，应做到早发现、早诊断、早治疗、彻底治疗。②前列腺增生、尿潴留均可加速前列腺结石的发生，故对中老年男子，应积极诊察有无前列腺增生，并注意预防。

（2）注意饮食调护：①多饮水。前列腺结石患者平时应多饮水，以增加排尿量，减少结晶体形成的条件。②少吃牛、羊肉。因牛、羊肉中含有嘌呤，会分解成尿酸，而尿酸是形成结石的主要成分之一。③少服维生素 C。因维生素 C 在体内代谢过程中会产生草酸，可对结石形成起推波助澜的作用。④少吃含钙食物。钙是结石形成的主要成分，故应适当少吃含钙高的食物，如动物肝脏、排骨等。⑤少吃盐。盐和钙可引起协同作用，可促进结石形成，不利于治疗。⑥少吃含草酸多的蔬菜，如菠菜等。

六、护理

1.术前护理

（1）严密观察患者的血尿及疼痛程度：伴有肉眼血尿或镜下血尿时，应告知患者减少体力活动；发现严重肾绞痛时，应立即报告医生给予解痉镇痛处理。

（2）饮食护理：嘱患者宜进食富有营养、易消化、口味清淡的饮食，以加强营养、增进机体的抵抗力。对于草酸盐结石患者，应嘱其避免食用菠菜、马铃薯、豆类等食物；对于磷酸盐结石患者，应嘱其多食用低磷、低钙饮食，并口服氯化铵，使尿液酸化；对于尿酸盐结石患者，应嘱其少吃含嘌呤的食物，如动物内脏、肉类等，可口服碳酸氢钠，使尿液碱化，以利于尿酸盐结石的溶解。同时，嘱患者多饮水，每天饮水至少 2000～3000mL，以稀释尿液，使结石易于排出。

（3）观察排石现象：如绞痛部位下移，表明结石下移；若疼痛突然消失，结石可能进入了膀胱，这时患者应努力排尿，使结石排出。

（4）加强体育运动：嘱患者要加强体育运动，如跳跃等，使结石易于排出。

（5）为排出结石，患者一般会增加日饮水量，如患者突然出现心慌、胸闷、脉搏细弱等表现，可能因大量饮水而使心脏负担过重所致，应立即告知医生给予处理。

（6）给予患者心理安慰和支持，消除其紧张和焦虑，使患者情绪稳定，积极配合治疗，并乐观地对待疾病。

2. 术后护理

（1）戒烟、忌酒：因饮酒可使前列腺及膀胱颈充血、水肿，从而诱发尿潴留。

（2）少食辛辣、刺激性食品：因辛辣刺激食品既可导致性器官充血，又会使痔疮、便秘等症状加重，压迫前列腺，加重排尿困难。

（3）保持大便通畅。

第三节　间质性膀胱炎

间质性膀胱炎（interstitial cystitis，IC）是指无明确原因的一种膀胱壁慢性非细菌性炎症状态，临床表现以尿频、尿急、夜尿增多等膀胱刺激征及膀胱或盆腔疼痛为主，尿细菌培养常为阴性。间质性膀胱炎被认为是一种不明原因的综合病症，诊断上相当困难，常不能完全治愈，主要发生于女性，一般为良性进程，但部分患者可严重影响生活质量。

一、病因与发病机制

间质性膀胱炎的发病机制尚不清楚，根据目前的研究进展，主要有以下几种学说。

1. 隐匿性感染

虽然目前还没有从间质性膀胱炎患者体液中检测出明确的病原体，但有证据表明，间质性膀胱炎患者尿中微生物（包括细菌、病毒、真菌）明显高于正常对照组。目前大多数人认为感染可能不是间质性膀胱炎发病的主要原因，但它可能通过间接机制引起自身免疫反应，导致损伤。也有人认为非细菌性感染是间质性膀胱炎的原因之一，但缺乏有力的病原学依据，可能是与其他致病因素共同作用的结果。

2. 肥大细胞浸润

肥大细胞的活化与聚集是间质性膀胱炎主要的病理生理改变。肥大细胞多聚集于神经周围，在急性应激状态下，肥大细胞活化并脱颗粒，释放多种血管活性物质，如组胺、细胞因子、前列腺素、胰蛋白酶等，可引起严重的炎症反应。有 20%～65% 的患者膀胱中有肥大细胞的活化。细菌性膀胱炎的肥大细胞主要位于黏膜下层，而间质性膀胱炎的肥大细胞位于膀胱黏膜下层及逼尿肌中,且功能活跃;肥大细胞释放组胺,可引起血管扩张、充血,炎细胞渗出、趋化刺激 C 类神经纤维,引起神经肽的释放。

3.黏膜上皮通透性改变

黏膜上皮通透性改变被认为是间质性膀胱炎疼痛症状的主要原因。Niku 等发现,间质性膀胱炎患者膀胱黏膜上葡聚糖层明显减少,导致膀胱黏膜通透性增高,化学物质渗透至黏膜下层,导致接触性损伤及炎症,刺激疼痛神经,从而导致疼痛。

4.自身免疫病

间质性膀胱炎是一种自身免疫病的理由包括:①多见于女性。②患者同时患其他自身免疫病的比例较高。③患者中对药物过敏的病例占 26%～70%。④许多患者的组织学检查伴有结缔组织的病变。⑤应用免疫抑制药治疗有一定疗效。

5.膀胱黏膜屏障破坏

移行上皮细胞上的氨基多糖层具有保护层的作用,能够阻止尿液及其中有害成分损害黏膜下的神经和肌肉。膀胱黏膜屏障损害后,上皮细胞功能紊乱,渗透性改变,结果尿中潜在的毒性物质进入膀胱肌肉中,使感觉神经除极,引起尿频、尿急等症状。这种潜在的毒性物质主要是钾离子。钾离子并不损伤或渗透正常尿路上皮,但对膀胱肌层有毒性作用。

6.尿液异常

尿液内的一些小分子量的阳性离子与肝素结合,可损伤尿路上皮及其平滑肌细胞,对膀胱造成损害,如抗增生因子。

7.神经源性炎症反应应激状态

如在寒冷、创伤、毒素、药物的作用下,交感神经兴奋,释放血管活性物质,可引起局部炎症和痛觉过敏。此外,血管活性物质也可进一步活化肥大细胞,使血管扩张、膀胱黏膜损害,从而引起炎症反应。

二、临床表现

间质性膀胱炎多发生于 30～50 岁的中年女性。其特点是发病较急,进展较快,在出现典型症状后病情通常会维持一段时间,即使不经积极治疗,约有 50% 的患者症状会逐渐缓解,但不久又会复发。间质性膀胱炎的主要表现为严重的尿频、尿急、尿痛等膀胱刺激症状和耻骨上区疼痛,也可有尿道、会阴和阴道疼痛,约 60% 的患者有性交痛。患者的疼痛十分剧烈,与膀胱充盈有关,排尿后症状可缓解。症状不典型的患者可表现为下腹坠胀或压迫感,月经前或排卵期症状加重,体格检查通常无异常发现,部分患者有耻骨上区压痛,阴道指诊膀胱有触痛。

间质性膀胱炎患者的膀胱刺激症状和疼痛症状可同时具备,亦可以一种为主,其症状与其他的膀胱炎症虽相似,但通常更顽固、持续时间更长。

三、诊断

(一)诊断要点

间质性膀胱炎在临床上比较少见,易误诊,需要排除很多症状相似的疾病,因而诊断比较困难。美国制定的关于间质性膀胱炎的诊断标准如下。

1. 必需条件

(1)膀胱区或下腹部、耻骨上疼痛伴尿频。

(2)麻醉下水扩张后见黏膜下点状出血或 Hunner 溃疡。

2. 应排除的情况

(1)清醒状态下,膀胱容量＞350mL。

(2)以 30～100mL/min 注水至 150mL 时无尿意。

(3)膀胱灌注时有周期性不自主收缩。

(4)症状不超过 9 个月。

(5)无夜尿增多。

(6)抗生素、抗微生物药、抗胆碱能或解痉药治疗有效。

(7)清醒时每天排尿少于 8 次。

(8)3 个月内有前列腺炎或细菌性膀胱炎发生。

(9)膀胱或下尿路结石,或有活动性生殖器疱疹。

(10)子宫、阴道、尿道肿瘤。

(11)尿道憩室。

(12)环磷酰胺或其他化学性膀胱炎。

(13)结核性膀胱炎。

(14)放射性膀胱炎。

(15)良性、恶性膀胱肿瘤。

(16)阴道炎。

(17)年龄＜18 岁。

因该诊断标准过于严格,故造成临床上约 60％的患者不能满足其诊断标准。因此,间质性膀胱炎的诊断有时需借助相关辅助检查来完成。

(二)辅助检查

1. 膀胱镜检查

膀胱镜检查是诊断间质性膀胱炎的重要方法。膀胱在注水充盈时有疼痛,少数患者甚至比较剧烈,故需在局部麻醉下进行,镜检可见膀胱壁溃疡数量多少各异,血管点状扩张或呈放射状排列,黏膜亦有小的表浅溃疡,尤其是膀胱前壁和顶部,或可见到瘢痕、裂隙、渗血或瘀斑,膀胱扩张后更明显;膀胱容量减少。活检时可见黏膜及肌层中肥大细胞数目明显增多为其特征性病理表现。

2. 钾离子敏感试验

膀胱黏膜屏障破坏是间质性膀胱炎的发病机制之一。Parsons 提出了一种筛选和诊断间质性膀胱炎的方法,即钾离子敏感试验,方法是分别用无菌溶液和 0.4mmol/L 钾溶液行膀胱灌注,并记录尿路刺激症状的程度。正常人由于有完整的氨基多糖层保护,不会出现症状,间质性膀胱炎患者因为氨基多糖层缺陷,钾离子可透过移行上皮到达深层组织,产生刺激症状和毒性反应。急性膀胱炎和放射性膀胱炎患者其膀胱上皮的通透性均增加,可产生阳性反应。

3. 造影检查

膀胱造影可显示膀胱容量减少,有时可发现膀胱输尿管反流;静脉肾盂造影(IVU)显示上尿路功能及形态均正常。

4.B超检查

B超可提示膀胱容量减少、肾积水等改变。近年有人提出,凡长期患有尿路感染、久治不愈的中老年女性,除外菌尿及尿细胞学改变后,均应考虑到间质性膀胱炎的可能,应及时行膀胱镜检查。

四、鉴别诊断

间质性膀胱炎需要与以下疾病进行鉴别。

1.急性膀胱炎

急性膀胱炎患者也会有尿频、尿急、尿痛的症状,但多伴有血尿,而且在尿中会有大量的白细胞,在进行尿液培养时,会有大量的细菌繁殖。

2.腺性膀胱炎

某些腺性膀胱炎患者也会出现尿频、尿急、尿痛,但进行B超检查时会发现膀胱壁增厚或膀胱内有占位性病变,行膀胱镜检查时会发现乳头状物,而且炎症浅表会出现溃疡。

3.膀胱结核

膀胱结核可表现为真性溃疡,而且会累及到结核肾侧的输尿管口周围,有时会出现脓尿,行尿液检查可找到结核杆菌,行泌尿系统造影会显示出肾结核。

4.寄生虫引起的膀胱溃疡

寄生虫引起的膀胱溃疡所表现的症状和间质性膀胱炎类似,一般发生在男性,尿液中有虫卵,或有典型的膀胱溃疡病变特征。

五、治疗

间质性膀胱炎的治疗方法较多,但目前尚无完全治愈该病的方法,治疗的目的是缓解症状、改善患者的生活质量,一般几种方法联合应用可取得较好的效果。

1.一般治疗

(1)嘱患者改变饮食习惯,如避免摄入刺激性食物和饮料等。

(2)减轻患者的心理压力。

(3)嘱患者加强身体锻炼。

(4)膀胱训练:嘱患者多饮水,每天饮水量至少1500~2000mL,排尿前要憋尿5~10分钟,在服用解痉药生效后,逐渐增加膀胱容量。

2.膀胱水囊扩张

膀胱水囊扩张一般在硬膜外阻滞或全身麻醉下进行,有效率为20%~30%,症状缓解可达数周至数月。治疗时需注意注水要逐渐加量,缓慢进行,防止造成膀胱破裂。

3.外科手术治疗

本病只有在所有非手术治疗无效时,方可考虑采用外科手术治疗。如果疾病已经转变成慢性间质性膀胱炎,同时患者的膀胱容量已缩小至150mL以下,患者的下尿路症状又因为膀胱挛缩而变得十分严重时,可以考虑行膀胱部分切除术或肠道膀胱扩大整形术进行治疗。

(1)膀胱部分切除术:适用于膀胱壁病变局限,特别是伴有 Hunner 溃疡病变者。尽管术后患者症状可以得到改善,但是复发率也较高。

(2)膀胱扩大成形术:手术后不仅扩大了膀胱,而且置换了大部分病变的膀胱壁。需要注意的是,膀胱病变部分切除应充分、彻底,必须紧靠三角区与膀胱颈,使剩下的边缘仅够与肠管吻合。术后短期治疗效果较好,但有较高的复发率,最终需行膀胱全切术。

六、护理

(一)术前护理

1.配合医生完善术前各项检查

术前检查项目除包括体温、脉搏、呼吸、血压,出、凝血时间,以及心、肝、肾功能外,还包括手术部位皮肤有无化脓性病灶、女性患者的月经来潮日期等。若出现严重高于或者低于正常值的检查指标时,手术一般需要延期。

2.心理指导

向患者介绍有关疾病的健康知识,减轻患者术前的心理负担。

3.皮肤准备

术前 1 天,嘱患者应沐浴、理发、剃须、剪指甲、更衣(若患者不能自理,可由护士协助完成);按手术部位做好术野皮肤的准备工作。

4.消化道准备

一般手术前 8~12 小时应禁食,术前 4~6 小时应禁水。

5.配合指导

术前指导患者进行床上大小便练习、床上翻身练习、深呼吸以及有效咳嗽练习,防止术后并发症。

6.其他

(1)遵医嘱确定患者血型并备血,完成常规药物的皮肤敏感试验,如青霉素、头孢菌素等。

(2)准备术中用物:如特殊药品、X 线片、胸带、腹带等。

(3)手术日晨,测量患者的体温、脉搏、呼吸、血压,取下患者佩戴的义齿、眼镜、发夹、饰品、手表及贵重物品,交家属或护士长保管;按医嘱给予术前用药。

(4)整理床单位:包括麻醉床、输液架、氧疗装置、引流管(袋)以及各种监护设备。

(二)术后护理

1.术后处理

患者回病房后,为其妥善固定引流管和引流袋,用生理盐水冲洗膀胱,保证引流管通畅,避免引流管弯曲或者脱出;定时观察患者的尿液颜色变化,如为深红色,则应加快冲洗速度,并通知医生。

2.饮食护理

良好的饮食对于避免疾病发作和控制症状有重要的作用。术后应告知患者少食用豆制品、腌制品、刺激性强的食物,禁止饮用啤酒和部分奶制品(如酸奶、奶酪、咖啡奶等),食物中不使用调味品(如辣椒、洋葱、酱油等);鼓励患者多食用高纤维、营养丰富的食物。

3.膀胱灌注的护理

膀胱灌注前,应与患者交流,告知其膀胱灌注的注意事项和重要性,叮嘱患者1~2小时内禁止喝水,以减少尿液的产生;灌注前要排空膀胱,注入透明质酸钠药物后要告知患者左侧卧位、右侧卧位、平卧位交替,每15分钟变换一次体位,以便药物与膀胱壁充分接触;灌注后,护士要耐心倾听灌注治疗的效果及心情,鼓励患者继续治疗,增加其战胜疾病的信心。

4.疼痛的护理

部分患者由于紧张、恐惧、情绪激动、噪声和强光等会加重疼痛,因此护理人员应细心了解患者的个人情况,从细节入手,避免进行不必要的可加重患者疼痛的操作,必要时可以应用镇痛药物、热水浴和听音乐等缓解疼痛。同时,还要争取家属的配合,鼓励和关心患者,给患者以安慰和信心。

第四节　腺性膀胱炎

腺性膀胱炎(cystitis glandularis,CG)是膀胱移行上皮的一种增生和化生性病变,有发展为腺癌的可能,大多为乳头状瘤型或滤泡样型。近年来,其发病率呈增高趋势。

一、病因与发病机制

目前,腺性膀胱炎的病因、发病机制仍不完全清楚,多数学者认为是膀胱移行上皮在慢性刺激因素长期作用下发生化生(转化为腺上皮)的结果,亦可能与下列因素有关。

1.膀胱的慢性炎症

膀胱的慢性细菌感染,尤其是革兰氏阴性杆菌感染,与腺性膀胱炎密切相关。临床上,腺性膀胱炎好发于女性,与女性下尿路感染的高发病率相一致。长期、频繁的细菌感染可能是慢性膀胱炎发展为腺性膀胱炎的一个重要因素。

2.人类乳头瘤病毒感染

有报道指出,腺性膀胱炎也可能与人类乳头瘤病毒(HPV)感染相关。

3.下尿路梗阻或功能异常

各种原因引起的下尿路梗阻和功能异常是尿路感染最重要的易感因素,如膀胱颈肥厚、前列腺增生以及神经源性膀胱等,均可引起尿流不畅或易于反流,减弱尿液的冲洗作用。同时,残余尿量增加,则成为细菌生长的良好培养基。

4.其他

膀胱结石、息肉、肿瘤,泌尿系统置管(如造瘘管)以及异物长期慢性刺激等均可破坏膀胱黏膜的防御能力,引起细菌感染。

二、临床表现

腺性膀胱炎好发于女性,成人和儿童均可发病。其临床表现无特征性,主要表现为尿频、尿痛、下腹及会阴痛、排尿困难,偶尔有肉眼或镜下血尿及排尿不畅,部分患者在抗感染治疗后肉眼血尿和尿白细胞可消失,但镜下血尿及尿频仍持续存在,常反复发作。由于久治不愈,患者生活质量下降,多伴有焦虑、抑郁、失眠等。

部分腺性膀胱炎患者可有耻骨上膀胱区深压痛,常规泌尿系统辅助检查(如 B 超等)多无阳性病变,均需行膀胱镜检查及病理学检查。

三、诊断

当发现成年女性出现顽固性的尿频、尿痛和血尿时,应想到腺性膀胱炎的可能。此时,应注意询问患者的病史,了解发病的原因或诱因、疼痛性质、排尿异常等症状、治疗经过和复发等情况,并选择下列几种检查进一步明确诊断。

(1)检查女性患者有无尿道外口解剖的异常,以及有无妇科疾病。

(2)如为男性患者,应行肛门指诊检查,偶可发现膀胱后壁(尿道内口及三角区)质地变硬,同时行前列腺按摩,可获得前列腺液常规检查结果。

(3)尿液检查:做中段尿的镜检、细菌培养和药敏试验,必要时常规做尿沉渣细菌计数以及尿沉渣细菌镜检,可明显提高腺性膀胱炎患者尿路感染的检出率。

(4)有无邻近器官感染:男性患者做前列腺液常规检查主要是了解是否有前列腺炎、有无特异性病原体,包括沙眼衣原体、溶脲脲原体、淋病奈瑟球菌、真菌、滴虫和病毒;女性患者应检查宫颈分泌物中是否有上述病原体的存在。

(5)膀胱镜检查:膀胱镜加黏膜活检对诊断腺性膀胱炎具有决定性意义。病变多位于膀胱三角区、膀胱颈和输尿管开口周围,肉眼观察可见病灶处膀胱黏膜粗糙不平、增厚、充血、水肿,可呈较小的、多发性的、不规则的乳头状(或结节状)凸起,有的则呈多形性、乳头状、分叶状滤泡样混合存在,少数可形成较大的孤立性肿块;严重者可累及整个膀胱壁。

腺性膀胱炎在膀胱镜下可表现为以下几型。①乳头状瘤型:带蒂的乳头状增生物表面充血、水肿,蒂大小不等。②滤泡样(或绒毛样)水肿型:有片状浸润型的滤泡状水肿隆起或绒毛状增生。③慢性炎症型:局部黏膜粗糙,血管纹理增多或模糊不清。④红润型:亦称肠腺瘤样型,呈鲜红色占位性病变,有时疑为血凝块。⑤黏膜无显著改变型:黏膜大致正常。

腺性膀胱炎的乳头状肿物末端透亮,且无血管长入,表面光滑,蒂宽,且不呈浸润性生长,活检不易出血。

(6)影像学检查:B 超和 CT 检查可显示膀胱内占位性病变或膀胱壁增厚等非特异性征象。

(7)流式细胞学检查:组织中的 DNA 含量、免疫组织化学检测分子指标(如 P53)的表达可为腺性膀胱炎的病理诊断及临床分型提供参考。

四、鉴别诊断

腺性膀胱炎容易发生误诊或诊断困难,需与膀胱腺癌、滤泡性膀胱炎等疾病相鉴别。

1. 膀胱腺癌

肠上皮型腺性膀胱炎(特别是旺盛性或弥散性)易与肠型膀胱腺癌相混淆,鉴别要点如下:①腺性膀胱炎的间质黏液湖一般是局灶性的,其内一般没有漂浮细胞;腺癌的黏液湖多为广泛性的,常有漂浮的癌细胞。②腺性膀胱炎常累及肌层,为浅层局灶性和推挤式;腺癌常浸润深肌层,为分割破坏式。③腺性膀胱炎的细胞异型性常为局灶性,程度亦比较轻,结构异型性不十分明显;腺癌结构和细胞异型性更明显。④腺性膀胱炎缺乏核分裂;腺癌核分裂多,亦可见病理性核分裂象。⑤腺癌可出现印戒样细胞,腺性膀胱炎无此表现。⑥腺性膀胱炎一般没有坏死,腺癌常有坏死。⑦腺性膀胱炎除肠型腺上皮外,还可见到泌尿上皮型腺样结构,腺癌通常没有。

2. 滤泡性膀胱炎

滤泡性膀胱炎易与腺性膀胱炎的滤泡型混淆,其特点是常见于慢性尿路感染后,膀胱镜可观察到小的、灰黄色、隆起的小结节,常被炎性黏膜包围,但有时在结节间亦可看到正常黏膜,病变常见于膀胱三角区或膀胱底部,缺乏腺性膀胱炎之片状浸润、隆起及绒毛状增生之特征;显微镜检查可发现在黏膜固有层内有淋巴细胞滤泡组成的结节。

五、治疗

腺性膀胱炎根据诱因、伴发疾病、病变部位、病变范围、病理类型的不同,可采取如下治疗措施。

1. 解除诱发因素

解决基础疾病是本病最基本的治疗手段,否则效果不佳或易复发。

2. 对症处理

对于膀胱内病变范围小、症状轻者,可采取膀胱灌注化疗,辅以对症处理。

3. 膀胱灌注

对于膀胱病变较广、症状较重者,经尿道电切或电灼是主要的治疗措施。同时,术后可予以膀胱灌注,一般选用噻替哌注射液,60mg,溶于生理盐水或注射用水 30~60mL 中,将尿排净后,经导尿管注入膀胱,变换体位后保留 1~2 小时,每周 1 次,4 周后改为每个月 1 次,10 次为 1 个疗程。

4. 切除术术后予以膀胱灌注化疗

对于疾病复发,以及高度怀疑恶变或有恶变的片状增生型合并溃疡的腺性膀胱炎患者,可行膀胱部分切除术术后予以膀胱灌注化疗。

5. 手术切除、经尿道电切加膀胱内灌注化疗药物

手术切除、经尿道电切加膀胱内灌注化疗药物是治疗腺性膀胱炎的有效方法。膀胱内局部病变的处理要根据患者的临床症状,病变的部位、大小、形状,以及所引起的并发症等采取不同的方法。

(1)腔内手术:对于乳头状瘤样型、滤泡型、绒毛样水肿型,如果病变范围<7cm,可行电切、电灼、气化、激光烧灼等处理,切除范围应超过病变部位 1cm,深度达黏膜下层,术后给予药物膀胱灌注,以减少复发。

(2)开放性手术:手术的指征具体如下。①膀胱多发性肿物,病变广泛、严重且弥散,症状明显,非手术治疗或腔内治疗效果不佳,多次复发者。②病变累及膀胱颈部,双输尿管开口或同时合并起源于双输尿管下段的肿物,引起明显的排尿困难、双肾积水、双肾功能减退者。③膀胱病变致膀胱容量明显变小,似结核样膀胱挛缩者。④高度怀疑或已有癌变者。对于上述情况,可考虑做膀胱部分切除术或全膀胱切除术。

六、护理

1. 术前护理

手术当天患者不可进食,故手术前一晚要进行灌肠,这样对于麻醉有利,而且还可以减少手术之后出现腹胀等症状。在手术之前,需要先留置导尿管,这样能够让注水充盈的膀胱暴露出炎症;此外,手术之前膀胱呈充盈状态,能够让医生更容易地进行手术,手术的成功率也就会更高一些。

腺性膀胱炎患者在手术之前需要做一些相关检查,主要是心功能和肺功能,如果患者可以耐受麻醉的风险,那么就可以进行膀胱电切手术;如果有泌尿系统感染,那么短期内不宜行手术治疗,一定要等抗生素控制住炎症之后再进行手术。

2. 术后护理

(1)嘱患者应勤换内裤,注意会阴部清洁及性生活卫生。

(2)每次排尿时宜排尽,不让膀胱有残余尿,每次性生活后宜排尿 1 次。

(3)注意经期卫生,有反复膀胱炎病史的妇女,经期内可服用抗生素预防感染。

(4)嘱患者多饮水,这是治疗腺性膀胱炎的秘诀。

(5)慢性病例要用足量的抗菌药物,坚持治疗 4～6 周。

第九章　神经外科疾病

第一节　听神经瘤

听神经瘤是原发于第Ⅷ对脑神经鞘膜上的肿瘤,为神经膜瘤,主要表现为一侧进行性感音神经性聋,少数表现为突发性耳聋,伴有面神经麻痹、耳鸣和前庭功能减退,还可表现为面部麻木、味觉障碍、角膜反射减退等。

一、疾病分期

根据肿瘤的大小及其相应的临床表现,可将听神经瘤的发展过程分为 4 期。

第一期:管内型,肿瘤直径<1cm,位于内耳道内,仅有听神经受损的表现。

第二期:小型肿瘤,肿瘤直径为 1～2cm。除听神经症状外,患者可出现邻近脑神经症状,如三叉神经或小脑功能障碍,但无颅内压增高,脑脊液内蛋白含量轻度增高,内听道有扩大。

第三期:中等型肿瘤,肿瘤直径为 2～3cm。除上述两期的症状外,患者还有后组脑神经及脑干功能的改变,小脑症状更为明显,并有不同程度的颅内压增高,内听道扩大,并有骨质吸收。

第四期:大型肿瘤,病情发展已到晚期,阻塞性脑积水表现严重,脑干受损亦很明显,有的甚至有意识障碍,甚至意识不清,并可有角弓反张样强直性发作。

二、临床表现

听神经瘤的病程很长,症状存在时间可自数月至十余年不等。本病的首发症状几乎都是听神经本身的症状,包括头晕、单侧耳鸣及耳聋。耳鸣为高音调,似蝉鸣或汽笛声,呈连续性,常伴有听力减退。在嘈杂环境中辨别语言能力的下降是听神经瘤患者早期听力下降的典型表现。由于头晕不剧烈,也不伴有恶心、呕吐,因此本病常被患者所忽视。听神经瘤主要引起脑桥小脑角综合征,包括听神经前庭支及耳蜗支的功能障碍,各邻近脑神经的刺激或麻痹症状,小脑症状,脑干症状(包括各长传导束的功能障碍),后期可出现颅内压增高症状。

三、诊断

(一)诊断要点

1.病史

听神经瘤生长缓慢,肿瘤体积较小时,患者可无明显临床症状。本病最常见的早期表现为耳鸣、感音神经性聋和平衡失调。耳鸣多为一侧,呈渐进性,音调高低不等。耳聋常为一侧,呈慢性进展性,常有言语分辨力差的现象,少数患者可表现为突发性耳聋。因前庭功能受累,故患者可出现平衡失调,多表现为轻度不稳感,少数患者会出现短暂的旋转性眩晕。随着肿瘤的增大,上述症状会加重,并可出现三叉神经和面神经受累的症状。一般情况下,出现三叉神经症状与出现听神经症状可间隔两年左右或更长。

有三叉神经症状者,提示肿瘤直径大于2cm,表现为角膜异物感、面部感觉迟钝或不典型的三叉神经痛等。面神经受累则可出现同侧周围性面瘫。肿瘤增大压迫小脑时,患者可出现患侧手足运动不灵、步履蹒跚、向患侧倾倒等;侵及颈静脉孔区时,患者可出现第Ⅸ、Ⅹ、Ⅺ对颅神经症状;侵及中颅窝压迫展神经和动眼神经时,患者可引起眼球运动障碍、复视等。肿瘤晚期,患者可出现颅内压增高症状和脑干生命中枢功能障碍。

2.体格检查

进行外耳道及鼓膜检查时,患者一般无阳性体征。自发性眼震是听神经瘤常见的体征,呈水平型或垂直型。进行神经系统检查时,应重点检查第Ⅷ、Ⅴ、Ⅶ、Ⅵ、Ⅸ、Ⅹ、Ⅺ对脑神经的功能。进行眼底检查时,患者可因颅内压增高而出现视盘水肿。

(二)辅助检查

1.听力检查

听神经瘤患者虽常有听力改变,但不能谨以此表现作为诊断依据。听力检查的目的是为影像学检查做初步筛选。对于筛选结果可疑者,应进行CT或MRI等检查。

(1)纯音听阈测试:多为单耳高频陡降型感音神经性聋听力曲线,少数为平坦型或上升型感音神经性聋听力曲线。

(2)音衰试验:大多为阳性表现,无响度重振现象。

(3)言语测试:语言识别率明显下降,多在30%左右。

(4)声导抗测试:镫骨肌反射阈升高或消失,潜伏期延长,衰减试验异常。

(5)脑干听觉诱发电位:患侧Ⅴ波潜伏期常明显延长,超过6毫秒以上,两耳Ⅴ波潜伏期差超过0.4毫秒;如Ⅰ波存在而Ⅴ波消失者,提示为听神经瘤。

(6)耳声发射:耳声发射正常而听力下降者,提示听神经受累,而耳蜗功能仍正常。

2.前庭功能检查

进行前庭功能检查时,患侧前庭功能下降,各种诱发试验反应普遍偏低,常有向患侧的优势偏向。

3.影像学检查

CT扫描示内耳道扩大,可诊断局限在内耳道内直径5mm以下的肿瘤;MRI扫描可发现直径1mm左右的肿瘤,并可明确肿瘤的范围。因此,MRI是目前诊断听神经瘤最敏感、最有效的方法。

四、鉴别诊断

听神经瘤主要应和脑膜瘤、三叉神经鞘瘤、胆脂瘤等进行鉴别。脑膜瘤是多发于岩骨背侧的半球形肿块,增强扫描后明显均匀强化,并伴有脑膜尾征。三叉神经鞘瘤主要是面部麻木或疼痛而引起的听力下降,一般不引起内耳道的扩大。胆脂瘤常表现为面部的麻木和疼痛,增强扫描一般无强化。

五、治疗

(一)手术治疗

手术治疗是治愈听神经瘤的唯一办法。对于病情严重、身体较差、无法耐受手术的患者，可考虑应用伽马刀等非手术疗法。

听神经瘤可根据肿瘤的部位、大小，以及有关结构的受累程度和状态而采用不同的手术进路。

1.颅中窝进路

颅中窝进路适用于局限于内耳道内的听神经瘤(直径<1.5cm)。其优点是能保留面神经功能和听力，避免损伤脑干和小脑；缺点是术野较小，如有颅内出血，则不好控制。

2.迷路进路

迷路进路对于听力损失较重、面神经功能正常、起源于内耳道突向小脑脑桥角的肿瘤可最大限度地保存面神经功能。其优点是可以直接抵达内听道和小脑脑桥角，避免开颅及损伤脑干和小脑，多数面神经可以保留，肿瘤残留可能性小；缺点是不能保存听力。

3.乙状窦后或枕下进路

乙状窦后或枕下进路适用于较大的位于小脑脑桥角处的肿瘤。其优点是术野宽敞，同时可磨除内耳道后壁，切除内耳道内的肿瘤，能避免损伤脑干及小脑；缺点是导致听力下降。

(二)术后并发症的处理

1.术后出血

术后颅内血肿多在12～48小时内出现，患者可出现神志不清或昏迷、血压升高或呼吸变化，应立即行手术清除血肿，彻底止血。

2.脑脊液漏

发现脑脊液漏后，应缝合切口上的漏口，降低颅内压，加压包扎伤口，全身应用足量敏感抗生素，取半卧位安静休息。

3.颅内压增高

术后出现颅内压增高者，应给予脱水药物，进低盐饮食，亦可应用激素类药物治疗。

4.脑膜炎

术后患者出现化脓性脑膜炎时，可全身应用足量、敏感的可透过血脑屏障的抗生素，初期每天应腰穿引流脑脊液，必要时行腰穿置管引流。

六、护理

1.术前护理

(1)脑室引流：①脑室引流的流出口应高出头部20～25cm，保持引流管通畅，勿使引流管受压、曲折。②观察脑脊液的量、颜色、性状。③预防感染，按时更换伤口敷料，并应用抗生素。④勿使引流袋液体过满，更换引流袋时应严格执行无菌操作。⑤嘱患者不要过多、过度摆动头部；对躁动不安及小儿患者，应加强约束。⑥外出做检查时应将引流管夹住，防止引流袋内引流液逆流回颅内。

（2）及时、准确地应用激素和脱水药物，减轻肿瘤周围水肿。

（3）患者如在术前行脑血管造影，应做好造影后的护理及观察。

2. 术后护理

（1）严密观察患者神志、瞳孔、生命体征的变化：全麻未清醒前，每 0.5～1 小时观察 1 次；全麻清醒后，每 2 小时观察 1 次。

（2）保持呼吸道通畅：听神经瘤手术有可能会损伤后组颅神经，导致咽反射及咳嗽反射减弱或消失，容易因误吸而窒息，故术后可根据情况及时清除患者口腔及上呼吸道的分泌物，保持呼吸道通畅。

（3）如发现患者头部伤口有渗血、渗液，应及时通知医生进行处理。

（4）因术后患者主动排痰困难，故需按时为患者翻身、叩背，随时吸痰，定时做雾化吸入（每天 4～6 次），防止呼吸道阻塞和肺炎的发生。

（5）手术后伴有面神经、三叉神经损害以及眼睑闭合不全者，容易发生角膜溃疡，严重者有造成失明的危险，必要时可为患者滴眼药水、涂药膏或戴眼罩，以保护其眼角膜。

（6）有三叉神经损伤者，面部感觉会丧失，因此进食时要防止烫伤。

（7）有后组颅神经损伤者，常伴有声音嘶哑、呛咳，故手术后应暂禁食，必要时给予鼻饲饮食，防止因呛咳而引起误吸。

（8）患者术后 1 周若出现患侧面部带状疱疹时，应遵医嘱为患者涂抹药膏，以防继发感染。

第二节　脑膜瘤

脑膜瘤属良性肿瘤，生长缓慢，多数病程较长，从肿瘤发生到出现早期症状，平均时间为 2～3 年。

一、病因与发病机制

脑膜瘤的病因尚不清楚，可能与一定的内环境改变和基因变异有关，并不是单一因素造成的。早年曾有人观察到有的脑膜瘤发生于颅脑外伤后，肿瘤生长的部位又与损伤部位吻合，故认为颅脑损伤是诱发脑膜瘤的一个因素，但不少人对此提出了异议。近年来，脑膜瘤的流行病学调查结果表明，脑膜瘤的发病与损伤并不存在病因关系。

二、临床表现

1. 颅内压增高的相关表现

脑膜瘤的早期，多数患者没有颅内压增高的相关表现，尤其是高龄患者，由于脑组织有不同程度的萎缩，因此即使肿瘤生长得很大，也没有颅内压增高的相应症状。当出现颅内压增高的相应症状时，往往患者的视神经盘水肿已经十分严重，先有明显的视力障碍，才出现头痛和呕吐的表现。

2. 局灶性症状

肿瘤的发生部位不同，患者可以出现不同的脑受损表现，如偏瘫、失语、肢体麻木等，也有不少患者的首发表现是癫痫。

三、诊断

(一)诊断要点

患者无明显诱因出现颅内压增高的相关表现,或成年人无明显诱因的首发癫痫,应高度怀疑脑膜瘤的可能性。

(二)辅助检查

1.头颅 X 线片

由于脑膜瘤与颅骨关系密切,因此 X 线片常有以下表现。①局限性骨质增生:颅骨内、外板骨质均可弥散性增生;外板的增生常表现为特征性的针芒样,呈放射状排列。②局限性破坏:颅骨可以变薄、破坏和穿溃。③板障血管压迹增多:可见脑膜动脉沟增粗、扭曲和板障内血管增多。

2.脑血管造影检查

各种类型的脑膜瘤都富于血管结构,故脑血管造影时可见:①肿瘤"着色",因肿瘤的血液循环速度比脑血流速度慢,故在造影的静脉期可见肿瘤的迟发性着色。②供血动脉和回流静脉,肿瘤可同时接收来自颈内动脉和颈外动脉或椎基动脉系统的供血;静脉期可见粗大的回流静脉或静脉窦。③正常脑血管,肿瘤呈球形生长,将正常脑组织挤压推移,故肿瘤周围的脑血管呈包绕状移位。

3.头部 CT 扫描

典型脑膜瘤的 CT 平扫表现如下:①等密度或稍高密度占位性病变。②密度均匀一致,边缘清晰可见,瘤内可有散在钙化灶。③肿瘤边缘可有低密度脑水肿带。

进行脑膜瘤 CT 增强扫描时可见肿瘤明显强化,呈均匀一致的高密度实质性肿块。

四、鉴别诊断

本病需与视神经胶质瘤、淋巴管瘤等疾病加以鉴别。

五、治疗

1.手术治疗

手术切除是脑膜瘤最有效的治疗手段。在可能的情况下,最好将肿瘤连同受肿瘤侵犯的脑膜和颅骨一并切除,然后用人工脑膜和颅骨进行相应的修补,但在实际工作中,完全切除肿瘤,尤其是将肿瘤所附着的脑膜完全切除是非常困难的。

2.放射治疗

良性脑膜瘤如能够做到全切除,是最理想的结果,但由于肿瘤的生长部位以及与邻近重要结构的关系,事实上有 $17\%\sim50\%$ 的脑膜瘤做不到全切除。同时,恶性脑膜瘤亦做不到全切除。这样就必须在手术以后做放射治疗,一般而言,放射治疗对内皮型脑膜瘤和恶性脑膜瘤的效果是肯定的。

六、护理

(一)术前护理

(1)由于脑膜瘤的血运极为丰富,瘤体较大,与周围结构关系复杂,因此常伴有明显的颅内压增高表现,术前可应用脱水药物降低颅内压或暂时控制颅内压。术前几天可应用少量肾上腺皮质激素,有利于降低颅内压。

(2)充分备血:因为脑膜瘤的血运丰富,一旦发生大出血,需要大量的血液进行补充。

(3)有癫痫发作者,应给予抗癫痫药物治疗。

(二)术后护理

1.麻醉

术后患者未清醒前,取平卧位,使其头偏向一侧;清醒后,将床头抬高 10°～30°,以利于颅内静脉的回流。

2.严密监测患者的生命体征及肢体活动情况

术后应特别注意患者意识和瞳孔的变化情况,术后 48 小时内要严密观察患者有无颅内出血、脑水肿症状的出现,做到及时发现、及时处理。

3.术后并发症的护理

(1)继发性颅内出血:多由凝血机制障碍、术中止血不彻底、对高血压患者采取控制措施、患者躁动所致。护理中应动态、定时监测患者的生命体征变化,及时观察并记录伤口引流量,保持伤口引流管的通畅;防止患者躁动,及时排除因尿潴留引起的烦躁不安。

(2)脑水肿:术后应密切监测患者颅内压的变化,保持其呼吸道通畅,并给予持续吸氧;限制液体入量,控制液体滴速。对于脑水肿明显、病情有恶化趋势者,应根据医嘱,合理应用脱水剂,并尽快做好手术准备。

4.不同部位脑膜瘤术后的对症护理

(1)额叶与颅前窝脑膜瘤:术后易出现精神症状,应给予相应的护理措施。

(2)大脑半球脑膜瘤:术后易出现癫痫发作,应密切观察病情,预防性地应用抗癫痫药物。当癫痫持续发作时,应做好对症护理。

(3)位于运动性语言中枢附近的肿瘤:术后易出现运动性失语,应做好患者的心理护理,给予解释和安慰,早期进行语言训练,由简单到复杂,循序渐进,重复练习发声。

(4)发生肢体功能障碍者,应嘱患者加强肢体功能锻炼,防止发生足下垂;亦可嘱患者做被动运动和主动运动,以预防肢体畸形、挛缩。

第三节　脑脓肿

化脓性细菌侵入脑组织引起化脓性炎症,并形成局限性脓肿,称为脑脓肿。脑脓肿为脑实质内的感染性占位病变。

一、病因与发病机制

以往认为,来自邻近结构的直接播散是脑脓肿形成最常见的原因,但如今的观点是血源性传播在本病更为常见。直接播散导致的脓肿通常为孤立的,而血行播散的脓肿则通常为多发的。

二、临床表现

1.全身感染表现

在细菌侵入颅内阶段,大多数患者有全身不适、皮疹、发热、头痛、呕吐等急性脑炎或脑膜炎表现。当脓肿包膜形成以后,患者体温大多正常或低热,而颅内压增高或脑压迫症状逐渐加重。脑脓肿进入局限阶段,临床上可有潜伏期,在潜伏期内,患者可有头痛、消瘦、疲倦、记忆力减退、表情淡漠或反应迟钝等表现。

2.颅内压增高症状

随着脑脓肿包膜的形成和增大,患者可出现颅内压增高并伴有不同程度的头痛,亦可出现呕吐以及不同程度的精神和意识障碍。

3.脑局灶定位症状

在外伤所致的脑功能障碍的基础上,患者已有的症状会逐渐加重,或出现新的症状和体征。

4.脑疝或脓肿破溃

脑疝或脓肿破溃是脑脓肿患者的两大危象。前者与其他颅内占位性病变所致的脑疝相似;后者为脓肿接近脑表面或脑室时由于脓肿内压力骤然改变而致脓肿突然破溃,脓液流入蛛网膜下腔或脑室内,引起急性化脓性脑膜炎,患者会突然出现高热、昏迷、抽搐等。

三、诊断

脑脓肿的诊断依据:①患者有原发化脓性感染病灶,如慢性胆脂瘤性中耳炎、鼻窦炎等,并有近期急性或亚急性发作的病史。②有颅内占位性病变表现,如颅内压增高症状或局灶症状和体征。③病程中曾有全身感染症状。

具有以上3项者,应首先考虑脑脓肿的诊断;再结合CT或MRI扫描结果,即可对典型病例做出诊断。

四、鉴别诊断

脑脓肿需要与以下疾病进行鉴别。

1.化脓性脑膜炎

化脓性脑膜炎起病急,脑膜刺激征和中毒症状较明显,神经系统定位体征不明显,CT或MRI扫描无占位性病灶。

2.硬膜外和硬膜下脓肿

单纯的硬膜外脓肿患者颅内压增高和神经系统体征少见;硬膜下脓肿患者脑膜刺激征比较明显。两者可与脑脓肿同时存在,通过CT或MRI扫描可明确诊断。

3.脑肿瘤

某些脑脓肿患者全身感染症状不明显,CT扫描显示的"环形强化"征象也不典型,与脑肿瘤(如胶质瘤)、脑转移性肿瘤不易鉴别,有时甚至需通过手术才能确诊。因此,临床工作中应仔细分析病史,结合各种辅助检查加以鉴别。

五、治疗

急性脑炎及化脓阶段以内科治疗为主,一旦脓肿形成,则应以外科手术治疗为主。

1. 积极治疗原发病灶

临床上,由于脑脓肿病情较为危急,因此应先处理脑脓肿。术后若情况许可,再处理原发病灶。例如,耳源性脑脓肿可先做脑部手术,术后病情许可时再行耳科根治手术。

2. 外科治疗

脑脓肿包膜形成后,应在抗感染、脱水、支持治疗的同时,尽早采用外科治疗。

六、护理

1. 术前护理

(1)心理护理:向患者进行疾病相关问题的解释和说明,解除其心理负担,给予心理、情绪支持,并给予患者恰当的护理。

(2)协助患者取头高脚低位,以防止颅内压力增高,尤其是在癫痫发作时、颅内压增高致呕吐及小脑半球脓肿而出现饮水呛咳时。

(3)协助患者进行各项检查,同时做好必要的术前准备工作。

(4)癫痫发作时的护理:癫痫大发作时,患者会突然意识丧失、四肢痉挛抽搐,容易因跌倒或碰撞导致损伤。因此,对于有癫痫病史者,应限制其活动范围,发作频繁时需卧床并加用床档,防止患者癫痫发作时发生窒息。

2. 术后护理

(1)保持呼吸道通畅,密切观察病情变化,每 1～2 小时为患者测量生命体征 1 次。

(2)防止患者剧烈咳嗽、用力喷嚏和用力大便,避免颅内压进一步增高。

(3)注意营养和维生素的补充,保持水、电解质及酸碱平衡,必要时输注全血、血浆、蛋白等,以改善患者的全身状况,增强抵抗力。

(4)脓腔引流管的护理:①将引流管置于低位,距脓腔至少 30cm,引流管的位置应保留在脓腔的中心。②患者取卧位时,须符合体位引流的要求。③术后 24 小时方可进行脓腔冲洗,可用庆大霉素生理盐水缓慢注入脓腔内,再轻轻抽出,不可过分加压。

第四节　短暂性脑缺血发作

短暂性脑缺血发作(transient ischemic attack,TIA)是由于脑动脉狭窄、闭塞或血流动力学异常而导致的短暂性、反复发作性脑局部组织的血液供应不足,使该动脉所支配的脑组织发生缺血性损伤,表现出相应的神经功能障碍。本病典型的临床表现可持续数分钟至数小时,可反复发作,但在 24 小时内会完全恢复,不遗留任何后遗症,但部分患者可发展为完全性脑卒中。短暂性脑缺血发作可分为颈内动脉系统短暂性脑缺血发作及椎-基底动脉系统短暂性脑缺血发作。椎-基底动脉系统短暂性脑缺血发作的患者可发生短暂的意识障碍。

一、病因与发病机制

短暂性脑缺血发作的病因与发病机制至今尚不安全清楚,目前认为有以下几种学说。

1.微栓塞学说

入颅动脉存在粥样硬化斑块及附壁血栓,可造成反复出现同一部位的短暂性脑缺血发作。

2.脑动脉痉挛学说

脑动脉硬化、管腔狭窄,血流经过狭窄的动脉时产生的漩涡可刺激动脉壁,使动脉发生痉挛,造成短时的缺血。

3.颈椎学说

椎动脉硬化及横突孔周围骨质增生可直接压迫椎动脉,突然过度活动颈部可使椎动脉扭曲和受压,出现椎-基底动脉系统的短暂性脑缺血发作;增生的骨质可直接刺激颈交感干,造成椎-基底动脉痉挛。

4.脑血流动力学障碍学说

在脑动脉粥样硬化、管腔狭窄的基础上,患者血压突然下降,脑分水岭区的灌注压下降,可出现相应的脑缺血表现。

5.心脏病变学说

心脏产生的栓子不断进入脑动脉,可导致脑动脉的供血不足。引起短暂性脑缺血发作最常见的心脏病有心瓣膜病、心律失常、心肌梗死等。

二、临床表现

本病多发于中老年人,大多伴有高血压、高脂血症、心脏病、糖尿病等病史;典型特征为发病突然,症状和体征于数秒钟内可达高峰,持续数分钟至数小时,24小时内可完全恢复,且可反复发作。

(1)椎-基底动脉系统短暂性脑缺血发作的临床表现:①复视。②偏盲。③眩晕、呕吐。④眼球震颤。⑤声音嘶哑、饮水呛咳、吞咽困难。⑥共济失调、猝然昏倒。⑦单侧或双侧口周及舌部麻木,交叉性面部及肢体感觉障碍,单侧或双侧肢体无力及病理反射呈阳性。⑧一过性遗忘。

(2)颈内动脉系统短暂性脑缺血发作的临床表现:①以大脑中动脉短暂性脑缺血发作最多见,表现为以上肢和面舌瘫为主的对侧肢体无力,病理反射呈阳性,可有对侧肢体的感觉障碍、对侧偏盲、记忆理解障碍、情感障碍、失用等,病变在左侧半球时可有失语、失读、失算、失写等。②大脑前动脉短暂性脑缺血发作表现为精神障碍、人格障碍、情感障碍等。③颈内动脉主干发生短暂性脑缺血发作时的表现除以上症状和体征外,还伴有同侧眼球失明及对侧上、下肢无力等症状。

三、诊断

短暂性脑缺血发作在临床中相当常见,主要根据临床病史特点和相关检查进行诊断。

(1)患者多有高血压和/或脑动脉硬化病史,或有颈椎病、糖尿病、心脏病、高脂血症等。

(2)常突然起病,数秒钟或数分钟内症状达高峰。

(3)病程具有一过性,每次发作持续时间通常为数分钟至数小时,最长不超过 24 小时。

(4)发作的反复性,少者发作一两次,多至数十次或数百次,可自行缓解。

(5)症状的刻板性和可逆性,每次发作的症状、体征基本相同,且在 24 小时内可完全康复。

(6)无颅内压增高表现,大多无意识障碍。

(7)头颅 CT、MRI 检查无梗死灶形成。

(8)颈内动脉系统短暂性脑缺血发作表现为一过性单眼黑矇,肢体麻木、无力或发沉(常仅单独累及手、手和臂,或手和脸同时受累,也可以影响一侧半身),失语等;若为椎-基底动脉系统短暂性脑缺血发作,则有双眼视物模糊或复视、眩晕、呕吐、平衡障碍,以及一侧或双侧肢体无力、麻木或沉重(交叉性感觉或运动障碍),构音障碍,吞咽困难,听力丧失,猝倒等。

四、鉴别诊断

短暂性脑缺血发作需要与以下疾病进行鉴别。

1. 局灶性癫痫

局灶性癫痫多为症状性癫痫,脑电图检查多有异常表现。

2. 梅尼埃病

梅尼埃病与椎-基底动脉系统短暂性脑缺血发作的表现相似,但其症状常超过 24 小时,伴有耳鸣、耳闭、眼球震颤等,且无神经缺损体征。

五、治疗

(1)为患者进行系统的病因学检查,制订治疗策略。

(2)抗血小板聚集治疗:可给予肠溶阿司匹林、氯吡格雷、缓释双嘧达莫与阿司匹林复合制剂。

(3)抗凝血治疗:对于短期内频繁发作,1 天发作 3 次以上,或 1 周发作 5 次,或有进展性脑卒中的可能,尤其是椎-基底动脉系统短暂性脑缺血发作,可给予抗凝血治疗,常用药物有肝素钠、双香豆素类药物、低分子肝素等。

(4)他汀类药物:用于动脉粥样硬化引起的短暂性脑缺血发作。

(5)扩容药物:用于低灌注引起的短暂性脑缺血发作。

(6)病因、危险因素、并发症的治疗:针对引起短暂性脑缺血发作的病因(如动脉粥样硬化、高脂血症、高血糖、高血压、颈椎病)进行相应的治疗。

(7)外科手术治疗:当发现颈动脉粥样硬化狭窄在 70% 以上时,在患者及其家属同意的基础上,可考虑行颈动脉内膜剥离术或颈动脉支架置入术。

(8)预后:短暂性脑缺血发作可完全恢复正常,但频繁发作而不积极正规治疗者可发生脑梗死。

六、护理

(1)检查患者感觉障碍侧的肢体活动及皮肤情况。

(2)防止烫伤、扭伤、压伤、撞伤等。

(3)对于患者有视觉障碍,特别是偏盲者,病房环境应简洁整齐,物品放置规范,生活用品放在患者视野范围内(训练时除外)。

(4)加强饮食护理,嘱患者选择营养丰富、软食、团状或糊状食物,保证营养的摄入,防止误吸。

(5)根据患者短暂性脑缺血发作的频次、时间等制订保护措施。对于发作频繁者,应限制其活动,嘱其卧床休息,必要时可给予陪护,并向陪护人员讲解预防摔伤的相关知识。

(6)发作时的护理:密切观察患者发作时的临床表现,如有意识障碍,应立即给予吸氧;短暂性脑缺血发作后,应检查患者有无摔伤、骨折,必要时行 X 线及 CT 检查。

(7)并发症的护理:当患者出现饮水呛咳、吞咽困难时,应给予其相应护理。

(8)密切观察药物的作用与不良反应。

第十章　骨科疾病

第一节　脊柱肿瘤

脊柱肿瘤指发生于脊柱的肿瘤,可分为原发性脊柱肿瘤和转移性脊柱肿瘤。

一、病因与发病机制

脊柱肿瘤与骨肿瘤一样,发病原因迄今不明,致病因素较为复杂,目前有以下4种学说,即脊柱肿瘤的病毒学说、脊柱肿瘤的慢性刺激学说、脊柱肿瘤的胚胎组织异位残存学说、脊柱肿瘤的恶变学说。

二、临床表现

无论是原发性还是转移性脊柱肿瘤,其典型的临床表现均为局部疼痛、神经功能障碍、局部包块或脊柱畸形等。无症状的脊柱肿瘤通常在体格检查中才会被发现。

1. 疼痛

疼痛为脊柱肿瘤患者最常见、最主要的症状。80%～95%的原发性脊柱肿瘤在确诊时以疼痛为首发症状,有时也是唯一症状。脊柱肿瘤所致疼痛的可能机制包括骨的浸润和破坏(尤其是骨膜的膨胀)、骨病变组织的压迫、病理性骨折、脊柱椎节不稳,以及脊髓、神经根或神经丛的压迫和侵蚀等。根据肿瘤的性质和发生部位的不同,疼痛发生的时间、性质等亦会有所区别。

2. 肿块

脊柱肿瘤多发生在椎体,而椎体的位置较深,难以在体表发现,故以肿块为首发表现的患者并不常见,主要见于颈椎或脊柱后部附件结构的肿瘤。脊柱恶性肿瘤的包块增长较快,对周围组织常形成压迫,故常有局部疼痛、不适等表现。转移性脊柱肿瘤由于有原发病灶的存在,且转移性肿瘤一般恶性程度较高,生长比较迅速,因此易于诱发脊柱疼痛和神经症状等,常在形成较大包块前即已被发现。

3. 畸形

脊柱肿瘤导致的脊柱畸形并不少见。其主要机制包括肿瘤对椎体和/或附件的破坏、脊柱周围组织的痉挛性反应,以及肿瘤体积较大对周围结构形成挤压等。

4. 神经功能障碍

神经受压可由肿瘤本身直接侵袭引起,也可由肿瘤破坏骨性结构导致的畸形继发引起。由于脊柱肿瘤主要发生于椎体,往往从前方压迫锥体束或前角细胞,因此常首先表现为运动功能损害,其临床症状则视脊髓神经受压程度和部位的不同而有所差异,如脊髓前角综合征、脊髓后角综合征及脊髓半切综合征等。

5. 脊柱肿瘤患者的全身表现

脊柱肿瘤患者的全身表现并不明显,出现全身症状通常是原发性恶性肿瘤和转移性肿瘤患者的晚期表现,如贫血、消瘦、低热、乏力等恶病质表现。

三、诊断

脊柱肿瘤根据患者的临床表现、相关体格检查及辅助检查,一般不难做出诊断。

四、鉴别诊断

脊柱肿瘤需要与脊柱退行性病变、创伤和脊柱炎症进行鉴别。

1. 脊柱退行性病变、创伤

脊柱退行性病变指没有外伤史的骨质疏松性脊柱骨折,脊柱创伤指有外伤史的严重脊柱骨折、肌肉拉伤、小关节损伤等,不难与脊柱肿瘤进行鉴别。

2. 脊柱炎症

脊柱炎症,如化脓性脊柱炎,通过临床症状、是否伴随发热、X 线片表现,不难和脊柱肿瘤进行鉴别。

五、治疗

脊柱肿瘤的治疗方法包括放疗、化疗和手术治疗。手术治疗多采用神经椎管减压及脊柱稳定性重建手术。近年来,术后预计生存时间较长的转移性脊柱肿瘤患者则多采取以根治为目的的转移灶摘除术。

六、护理

(一)术前护理

1. 术前疼痛的护理

患者的早期局部症状以疼痛多见,并随病情进展而逐渐加重,严重影响患者的生活质量。因此,应指导患者学会疼痛评估的方法,每天为患者进行疼痛评估,根据三阶梯镇痛原则,采取相应措施,达到缓解患者疼痛、提高其生活质量的目的。

2. 局部制动

要求患者绝对卧床,并卧硬板床;如为颈椎肿瘤,应指导患者佩戴颈托;协助患者翻身及搬运患者时动作应轻柔,以防发生病理性骨折。

3. 增加患者的抵抗力

给予患者高蛋白质、高维生素、高热量饮食,必要时遵医嘱进行静脉内高营养治疗。

4. 术前功能锻炼

(1)呼吸功能锻炼:指导患者练习深呼吸及有效咳嗽,有助于肺泡扩张、促进气体交换,可预防肺部并发症,同时嘱患者须戒烟。

(2)指导患者术前进行下肢功能锻炼:功能锻炼可促进肿胀消退,防止关节粘连及肌肉萎缩;应使患者预先熟悉功能锻炼的方法,以利于手术后早日进行功能锻炼。

5. 术前评估

术前需评估患者双下肢的感觉和活动情况,并与术后做对比。

6. 术前心理护理

(1)由于脊柱肿瘤病程长、病情重,还可能会造成患者发生截瘫或四肢瘫痪,生活不能自理,导致患者出现不同程度的痛苦、恐惧、焦虑等心理;此外,长期疾病的折磨和长期住院生活的单调、乏味,易使患者产生孤独感。因此,护士要经常巡视病房,多和患者交谈,了解患者不同的心理特点和状态,有目的地为其制订心理护理措施,改变患者的心理状态,积极应对疾病。

(2)建立良好的护患关系:护理人员与患者及其家属建立良好的护患关系是取得心理护理成功的关键。患者因患病时间长,大多数生活不能自理,故易产生烦躁不安等情绪,护士要关心、体贴患者,帮助患者及其家属正确认识和对待疾病,消除其消极情绪,帮助其树立战胜疾病的信心,并提高患者对医护人员的依从性。

7. 手术前一天准备

(1)皮肤准备:根据手术需要,将手术部位及周围的毛发剃干净。备皮后,嘱患者进行沐浴。

(2)配血:护士抽取患者 2mL 血液并送至血库进行交叉配血试验,为术中紧急输血做好准备。

(3)肠道准备:术前一天下午为患者进行灌肠,灌肠后需了解患者的排便情况;术前一天晚10 点后禁食,12 点后禁水。

(4)药物试验:遵医嘱进行药物过敏试验。

(5)休息:嘱患者术前保持充足的睡眠,术前一天晚可遵医嘱给予患者镇静安眠药。

8. 手术日晨的护理

(1)为患者测量体温、脉搏、呼吸、血压,如有体温升高,应及时告知医生。

(2)嘱患者取下首饰、义齿、眼镜、发夹、手表等,将贵重物品交由家人保管。

(3)准备术中用物,如 X 线片、CT 片、导尿包等。

(4)根据手术方法及麻醉方式准备麻醉床及用物,包括氧气装置及监护设备等。

(二)术后护理

1. 监测生命体征

手术当天,应严密观察患者的血压、脉搏、呼吸情况。一般术后需给予心电监护,每 15～30 分钟测量 1 次;病情稳定后,改为每 1～2 小时测量 1 次。

2. 保持呼吸道通畅

对于全麻未清醒的患者,应去枕平卧,将头偏向一侧,有利于呼吸道分泌物或呕吐物的排出,防止误吸;鼓励患者做深呼吸,进行咳嗽、咳痰。

3. 观察伤口出血情况

观察伤口敷料是否干净,如有渗血、渗液,应及时通知医生;术后应观察引流液的量及性质,如引流量过多,应及时向医生汇报。

4.脊髓神经功能的观察

手术中会因脊髓的牵拉造成神经根水肿而导致神经功能障碍,故手术后必须严密观察患者双下肢的感觉及运动情况,以便及时发现症状并给予处理。

5.术后饮食护理

手术麻醉方式如为局部麻醉或者区域阻滞麻醉,在不恶心、呕吐的情况下,一般不影响患者的进食及饮水;如采取的是硬膜外麻醉,术后 6 小时可少量进水,第二天早晨可进米粥等半流食,逐渐过渡为普通饮食;如采取的是全麻,需排气后再饮水,从流食逐渐过渡为普通饮食。术后需给予患者高热量饮食,经口进食困难者可遵医嘱进行静脉内高营养治疗。

6.恶心、呕吐的护理

护士要告知患者术后的恶心、呕吐是麻醉反应,麻醉作用消失后可自行消失,并应关心、安慰患者,使患者安静,避免紧张;嘱患者在呕吐时可头偏向一侧,防止因呕吐物进入呼吸道而引起窒息,呕吐停止后应清理呕吐物,并加强口腔护理。对于呕吐严重者,可遵医嘱使用止吐药。

7.腹胀的护理

术后腹胀多因胃肠蠕动受抑制所致。护士应鼓励患者早期活动,促进肠蠕动,可行腹部热敷或腹部按摩,指导患者不要进食产气食物,必要时遵医嘱使用甘油灌肠剂灌肠,甚至给予肛管排气。

8.管路的护理

手术后如放置伤口引流管或尿管,应妥善固定,防止打折、扭曲,嘱患者需注意活动时勿将引流管及尿管打折、脱出,保持引流管通畅。

9.疼痛的护理

观察患者疼痛的部位、性质及程度,了解疼痛发生的原因;向患者介绍疼痛的性质及规律,缓解患者的焦虑情绪;指导患者正确使用患者自控镇痛(PCA),疼痛剧烈时可遵医嘱给予止痛药物,并观察用药后的效果。

10.并发症的预防及护理

(1)感染:主要包括伤口感染、尿路感染、肺部感染等。由于感染可导致发热,因此观察患者的体温变化有决定性作用。针对体温情况,要分析原因,并结合血常规、尿常规及胸片,综合考虑是否有伤口感染。发热反应可引起患者明显的焦虑,应加强体温变化的健康宣教,减轻患者不必要的紧张和焦虑。保持伤口敷料清洁干燥,及时通知医生换药,遵医嘱及时输入抗生素。教会患者做深呼吸及进行咳嗽,协助叩背,必要时遵医嘱行雾化吸入,以防肺部并发症的发生。保持尿管通畅,每天进行会阴擦洗 2 次,鼓励患者多饮水,防止发生尿路感染。

(2)压疮:术后由于患者需卧床,活动减少,机体反应低下,易发生压疮,因此应注意保持床单的干燥、清洁,避免摩擦力和剪切力,以减少对组织的压力;定时协助患者翻身,减少背部及骨突部位的压疮形成。

(3)下肢深静脉血栓形成:预防措施如下。①基础预防措施:进食低脂饮食,戒烟,戒酒,进行功能锻炼。②物理预防措施:遵医嘱应用抗血栓压力带(弹力袜)和/或气压式血液循环驱动仪(足底泵)。③药物预防措施:可给予低分子肝素皮下注射。

(4)脑脊液漏:脊柱肿瘤切除时损伤神经根袖是导致脑脊液漏的主要原因。术后应注意观察引流量的颜色、性质及量,如果引流量多且颜色稀薄,需考虑是否有硬膜破裂脑脊液漏的可能,应及时停止负压吸引并报告医师,遵医嘱给予患者头低脚高位,以防脑脊液外流。

11. 功能锻炼

脊柱肿瘤患者常因手术创伤较大、出血较多,卧床时间较一般脊柱手术更长,一般需卧床1周左右,术后2～3天应指导患者进行下肢功能锻炼,包括双足跖屈背伸练习、双下肢直腿抬高练习等。如患者存在下肢感觉及活动异常,应在术后2～3天指导家属为患者进行下肢被动功能锻炼,并鼓励患者进行主动上肢功能锻炼,术后5～7天可在医生指导下佩戴支具下地行走或坐立。

12. 健康指导

(1)鼓励家属要关心和爱护患者,并多为患者和家属提供沟通的机会。

(2)指导家属进行家庭护理,包括功能锻炼、皮肤护理、导尿管护理、肺部感染预防、静脉血栓栓塞症的预防等。

(3)出院指导:①倡导健康的生活方式及积极乐观的生活态度。②多到户外活动,根据体力做功能锻炼;避免剧烈活动及早期负重,防止病理性骨折的发生。③按需服药。④加强营养。⑤定期复查。

第二节 骨关节炎

骨关节炎(osteoarthritis,OA)是一种常见的非感染性慢性关节炎性疾病,以关节软骨退行性变和继发性骨质增生为特征。本病好发于负重较大的膝关节、髋关节、脊柱及远侧指间关节等部位。骨关节炎可分为原发性和继发性两种。

一、病因与发病机制

原发性骨关节炎的病因迄今尚不完全清楚,无明确的全身或局部诱因,与遗传和体质因素有一定的关系,多见于50岁以上的中老年人。继发性骨关节炎多因先天畸形(如发育性髋关节脱位)、创伤(如关节内骨折)、关节面后天性不平整(如骨的缺血性坏死造成关节面塌陷变形)、关节不稳定(如关节囊或韧带松弛)、关节畸形引起的关节面对合不良(如膝内翻、膝外翻)等发展而成。

二、临床表现

(1)膝骨关节炎的表现:主要是疼痛、肿胀或酸软。疼痛和酸软以蹲起或上、下楼梯时比较明显;肿胀程度与活动量有关,活动多时肿胀会加重,休息好时肿胀会减轻甚至消失。很多患者在上、下楼梯时有明显的膝关节酸软无力。严重的骨关节炎患者膝关节会发生变形,类似"O"形腿或"X"形腿,而且随着病情加重,这种变形会越来越严重。

(2)手部典型症状:表现为远端指间关节出现 Heberden 结节和近端指间关节出现 Bouchard 结节,在远端指骨基底背侧可出现胶冻样物质的囊肿,炎症可使结节变软,但后期常无症状,疾病的晚期畸形会进一步限制手部活动,造成功能障碍。

（3）典型髋关节炎表现：患肢呈屈曲外旋位畸形，关节活动受限，坐下、站立十分困难，随着疾病的发展，可出现股骨头向近侧半脱位，造成髋内翻畸形和肢体短缩。

（4）脊柱小关节的骨关节炎表现：可引起疼痛、僵硬及不适，部分患者可出现神经症状；如有颈椎受累，不仅可引起神经症状，而且可影响椎动脉的血流，引起头晕、视力障碍、头痛和眩晕。腰椎骨关节炎患者随着年龄的增长，小关节的退变和骨赘形成可造成腰椎管狭窄，典型者可出现间歇性跛行。

三、诊断

骨关节炎又称退行性关节炎，大多数发生于中老年患者，一般根据患者的病史以及关节的影像学检查、化验等可以明确诊断。

四、鉴别诊断

骨关节炎需要与以下疾病进行鉴别。

1.风湿性关节炎

风湿性关节炎主要侵犯四肢大关节，如肘关节、膝关节，表现为游走性疼痛，也可有风湿热的表现。

2.类风湿关节炎

类风湿关节炎好发于小关节，如手指指间关节等，常左右对称；类风湿因子、血沉可以明显增高。

3.痛风性关节炎

痛风性关节炎患者常有跖趾关节疼痛、红肿的病史，血尿酸明显增高。

4.感染性关节炎

感染性关节炎患者的关节红肿、发热明显，疼痛剧烈，不能活动，血常规可见白细胞计数及中性粒细胞比例明显增高，关节穿刺可以抽得脓液。

五、治疗

（一）药物治疗

（1）中草药内服、外敷、热敷、熏洗、浸泡等，可缓解症状，延缓病程。

（2）非甾体抗炎药可以缓解疼痛。

（3）部分药物，如氨基葡萄糖、硫酸软骨素可参与软骨代谢，延缓软骨退变。

（4）关节内注射透明质酸钠，可起到润滑关节、保护关节软骨和缓解疼痛的作用。

（二）手术治疗

1.髋关节骨性关节炎手术

（1）股骨近端截骨：股骨头没有发生缺血、坏死那样的塌陷，可行股骨近端截骨。

（2）髋关节松解术：适用于不太严重的髋关节骨关节炎，如股骨头与髋臼无严重畸形、髋关节至少有 50° 的屈曲活动度、关节囊钙化者。

（3）髋关节固定术：如病变仅限于一侧髋关节，关节面破坏严重，活动明显受限，疼痛严重，患者能接受术后髋关节不能活动的状态时,可行髋关节固定术。

(4)全髋关节置换术:50岁以上的患者,药物和其他非手术治疗措施不能缓解疼痛及活动受限者,应考虑行全髋关节置换术。

2.膝关节骨性关节炎手术

(1)关节冲洗清理术:作用是清除关节内机械性刺激物,属于姑息性手术,常采用关节镜下的关节清理术,具有手术损伤少、术后恢复快的优点,适用于无明显畸形者。

(2)胫骨截骨术:适用于膝内侧关节间隙较正常,但有关节疼痛及功能受限的患者。

(3)人工膝关节置换术:适用于骨关节破坏较多、疼痛严重的老年患者。

六、护理

1.术前护理

(1)全面评估患者:包括健康史及相关因素、身体状况、生命体征、精神状态、患肢活动情况等。

(2)心理护理:患者因为长期关节疼痛,又对关节手术不了解,所以会产生焦虑、紧张的心理。因此,术前应向患者及其家属做好解释,讲解疾病的相关知识,并介绍成功病例,帮助患者及其家属对此种手术有所认识,使其消除疑虑、树立信心;通过积极与患者交谈,帮助患者建立有利于治疗和康复的最佳心理状态,同时要做好家属工作,配合并给予患者心理支持。

(3)患肢皮肤护理:观察局部皮肤情况,保持皮肤完整性。

(4)饮食护理:观察患者的进食情况,合理膳食,注意术前如有贫血、低钾、低蛋白等,应及时给予补充,使患者能够耐受手术。

2.术后护理

术后患者因疼痛、肿胀、不能离床,或需要制动,故会导致全身功能下降,并会出现焦虑。护士应协助患者做好功能锻炼,并向患者介绍术后可能会出现的相关情况,缓解患者的焦虑,以便更好地促进疾病的康复。

第三节 类风湿关节炎

类风湿关节炎(rheumatoid arthritis,RA)是一种以慢性破坏性关节病变为特征的全身性自身免疫病,以近端指尖关节、掌指关节、腕关节、踝关节的关节炎症为主,可伴有发热、贫血,甚至可涉及心、肺、皮肤、眼等部位。

一、病因与发病机制

类风湿关节炎的病因与发病机制尚不完全清楚,可能与下列因素有关。

(1)自身免疫反应:人类白细胞相关抗原HLA-DR4与本病有不同程度的相关性,在某些环境因素作用下,与短链多肽结合,激活T细胞,可产生自身免疫反应,导致滑膜增生、血管翳形成、炎性细胞聚集和软骨退变。

(2)感染:本病发展过程的一些特征与病毒感染相符,多数人认为甲型链球菌感染为本病之诱因。

(3)遗传因素:类风湿关节炎有明确的遗传特点,发病率在有类风湿关节炎患者的家族中明显增高。

二、临床表现

本病除特征性的关节病变及表现外,还可伴有体重减轻、低热及疲乏无力等全身表现。

1.关节表现

(1)晨僵:清晨起床时,患者有关节活动不灵活的主观感觉,是关节炎症的一种非特异表现,持续时间与炎症的严重程度成正比。

(2)多关节疼痛与压痛:是最早的症状,特点是呈对称性、持续性,时轻时重,疼痛时伴有压痛。

(3)关节肿胀:由关节腔内积液和周围软组织炎引起,病程长者可由滑膜肥厚引起。

(4)关节畸形:手的畸形有梭形肿胀、尺侧偏斜、天鹅颈样畸形、钮孔花样畸形等;足的畸形有跖骨头向下半脱位引起的仰趾畸形、外翻畸形、跖趾关节半脱位、弯曲呈槌状趾及蹬外翻畸形。

(5)特殊关节受累:可有正中神经、胫后神经受压引起的腕管、跗管综合征,膝关节腔积液挤入关节后侧可形成腘窝囊肿(Baker囊肿),颈椎受累(第2、3颈椎多见)可有颈部疼痛、颈部无力及难以保持其正常位置,寰枢关节半脱位,并有脊髓受压及椎-基底动脉供血不足的表现。

2.关节外表现

(1)一般表现:可有发热、类风湿结节(属于机化的肉芽肿,与高滴度类风湿因子、严重关节破坏及类风湿关节炎活动有关,好发于肘部、关节鹰嘴突、骶部等关节隆突部及经常受压处)、类风湿血管炎〔主要累及小动脉的坏死性小动脉炎,表现为指(趾)端坏死、皮肤溃疡、外周神经病变等〕及淋巴结肿大。

(2)心脏受累表现:可伴有心包炎、心包积液、心肌及瓣膜的结节、心肌炎、冠状动脉炎、主动脉炎、慢性心内膜炎及心瓣膜纤维化等。

(3)呼吸系统受累表现:可伴有胸膜炎、胸腔积液、肺动脉炎、间质性肺疾病、结节性肺病等。

(4)肾脏受累表现:主要有原发性肾小球及肾小管间质性肾炎、肾脏淀粉样变和继发于药物治疗(金制剂、青霉胺及非甾体抗炎药)的肾损害。

(5)神经系统受累表现:除周围神经受压的症状外,还可诱发神经疾病、脊髓病、外周神经病、继发于血管炎的缺血性神经病、肌肥大及药物引起的神经系统病变。

(6)贫血:此为类风湿关节炎最常见的关节外表现,属于慢性疾病性贫血,常为轻至中度。

(7)消化系统受累表现:可因类风湿关节炎血管炎、并发症或药物治疗所致。

(8)眼部病变:幼年患者可有葡萄膜炎;成人患者可有巩膜炎,可能由血管炎所致;还可伴有干燥性结膜角膜炎、巩膜软化、巩膜软化穿孔、角膜溶解等。

三、诊断

(一)诊断要点

类风湿关节炎依据患者的特征性关节病变和临床表现以及相关检查结果,诊断并不困难。

(二)辅助检查

1.自身抗体检测

可检测患者的类风湿因子(RF-IgM)、抗环状瓜氨酸(CCP)抗体、抗角蛋白抗体、抗核抗体等,进行辅助诊断。

2.影像学检查

(1)X线检查:关节X线片可见软组织肿胀、骨质疏松及病情进展后的关节面囊性变、侵袭性骨破坏、关节面模糊、关节间隙狭窄、关节融合及脱位。

(2)MRI检查:手关节及腕关节的MRI检查可提示早期的滑膜炎病变,对发现类风湿关节炎患者的早期关节破坏很有帮助。

(3)超声检查:关节超声是简易的无创性检查,对滑膜炎、关节积液及关节破坏有鉴别意义。

四、鉴别诊断

类风湿关节炎需要与以下疾病进行鉴别。

1.骨质增生引起的骨关节炎

骨质增生引起的骨关节炎是一种退行性病变,多由年龄增长所致,伴有关节麻木、无力等表现。

2.银屑病关节炎

银屑病关节炎患者有银屑病病史,慢慢会出现指、趾关节受累。

3.反应性关节炎

反应性关节炎患者多有感染的病史,一般在发生感染1～2周,甚至1个月后会出现膝、踝关节肿痛等表现。

五、治疗

(一)保守治疗

1.一般治疗

急性期应卧床休息;缓解期应积极维持关节的功能活动,防止关节功能障碍,但必须在类风湿关节炎的早期进行运动训练,运动量以次日不感觉疲劳为标准,训练时间应避开有关节晨僵的早晨。

2.药物治疗

非甾体抗炎药为一线治疗药,其特点是起效快,可缓解关节疼痛和晨僵等症状,但不能控制病情进展,常用的有布洛芬、吲哚美辛、萘普生、水杨酸盐;第二线药物有抗疟药、金盐制剂、柳氮磺吡啶、免疫抑制剂(如青霉胺、甲氨蝶呤、环磷酰胺等);第三线药物主要是糖皮质激素。对于病情较轻、进展缓慢的患者,目前多主张先应用一线药物,必要时联合二线药物。对病情严重、进展较快的患者,在一、二线药物联合运用的同时,早期给予小剂量激素,以迅速控制症状,见效后逐渐减小药物剂量。

（二）手术治疗

疾病早期,可对受累关节行滑膜切除术,以减少关节液渗出,防止血管翳形成,保护软骨和软骨下组织;疾病后期,可行关节成形术或全关节置换术。

六、护理

（一）疼痛的护理

（1）在急性炎症期,应嘱患者注意休息,协助满足患者的日常生活需要,帮助其取舒适体位,并尽可能保持关节功能位。

（2）遵医嘱使用镇痛药物,指导患者按时服药。

（3）教会患者掌握一些放松技巧,如缓慢深呼吸、全身肌肉放松、转移注意力等方法,以减轻疼痛。

（4）在关节局部进行热敷、理疗、按摩、红外线等物理治疗,以缓解疼痛。

（二）生活护理

（1）协助患者将日常用品置于患者方便、可及的范围内,并注意巡视患者,及时为其提供帮助。

（2）对于关节僵硬明显者,可为其进行局部理疗、按摩等,以缓解症状,帮助恢复关节功能。

（3）嘱患者注意关节保暖,防止晨僵频繁发作及持续时间延长。

（4）症状缓解期时,应嘱患者注重关节功能锻炼,并从事力所能及的生活和工作。

（三）功能锻炼

功能锻炼可维持关节的功能,防止关节发生功能障碍,一般采取以下 4 种方法。

（1）关节可动范围的训练:训练时间避开早晨,训练前可做热疗、按摩等预备运动,然后采取握拳、摇腕、屈肘、伸臂、弯腰、抬腿等活动,每天至少 1 次,防止牵拉过度、运动量过度。

（2）伸张运动:预防肢体屈曲挛缩,使关节朝伸直方向伸展;根据关节畸形的程度,采取被动、协助、主动 3 种伸张运动。

（3）增强肌力运动:等长运动是保持关节不动而达到肌肉运动的方法,有不加重关节炎的优点,可采用股四头肌等长收缩。

（4）日常生活和步行训练:根据患者自身病情,从事力所能及的日常生活。步行训练可按起立、步行器步行、手杖步行、徒手步行来逐步训练。

（四）皮肤护理

（1）保持皮肤清洁干燥,禁用刺激性洗涤用品。

（2）对于有皮肤丘疹样红斑、溃疡者,应遵医嘱使用局部软膏涂擦治疗,注意避免抓挠。

（3）有雷诺现象者,应指导患者避免引起血管收缩的因素,如避免外出,注意保暖,勿用冷水洗手和洗脚,避免吸烟、饮咖啡等。

（五）安全护理

由于类风湿关节炎患者多存在关节畸形、步态不稳等危险因素,因此护理人员应重视对患者跌倒、坠床、烫伤等的防范,并注意对患者及其家属的安全宣教。

（1）入院时即由责任护士为患者介绍病室环境、紧急呼叫器的使用等。

（2）讲解预防跌倒、坠床的注意事项,如起床慢起、坐下慢坐、走路慢行,散步时使用助行器或墙边扶手,如厕时使用墙边扶手或在床旁使用便器,测量体重时需有人陪同并小心上、下体重秤,卧床时使用床档等。

（3）告知患者在卫生间、配膳室、体重秤等处张贴有醒目的防范跌倒的安全标识,楼道、卫生间均装有安全护栏及扶手,并为患者提供助行器、轮椅、马桶增高器等辅助用具。

（六）心理护理

由于类风湿关节炎是一种反复发作、久治不愈的慢性疾病,加之疼痛、活动受限、功能障碍影响患者生活质量,因此患者极易产生焦虑、抑郁心理。护士应充分关心患者,向患者介绍疾病的发生、发展、治疗、护理等知识,并向患者及其家属介绍得到成功治疗的病例,提高患者对本病的认识,鼓励患者树立战胜疾病的信心。

（七）围手术期护理

1. 术前护理

（1）术前评估:包括患者的一般资料和健康史、营养状态、心功能、肺功能、生活自理能力、心理状况等。

（2）功能锻炼:急性期时,以卧床休息为主,采用短时间制动法,使关节得到休息,减轻炎症症状;缓解期时,入院后就开始进行肌力锻炼,以患者的耐受力决定锻炼时间的长短。活动前,在关节局部可进行热敷或理疗,此后可指导患者进行床上股四头肌等长收缩、直腿抬高、踝关节屈伸等功能锻炼。

（3）饮食护理:类风湿关节炎患者常因关节疼痛、活动减少、常年服药等影响食欲与消化功能,造成营养及能量不能满足机体的需要,故饮食调养对患者来说非常重要。根据患者饮食喜好,给予富含维生素及蛋白质、低脂肪、清淡易消化的饮食,应避免辛辣刺激、冷硬的食物,也可根据患者病情而有所选择。对于服用非激素类抗炎药物或皮质激素的患者,如有水肿或高血压等并发症时,需要适当控制水分和盐的摄入;有贫血者,应注意多摄入含铁高的食物。

（4）呼吸功能锻炼:术前指导患者进行呼吸功能锻炼,如腹式呼吸、有效咳嗽等。

（5）骨质疏松的护理:由于类风湿关节炎患者长期服用激素等药物,因此会导致骨质疏松症的发生。术前,护士要遵医嘱按时协助患者服用钙剂和维生素 D 等药物,以治疗骨质疏松症,并采取有效措施预防跌倒的发生,如卫生间地面应防滑,并配有护栏、扶手、紧急呼叫器等安全保障设施;指导患者穿合适的衣裤、鞋袜,必要时应有专人陪护。

（6）疼痛的护理:了解患者对疼痛、镇痛药物等相关知识的认知程度,以及是否有过疼痛的体验经历。向患者及其家属讲解疼痛的危害,以及围手术期镇痛的目的、意义、方案、注意事项,并指导患者表达疼痛时可应用视觉模拟评分法或面部表情评分法,让患者学会术后正确表达疼痛;将疼痛评估工具及宣教卡片置于患者的床头,方便患者及其家属翻阅,提高患者对镇痛的认知。

（7）练习床上排便:由于躯干或下肢手术后患者往往不能下床活动,易发生尿潴留和便秘。因此,术前 3 天应嘱患者练习床上排便、排尿的动作。

（8）心理护理:护理人员应详细并尽快地利用宣传资料、模型、照片及图谱等方式,向患者讲解手术的目的、方法,以及术后康复程序、注意事项;介绍成功的治疗病例,以增强患者战胜疾病的信心,积极配合治疗和护理。

2. 术后护理

(1)密切监测生命体征:手术当天,应严密观察患者的血压、脉搏、呼吸、血氧饱和度指标。需给予心电监护,病情稳定前,每15~30分钟测量1次;病情稳定后,改为每1~2小时测量1次。

(2)伤口及引流护理:观察伤口敷料是否干净,如有渗血、渗液,应及时通知医生。保持引流管路通畅,勿打折、扭曲,注意观察引流液的量、颜色、性质。由于类风湿关节炎患者手术损伤大且长期服用激素类药物,会导致骨质疏松,术后出血量较多,因此应注意观察引流量及尿量变化,警惕低血容量休克的发生,并保持伤口引流管的通畅,防止关节腔积血和皮下血肿的发生。

(3)体位护理:行人工膝关节置换术的患者,术后宜抬高患肢,以促进血液回流,预防下肢肿胀;行人工髋关节置换术的患者,术后应采取患肢外展中立位,两大腿间加软枕,以预防假体脱位。类风湿关节炎患者由于关节多有畸形改变,因此术后安置体位及翻身时应注意尽量保证患者舒适并保持关节功能位,可采用软枕、海绵小方枕等妥善支托患者肢体。由于类风湿关节炎患者长期服用激素等药物,会导致骨质疏松,因此功能锻炼及翻身时动作要轻柔,切不可动作过猛,以防发生骨折。

(4)功能锻炼:术后的功能锻炼非常重要,但由于类风湿关节炎患者常伴有骨质疏松,因此功能锻炼进程宜适当放缓,初期可借助CPM肢体智能运动训练治疗护理器(简称CPM机)进行被动锻炼,逐渐过渡为主动锻炼。行人工膝关节置换术的患者,术后第一天即可应用CPM机进行功能锻炼,并进行股四头肌等长收缩及踝关节运动。由于类风湿关节炎患者术前关节畸形常为屈曲畸形,术后进行膝关节活动度锻炼时应进行关节伸直锻炼,可采用沙袋下压法,甚至皮牵引法,尤其在下地行走时,应先练习关节伸直。同时,术后逐步练习股四头肌等长收缩、直腿抬高,以加强股四头肌的力量。行人工髋关节置换术患者,术后患髋可使用CPM机被动活动,以防止粘连;3周后,患者可扶拐下地,患肢部分负重练习行走;术后半年内应避免盘腿、跷二郎腿、内收及内旋患肢等,防止假体脱位。

(5)疼痛的护理:护士应及时、主动评估患者的疼痛程度,教会患者非药物镇痛的方法,讲解药物镇痛的作用及不良反应,指导患者在功能锻炼时疼痛的控制方法,并注意及时评估镇痛措施的效果,观察及处理药物不良反应。

(6)预防下肢深静脉血栓形成:保证足够入量,给予低脂饮食,戒烟、戒酒,进行功能锻炼;遵医嘱应用抗血栓压力带(弹力袜)和/或气压式血液循环驱动仪(足底泵);或给予低分子肝素皮下注射。

(7)预防感染:由于类风湿关节炎患者长期服用激素,因此感染风险较一般患者高。护士应注意观察伤口敷料有无渗血,伤口有无红肿、渗血、渗液、异常分泌物;保持伤口引流通畅;执行各项护理操作时应注意严格无菌;遵医嘱合理使用抗生素并定时监测血常规。伤口感染多发生在术后3~5天,可表现为伤口疼痛加重或减轻后又加重,伴有体温升高、脉搏加快、白细胞增多,或局部红肿、压痛、有波动感等。此外,需定时协助患者翻身叩背,鼓励其咳嗽、咳痰,必要时可行雾化吸入,以防肺部感染;保持尿管通畅,观察尿液性质,指导患者多饮水,防止发生泌尿系统感染。

(8)皮肤护理:由于类风湿关节炎患者关节功能障碍、肢体活动受限,且大多营养状况差,体型消瘦,因此应做好皮肤的护理工作,定时协助患者翻身,并采用软枕、海绵垫、防压疮垫、减压贴膜等保护患者骨突处的皮肤。

第四节 股骨头缺血性坏死

股骨头缺血性坏死是指各种原因使股骨头发生部分或完全性缺血,导致该部位骨细胞、骨髓造血细胞及脂肪细胞坏死的病理过程,临床以受累关节持续疼痛、关节活动明显受限、行走困难等为主要表现。

一、病因与发病机制

(一)病因

1. 创伤性因素

创伤性因素为股骨头缺血性坏死的常见原因。股骨颈骨折、髋关节外伤性脱位及股骨头骨折均可引起股骨头缺血性坏死。

2. 非创伤性因素

(1)肾上腺糖皮质激素:肾上腺糖皮质激素导致的股骨头缺血性坏死较多见,可能是激素导致的脂肪栓塞、血液处于高凝状态以及引起的血管炎、骨质疏松等骨小梁强度下降、容易塌陷等原因,造成股骨头缺血性坏死。

(2)酒精中毒:在我国北方地区多见,可能与酒精引起肝内脂肪代谢紊乱有关。

(3)减压病:人体所处环境的气压骤然降低,使血液中释放出来的氮气在血管中形成栓塞而造成的综合征,常见于沉箱工作人员、深海潜水员等。氮气在富有脂肪组织的骨髓中大量堆积,从而引起股骨头缺血性坏死。

(4)镰刀细胞性贫血:血液黏稠性增高,血流变慢而引起血栓,造成局部血供障碍,从而引起股骨头缺血性坏死。

(5)特发性股骨头坏死:一般在排除了以上已知的因素后仍不能得出明确病因的股骨头缺血性坏死,可称为特发性股骨头坏死。

(二)发病机制

1. 脂肪栓塞

临床已证实,股骨头缺血性坏死的血管内有脂肪栓塞。脂肪栓子可来源于脂肪肝、血浆脂蛋白及脂肪型骨髓或其他脂肪组织的分解物。过量糖皮质激素及酒精摄入可造成脂肪栓塞,骨髓内骨细胞被脂肪组织占据,可使髓内细胞死亡。

2. 骨内血管损害及骨内高压

软骨下骨和松质骨内小动脉结构被破坏,发生血管炎,骨内静脉回流受阻,骨内高压,从而引起股骨头缺血性坏死。

二、临床表现

非创伤性股骨头缺血性坏死多见于中年男性,早期多表现为髋关节疼痛或酸痛,少数患者表现为膝关节疼痛。疼痛多间断发作,并逐渐加重,偶有急性发作者。股骨头缺血性坏死的患者早期可没有临床症状,严重者可出现跛行、行走困难,甚至扶拐行走。

股骨头缺血性坏死的典型体征为腹股沟区深部压痛,可放射至臀部或膝部,"4"字试验呈阳性;进行体格检查时,患者可有内收肌压痛、髋关节活动受限,其中以内旋及外展活动受限最为明显。

三、诊断

(一)诊断要点

患者腹股沟区会出现深部压痛,可放射至臀部或膝部,"4"字试验呈阳性,与外伤、酗酒、应用激素等密切相关,诊断时应详细、全面地询问患者的外伤史、生活习惯、职业、既往史和用药史等。

(二)辅助检查

1.X 线检查

X 线片作为股骨头缺血性坏死主要的确诊手段,在诊断中有不可替代的作用。股骨头缺血性坏死的分期方法很多,Ficate 和 Arlet 根据 X 线片表现,将已有临床症状且经组织活检证实的股骨头缺血性坏死分为 4 期。

(1)Ⅰ期:X 线片表现正常。

(2)Ⅱ期:股骨头外形正常,但有明显的骨修复表现,包括囊性变及骨硬化。在 X 线片上看到的放射透亮区在组织学上表现为骨吸收区及相应的纤维组织或肉芽组织,骨硬化区在组织学上表现为坏死区边缘新骨覆盖于死骨上。

(3)Ⅲ期:有软骨下骨塌陷或股骨头变扁。

(4)Ⅳ期:表现为关节间隙狭窄及髋臼继发性退行性改变(如囊性变、边缘骨赘形成、软骨破坏)。

2.CT 检查

CT 检查可发现早期细微骨质改变,较 X 线片显示股骨头缺血性坏死更为敏感,但不如放射性核素扫描及 MRI 敏感。

3.MRI 检查

MRI 检查是股骨头缺血性坏死有效的非创伤性的早期诊断方法。

4.放射性核素扫描

放射性核素扫描对于股骨头缺血性坏死的早期诊断具有很大价值,特别是当 X 线检查无异常所见,而临床又高度怀疑有股骨头缺血性坏死时。

四、鉴别诊断

股骨头缺血性坏死需要与以下疾病进行鉴别。

1.骨关节炎

继发性骨关节炎或其他原因引起的骨关节炎主要表现为髋关节间隙狭窄、软骨缺损、关节面不平整。

2.先天性髋关节发育不良

先天性髋关节发育不良在髋关节疾病中较为常见,早期可没有明确症状,到晚期才会出现疼痛,此时会发现肢体短缩,摄 X 线片会发现髋关节整体覆盖不良、髋关节上移,与股骨头缺血性坏死有比较明确的差别。

3.强直性脊柱炎

强直性脊柱炎患者晚期可能会出现髋关节功能障碍、股骨头变形,甚至关节强直。对于年轻患者,可以做一些检查,如 HRA-B27,若检查为阳性,再结合其他评分标准,判定是否为强直性关节炎引起的股骨头病变。

五、治疗

(一)非手术治疗

股骨头缺血性坏死的非手术治疗包括避免负重、药物治疗等,适用于非负重面坏死且病灶范围小,或股骨头外形基本正常且广泛硬化的病例。

1.避免负重

避免负重包括部分负重及完全不负重,仅可用于塌陷前的股骨头缺血性坏死。

2.药物治疗

目前应用药物治疗股骨头缺血性坏死的报道较少。药物治疗一般只适用于早期病例。

3.其他治疗方法

中医药治疗和物理治疗对股骨头缺血性坏死也有一定的疗效。

(二)手术治疗

1.髓芯减压术

髓芯减压术可降低骨内压、减轻疼痛,增加股骨头内的血流量,还可刺激减压隧道内的血管生长,促进坏死骨的爬行替代,是治疗早期股骨头缺血性坏死的一种有效方法。

2.截骨术

截骨术的目的是改变股骨头主要负重区,用正常骨代替坏死骨成为主要负重区。截骨术的常见术式为经转子间旋转截骨术及其改良术式。

3.带血供的骨移植

常用带血管蒂髂骨移植,结合显微手术操作,适用于股骨头无塌陷或轻度塌陷者。

4.髋关节置换术

对于髋臼和股骨头均已受累,出现骨关节炎的表现,明显影响患者生活质量者,可考虑行全髋关节置换术。

六、护理

1.术前护理

(1)补充营养,维持水、电解质平衡:手术前需改善患者的机体营养状况,使之能承受手术创伤带来的损害。因此,应增加营养,给予患者高蛋白、高热量、高维生素食物。

(2)功能锻炼:可促进肿胀消退,防止关节粘连及肌肉萎缩。因此,应使患者预先熟悉功能锻炼的方法,以利于手术后早日进行功能锻炼。功能锻炼的主要方法为以下两种。①患肢股四头肌等长收缩运动:将腿放在床上,膝部用力往下压,数 5～15 秒,放松 5～15 秒,然后再重复。②小腿肌肉运动:即足部的跖屈与背伸运动。做足部的跖屈与背伸运动时,每个动作可保持 5～15 秒,放松 5～15 秒,然后再重复。

(3)疼痛护理:指导患者正确表达疼痛,可应用视觉模拟评分法,让患者学会术后正确表达疼痛。

(4)心理护理:无论手术大小,对患者都会造成紧张刺激,导致患者出现焦虑、恐惧心理。患者入院后,护理人员应详细并尽快利用宣传资料、模型、照片及图谱,向患者讲解手术的目的、方法及术后康复程序、注意事项,向患者介绍成功病例,使其消除紧张及焦虑感,增强其战胜疾病的信心,并能积极配合治疗和护理。

(5)术前准备:具体如下。①配血:为给术中紧急输血做好准备,护士将抽取 2mL 血液送至血库行交叉配血试验。②备皮:患侧髋关节至膝关节及会阴部,备皮后局部清洁、沐浴。③饮食:告知患者术前一天晚 10 点以后不能进食,12 点以后不能饮水,特殊情况请遵医嘱。④肠道准备:为保证手术顺利进行,并防止术后腹胀,常规术前一天下午 4 点左右给予灌肠,灌肠后需记录排便情况(特殊患者可遵医嘱口服酚酞片,以促进术前排便)。⑤睡眠:为避免术前紧张、失眠,可在睡前适量服用安眠药。⑥为了保证患者顺利康复,嘱患者在手术前应戒烟及戒酒。

2. 术后护理

(1)体位护理:嘱患者术后将患肢置于功能位,患足取自然位,无须穿丁字鞋,防止外旋,双腿间无须夹软枕。

(2)功能锻炼:嘱患者术后麻醉作用消失后即开始行足部的跖屈与背伸运动以及股四头肌等长收缩运动。从术后第 1 天开始,进行髋关节活动度锻炼,包括膝关节的屈伸运动及髋关节外展肌群运动。对于体力较好的患者,术后第 1 天可开始进行坐位及扶拐下地站立训练,并逐渐增加伸屈髋及患肢内收、外旋训练;术后 3 个月内应扶拐行走,避免负重。

(3)疼痛的护理:护士应及时、主动评估患者的疼痛程度,教会患者非药物镇痛的方法,讲解药物镇痛的作用及不良反应,指导患者进行功能锻炼时疼痛的控制方法,并注意及时评估镇痛措施的效果,观察及处理药物的不良反应。

3. 健康教育

(1)保持伤口敷料清洁、干燥;伤口如有异常,应随时就诊。

(2)扶拐行走至少 3 个月。

(3)继续加强双下肢肌力锻炼,活动时应注意安全,劳逸结合。

(4)预防疾病加重:嘱患者戒烟、戒酒,使用激素类药物时应遵医嘱,保持心情愉快,增强营养,保持理想体重,减轻关节负重。

(5)告知患者应遵医嘱按时服药,定时复查。

(6)嘱患者应注意安全,预防外伤。

第三篇

五官科常见疾病

第十一章　耳鼻咽喉科疾病

第一节　急性化脓性中耳炎

急性化脓性中耳炎是由细菌感染所引起的中耳黏膜的急性化脓性炎症,以儿童多见,常继发于上呼吸道感染,好发于冬、春季节。

一、病因与发病机制

本病主要的致病菌为肺炎球菌、流感嗜血杆菌、溶血性链球菌、葡萄球菌等。当发生急性上呼吸道感染、急性传染病时,致病菌常可经咽鼓管侵入中耳。在污水中游泳、跳水以及不适当的咽鼓管吹张,细菌亦可经咽鼓管侵入中耳。婴幼儿哺乳位置不当,如平卧位吃奶,乳汁亦可经咽鼓管流入中耳。此外,鼓膜外伤时,致病菌可由外耳道侵入中耳。

病变早期,中耳黏膜充血,鼓室内炎性渗出物积聚,逐渐变为脓性;随着脓液增多,鼓室内压力增高,压迫鼓膜,终致局部坏死,出现鼓膜穿孔,脓液经外耳道流出。

二、临床表现

1.全身症状

患者可有畏寒、发热、倦怠、食欲减退等全身症状。小儿患者全身症状较重,常伴有呕吐、腹泻等消化道症状。鼓膜发生一旦穿孔,体温即逐渐下降,全身症状明显减轻。

2.局部表现

(1)耳痛:耳深部出现疼痛,逐渐加重。如为搏动性跳痛或刺痛,可向同侧头部或牙部放射,吞咽及咳嗽时耳痛会加重。病变早期即可有乳突区压痛,鼓膜穿破流脓后,耳痛顿减,乳突区压痛也随之渐消。

(2)听力减退及耳鸣:开始感觉有耳闷塞感,继而听力渐降,伴有耳鸣。耳痛剧烈者,耳聋可被忽略,穿孔后耳聋减轻。

(3)耳流脓:鼓膜穿孔后,耳内有液体流出,初为脓血样,后变为脓性分泌物。

三、诊断

(一)诊断要点

典型的化脓性中耳炎患者可出现以下特征性局部表现,结合全身症状与相关检查,本病的诊断并不困难。

1.耳痛

鼓膜穿孔前,常有搏动性跳痛或刺痛,可向同侧头部或牙放射;疼痛剧烈,夜不能眠;鼓膜穿孔流脓后,耳痛会减轻。

2.听力减退及耳鸣

早期患者可感到耳闷、听力渐降,伴有耳鸣。耳痛剧烈者,耳聋常被忽略,偶有眩晕,穿孔后耳聋反而会减轻。

3.流脓

鼓膜穿孔后,耳内有液体流出,初为血水脓样,以后变为脓性分泌物。

4.全身症状

患者的全身症状轻重不一,可有畏寒、发热、倦怠、纳差等,小儿患者一般全身症状较重,常伴有呕吐、腹泻等消化道症状,一旦发生鼓膜穿孔,体温会逐渐下降,全身症状亦会明显减轻。

(二)相关检查

1.耳镜检查

早期患者的鼓膜松弛部充血,锤骨柄及紧张部周边可见放射状扩张的血管。鼓膜弥散性充血肿胀时可向外膨出,鼓膜标志不清。鼓膜穿孔前,局部出现小黄点,开始时穿孔一般较小,不易看清,彻底清洁外耳道后可见穿孔处鼓膜有搏动性流脓。若为坏死型者,鼓膜会迅速破溃,形成大穿孔。

2.影像学检查

进行 X 线乳突摄片或乳突 CT 扫描时,可见乳突气房模糊、混浊,或有骨质破坏。

四、鉴别诊断

急性化脓性中耳炎需要与以下疾病进行鉴别。

1.外耳道炎或外耳道疖肿

外耳道炎或外耳道疖肿主要表现为耳内疼痛、耳郭牵拉痛,外耳道口及耳道内肿胀,晚期可局限成疖肿。

2.急性鼓膜炎

急性鼓膜炎大多并发于流感及耳带状疱疹,患者耳痛剧烈,无耳漏,听力下降不明显;检查时可见鼓膜充血形成大疱。

五、治疗

急性化脓性中耳炎的治疗原则主要是控制感染,进行病因治疗及改善引流。

1.一般治疗

嘱患者应卧床休息,多饮水,吃易消化食物,保持大便通畅,小儿患者更应注意调节饮食和营养。伴有发热及耳痛者,应酌情对症处理。

2.病因治疗

积极治疗鼻部及咽部的急、慢性疾病,如腺样体肥大、鼻窦炎、扁桃体炎等。

3.全身治疗

全身治疗的重点在于抗感染。急性化脓性中耳炎的诊断一经成立,应立即开始全身应用抗生素,以免发生并发症或转为慢性,首选青霉素,成人每天 200 万～2000 万 U,分 2～4 次给药,小儿每天按体重 5 万～20 万 U/kg,分 2～4 次给药;或者选用第 3 代头孢类抗生素,如头孢哌酮,静脉滴注,1～2g,每 12 小时 1 次,严重感染者可增至每次 4g,每 12 小时 1 次。鼓膜穿孔后,取脓液做细菌培养及药敏试验,可参照其结果改用敏感的抗生素。需要注意的是,应用抗生素时用药要足量,时间要足够长,根据患者情况及临床表现决定停药时间,不能用药 2～3 天症状缓解即停药,否则易致中耳炎复发,或使致病菌产生耐药及病程迁延,一般主张用药 7～10 天,重症者应注意给予支持治疗。

4. 局部治疗

(1)物理疗法:病变早期可采用物理疗法,常用的有透热疗法、紫外线照射法或红外线照射法等。这些物理疗法有抗感染及减轻耳痛的作用。

(2)鼓膜穿孔前处理:给予 2％酚甘油滴耳,可起到消炎止痛的作用,鼓膜穿孔后应立即停药;或用 1％麻黄碱等血管收缩剂滴鼻,以利于咽鼓管通畅。鼓膜未穿孔时,使用抗生素滴耳并无作用。如全身及局部症状较重,或有效抗感染治疗 48 小时后耳痛及全身症状无缓解,中耳炎症不能控制而又变成慢性者,或鼓膜明显充血膨出,一般治疗后无明显减轻,或穿孔太小、引流不畅,或疑有并发症但无立即行乳突手术指征时,应在无菌操作下行鼓膜切开术,以利于通畅引流。一般情况下,一次鼓膜切开即可达到引流目的,若切口大小不当,分泌物仍呈波动性流出,或鼓膜仍旧膨隆明显时,则需要再次行切开引流,直至引流通畅。

(3)鼓膜穿孔后,或已行鼓膜切开术后的处理:除继续全身应用抗生素治疗外,应注意引流通畅。如果自发穿孔过小或分泌物有搏动,则应选择鼓膜切开术,并加强局部治疗。①应用 3％过氧化氢清洗外耳道脓液,或用吸引器吸净脓液,保持耳道清洁,避免脓液积存。②选用 0.3％氧氟沙星滴耳液、0.25％～1％氯霉素液等滴耳,每天 2 次或 3 次,滴药后将耳屏反复向外耳道压迫,使药液流入鼓室,同时也可做多次吞咽动作,以利于药物进入鼓室。③待脓液减少、炎症减退时,可用甘油或酒精制剂滴耳,如 4％硼酸甘油或 4％硼酸酒精。④可继续使用 1％麻黄碱等血管收缩剂滴鼻,以利于咽鼓管通畅。⑤耳内忌用粉剂。

5. 手术治疗

对药物治疗无效或发生急性乳突炎的患者,则应施行乳突单纯凿开术。中耳炎症完全消退后鼓膜穿孔长期未愈合者,可酌情选择行鼓室成形术。

乳突凿开术适应证:①急性化脓性中耳乳突炎经广谱抗生素、鼓膜切开术等治疗 3 周后,仍高热、耳流脓不止,乳突区有明显压痛者。②急性化脓性中耳乳突炎出现耳后骨膜下脓肿、面神经麻痹、贝佐尔德脓肿等并发症者。③急性化脓性中耳乳突炎经治疗后症状明显减轻,数周后又出现耳痛、乳突区软组织肿厚、压痛、低热不退,X 线片有乳突气房模糊或有骨破坏者。④胆脂瘤型中耳乳突炎并发耳源性颅内并发症,可第一期先做单纯乳突凿开术。

六、护理

1. 心理护理

向患者解释病情、治疗方案,告知疾病预后的信息,耐心解答患者提出的问题,使患者情绪稳定,树立信心,积极配合治疗。

2.休息与饮食

(1)嘱患者保证足够的休息,卧床时保持患耳向下,以利于脓液的引流。

(2)嘱患者进易消化、富含营养的软质食物,多食新鲜蔬菜、水果,忌饮酒。

3.病情观察

(1)严密观察外耳道分泌物的量和质,注意耳后有无红肿、压痛。

(2)如患者出现恶心、呕吐、剧烈头痛,耳流脓后再次出现烦躁不安、疼痛加重等情况,提示有并发症的可能,应及时告知医生给予处理。

4.对症护理

(1)每天用3%过氧化氢或生理盐水清洗耳道及其周围皮肤,然后用棉签擦净耳郭及耳道的分泌物,按医嘱使用滴耳液。

(2)伴有高热者,应遵医嘱使用退热药物;耳痛剧烈者,可使用止痛剂。

(3)合理使用敏感抗生素。

(4)当引流不畅时,可行鼓膜切开术,以利于排脓。

(5)可根据需要行骨膜修补术,以改善听力。

5.健康教育

(1)加强锻炼,提高机体抵抗力,积极预防上呼吸道感染。

(2)积极治疗耳、鼻及咽部疾病。

(3)游泳时,应防止污水进入耳道。

(4)注意婴幼儿的喂养方式,防止水和乳汁流入耳道。

(5)平时不要随意用不洁的工具挖耳,以防感染。

(6)平时需注意观察小儿的表现,如有发热、抓耳等,要及时去医院诊治。

(7)教会患者及其家属正确的洗耳方法和滴耳液的使用方法。

第二节 变应性鼻炎

变应性鼻炎又称过敏性鼻炎,是发生在鼻黏膜的变态反应性疾病,以鼻痒、喷嚏、鼻分泌亢进、鼻黏膜肿胀等为主要特点。变应性鼻炎可分为常年性和季节性,后者又称"花粉症"。

一、病因与发病机制

(一)病因

常年性变应性鼻炎的变应原和季节性变应性鼻炎的变应原不同,引起常年性变应性鼻炎的变应原主要为吸入物,临床上常见的主要变应原有尘螨、昆虫、羽毛、花粉、真菌等,其次是食物和药物。

(二)发病机制

本病的发病机制属IgE介导的Ⅰ型变态反应。当特应性个体吸入变应原后,变应原刺激机体产生特异性IgE抗体。IgE抗体结合在鼻黏膜浅层和表面的肥大细胞、嗜碱性粒细胞的细胞膜上,此时,鼻黏膜便处于致敏状态。当相同变应原再次吸入鼻腔时,即与介质细胞表面的 IgE"桥连",导致以组胺为主的多种介质释放,这些介质可引起毛细血管扩张、血管通透性增加、平滑肌收缩和腺体分泌增多等病理变化,机体处于发敏状态,临床则表现为打喷嚏、流涕、鼻塞、鼻痒等症状。上述病理改变在缓解期可恢复正常,如多次反复发作,会导致黏膜肥厚及息肉样变。

二、临床表现

1.打喷嚏

喷嚏一般每天数次阵发性发作,每次多于 3 个,甚至连续十几个或数十个,多在晨起、夜晚或接触过敏原后立即发作。

2.流涕

患者常有大量清水样鼻涕,有时可不自觉地从鼻孔滴下。

3.鼻塞

鼻塞的轻重程度不一,季节性变应性鼻炎由于鼻黏膜水肿明显,鼻塞症状一般会比较严重。

4.鼻痒

季节性鼻炎常有鼻痒和结膜充血等表现。

5.嗅觉减退

嗅觉减退多由鼻黏膜水肿引起,且多为暂时性。

三、诊断

(一)诊断要点

1.常年性变应性鼻炎

根据其常年发病的特点以及临床检查所见,一般诊断并不困难,但需与其他类型的常年性非变应性鼻炎相鉴别。

2.季节性变应性鼻炎

季节性变应性鼻炎的发病具有典型的地区性和季节性,就某一地区的某一患者而言,其每年发病的时间也是相对固定的。

(二)辅助检查

鼻镜检查所见:常年性者,鼻黏膜可为苍白、充血或浅蓝色;季节性者,鼻黏膜常呈明显水肿;如合并感染,则黏膜暗红,分泌物呈黏液或脓性。

四、鉴别诊断

变应性鼻炎需与以下三种鼻炎相鉴别。

1.血管运动性鼻炎

此病也属于常年性鼻炎,患者的症状可因温度或相对湿度的变化、酒精、气味、亮光或辛辣食物而加重,且临床表现不一,主要为鼻塞和分泌物增多,喷嚏和鼻痒少见;实验室检查一般没有变态反应的相关证据。

2.药物性鼻炎

当反复使用 α 肾上腺素能的鼻用减充血剂＞5 天,在停药后可诱发反跳性充血,鼻塞加重,持续用药可致鼻黏膜炎症性肥大、鼻黏膜发红、局部点状出血和少量黏液。

3.常年性非变应性鼻炎

此病也是常年性变应性鼻炎中的一种,其临床表现是阵发性喷嚏、鼻黏膜水肿所致的鼻塞、浆液性或浆液黏性分泌物增多。在发作期,鼻涂片示嗜酸性粒细胞明显增多,但过敏原皮试多为阴性,血清总 IgE 不高,也没有特异性 IgE 抗体存在。

五、治疗

(一)非特异性治疗

1.糖皮质激素

糖皮质激素具有抗感染、抗过敏作用,在临床上可分为全身和局部用药两种。局部用药多使用鼻喷雾剂,是糖皮质激素的主要投药途径。局部用药的不良反应主要是鼻出血和鼻黏膜萎缩。因此,不论是全身还是局部用药,都要掌握好糖皮质激素的剂量和适应证。

2.抗组胺药

抗组胺药实为 H_1 受体拮抗剂,可以迅速缓解鼻痒、喷嚏和鼻分泌亢进。传统的抗组胺药,如氯苯那敏,其不良反应主要是嗜睡与困倦。新型的抗组胺药,如阿司咪唑、氯雷他定(开瑞坦)等,抗 H_1 受体的作用明显增强,但临床使用时要掌握适应证,权衡利弊,防止心脏并发症的发生。

(二)特异性治疗

(1)避免与变应原接触。

(2)免疫疗法:主要用于治疗吸入变应原所致的 Ⅰ 型变态反应。

(三)手术治疗

(1)合并鼻中隔偏曲、变应性鼻窦炎、鼻息肉患者,可考虑行手术治疗。

(2)选择性神经切断术:包括翼管神经切断、筛前神经切断等,适用于部分患者,不应作为首选治疗方法。

(3)行下鼻甲冷冻、激光、射频、微波等,可降低鼻黏膜的敏感性。

六、护理

1.恢复鼻腔通气功能的护理

(1)帮助患者分析引起变应性鼻炎的原因,协助医生进行变应原皮肤试验、鼻黏膜激发试验和体外特异性 IgE 检测,寻找变应原。避免与变应原接触是本病最有效的治疗方法。

(2)协助医生进行免疫疗法。①特异性脱敏疗法:用皮肤试验阳性的相应变应原制成提取液,从小剂量开始,逐渐增加浓度和剂量,进行皮下注射,至最大耐受量时改为维持剂量,直至症状减轻或消失。②组胺脱敏法：用微量组胺做脱敏注射，逐渐增加剂量，使机体对组胺产生耐受性，以达到治疗的目的。

（3）用药护理：变应性鼻炎患者应遵医嘱使用药物治疗。例如：抗组胺药，一般可使用阿司咪唑、氯苯那敏、特非那丁等；糖皮质激素类，仅用于较重患者，多主张局部用药；丙酸倍氯米松喷雾剂、丙酸氟替卡松鼻喷雾剂；肥大细胞稳定剂，可用 4‰色甘酸钠溶液滴鼻和喷鼻，也可用麻黄碱泼尼松溶液滴鼻。

2. 恢复自我形象的护理

变应性鼻炎因频发的喷嚏及过多的鼻腔分泌物，影响了日常生活及工作，故给患者带来了极大的痛苦。医护人员应加强与患者的沟通、交流，帮助患者寻找变应原，向患者说明疾病的规律、治疗计划及效果，通过治疗，恢复患者的自我形象。

3. 向患者介绍有关的预防知识

（1）注意居室采光，经常通风，清扫除尘，勤换衣服，多晒被褥，减少螨虫的繁殖。

（2）换掉地毯、羽毛被褥，去除吸入性变应原。

（3）花粉症患者在花粉播散期应控制外出，或在外出时戴口罩，以减少花粉吸入的机会。

（4）进行家庭装修时，应选用环保材料，以减少变应原的吸入。

第三节　急性扁桃体炎

急性扁桃体炎是腭扁桃体的一种非特异性急性炎症，常伴有一定程度的咽黏膜及咽淋巴组织的急性炎症。本病常发生于儿童及青少年，以春、秋季节气温变化时最多见。

一、病因与发病机制

急性扁桃体炎主要的致病菌为乙型溶血性链球菌、葡萄球菌、肺炎双球菌。腺病毒也可引起本病。细菌和病毒混合感染者也多见，近年来还有厌氧菌感染的病例报道。

上述病原体细菌可能是外界侵入的，亦可能是隐藏于扁桃体隐窝内的细菌。当机体抵抗力因寒冷、潮湿、过度劳累、有害气体刺激等骤然降低时，细菌繁殖会增加，从而导致急性扁桃体炎。

急性扁桃体炎的病原体可通过飞沫、食物或直接接触而传播，具有传染性。

卡他型（单纯型）急性扁桃体炎多因病毒感染所致，炎症仅限于黏膜表面，无明显渗出。隐窝型病变主要位于扁桃体，局部有脓性渗出物。滤泡型（实质性）炎症侵及扁桃体实质内的淋巴滤泡时，可引起充血、肿胀，甚至化脓。

二、临床表现

（1）起病较急，可有畏寒、发热，一般持续 3～5 天。

（2）伴有头痛、食欲差、疲乏无力、腰背及四肢酸痛、便秘等。

（3）小儿患者可因高热引起抽搐、呕吐及昏迷。局部症状如下。①咽痛：为主要症状，初起时多为单侧疼痛，继而可发展至对侧。②口咽溃疡：一些患者可出现口咽部溃疡。③吞咽困难：儿童可因为疼痛而拒绝进食和饮水。④耳痛、耳鸣、耳闷胀：若炎症蔓延至咽鼓管，可出现中耳炎的相关表现。⑤葡萄球菌感染者、扁桃体大者，可引起呼吸困难。

(4)炎症可向周围扩散,引起扁桃体周围蜂窝织炎、扁桃体周围脓肿,或可引起急性中耳炎、急性颈淋巴结炎及咽旁脓肿等,亦可并发与溶血性链球菌感染有关的风湿热、急性血管球性肾炎、心肌炎、关节炎等,应特别警惕心肌炎患者的突然死亡。

三、诊断

1. 诊断要点

(1)急性扁桃体炎的诊断并无困难,但确定病原菌需做细菌培养,并结合血清学检查(如抗链球菌溶血素、抗溶纤维蛋白素等)来做综合判断。

(2)腺病毒单克隆抗体法检测腺病毒抗原有助于腺病毒感染所致急性扁桃体炎的早期诊断。

2. 辅助检查

急性扁桃体炎时,外周血白细胞总数和中性粒细胞常增多,细菌培养和药敏试验有助于查明致病菌和选用抗生素。对慢性扁桃体炎,必要时可检查血沉。

四、鉴别诊断

急性扁桃体炎需要与以下疾病进行鉴别。

1. 白喉

虽然白喉在我国已很少见,但并未绝迹。白喉作为烈性传染病,仍需对其提高警惕,以免漏诊或误诊。白喉起病较缓慢,全身情况差,咽部多形成不易擦去的灰白色假膜,如强行除去,将留下出血创面,而急性扁桃体炎所形成的假膜易于拭去,不遗留出血创面,此点是两者鉴别的重要依据。

2. 风疹、水痘、麻疹、百日咳、流行性腮腺炎等其他传染病

这类传染病初期常有类似急性扁桃体炎的表现,但随后会出现各自的特征性表现,一般不难鉴别。

3. 樊尚咽峡炎

樊尚咽峡炎是一种溃疡膜性炎症,由厌氧梭形杆菌及螺旋体共同寄生而引起。咽痛为其主要症状,因为病变先发生于一侧扁桃体或牙龈,故早期多为一侧咽痛。樊尚咽峡炎患者常有口臭、吞咽困难、头痛、全身不适、背及关节痛,体温一般不超过 38.5℃,全身症状较急性扁桃体炎为轻;查体时可见扁桃体上有覆以假膜的溃疡,周围组织充血;病情严重者,病变可蔓延到整个咽部或口腔;标本涂片可找到梭形杆菌及螺旋体。樊尚咽峡炎的假膜由溃疡的坏死物所形成,易于拭去,拭去后溃疡面上有小出血点。

4. 粒细胞缺乏性咽峡炎

粒细胞缺乏性咽峡炎发病急,进展迅速,常有口腔及咽部黏膜充血、红肿,扁桃体、腭弓及软腭可见表浅溃疡或坏死性溃疡,并有黄色渗出物;血液检查显示白细胞和中性粒细胞总数减少。此外,一些血液病(如传染性单核细胞增多症、急性白血病等)也可出现与急性扁桃体炎类似的症状和局部体征,血液检查可以确诊。

5.扁桃体癌

扁桃体癌是腭扁桃体常见的恶性肿瘤,多见于 40 岁以上的男性。癌瘤多发生于扁桃体上极,常有浅表溃疡,早期症状不明显,可只有咽部不适、异物感或轻微疼痛;晚期可有明显咽痛,常于吞咽时加剧,并可放射到同侧耳或面部,常有口臭、出血及张口困难等表现。扁桃体癌患者常单侧扁桃体明显肿大,呈结节状或菜花状,或表面有溃疡、坏死、假膜;肿瘤发展快,常侵犯周围组织,出现吞咽、呼吸障碍。

五、治疗

1.急诊处理

(1)对急性扁桃体炎患者应进行隔离,防止疾病通过飞沫或接触传染。

(2)给予局部用药及含漱剂:如复方硼砂溶液、1∶5000 呋喃西林漱口液、氯己定含片、含碘喉片等。

(3)全身应用抗生素控制感染。

(4)解热镇痛时,可用扑热息痛、布洛芬等。

(5)当发生扁桃体周围脓肿时,应急诊切开引流。

2.一般治疗

嘱患者卧床休息,多用温开水漱口,多饮水,进食富含维生素等营养的半流质或软食。对于高热者,可给予酒精擦浴或冰袋降温(颈部敷冰袋有良好的镇痛效果)。

3.药物治疗

(1)药物治疗的目的是控制感染,减轻症状。使用抗生素消炎是本病的主要治疗原则。根据临床表现的轻重以及咽部细菌检测结果(如链球菌快速检测),选用敏感抗生素。

(2)扁桃体隐窝呈分支状盲管,深浅不一,经一次急性化脓性扁桃体炎发作后,如未彻底治愈,病菌仍存留于隐窝内。当抵抗力下降时,细菌则大量繁殖,产生大量毒素,易致本病再次发作,或导致细菌性心内膜炎、心肌炎、肾小球肾炎、风湿热、关节炎等并发症。因此,急性扁桃体炎的药物治疗必须用足够剂量,并且待症状和体征消退后,继续用药 2~4 天。

(3)选用抗生素的顺序:本病的药物治疗首选青霉素类。若患者对青霉素过敏,可考虑使用头孢菌素类药物,但应注意交叉过敏性。若患者对前两者均过敏,则考虑应用喹诺酮类、林可霉素类或氨基糖苷类。

(4)药物的剂量可根据病情的轻重而定,一般不考虑同时应用两种或两种以上抗生素。A族乙型溶血性链球菌是本病的主要致病菌,通常用青霉素 G,240 万~960 万 U/d,分 2 次或 3 次静脉滴注;症状严重者,可加用维生素 C;体温高者($>38.5℃$),可应用复方阿司匹林等,但需注意用药后由于出汗较多,因此需给予体液补充,以防发生虚脱。

六、护理

1.心理护理

关心体贴患者,耐心向患者解释病情及治疗情况,消除患者的恐惧心理,取得配合。

2.休息与饮食

(1)嘱患者注意休息,不宜直接吹风,使病室内保持空气流通及室温适中。

（2）嘱患者多饮水，食用清淡、易消化、有营养的流质或软食，禁食辛辣、油腻食物。

3. 病情观察

（1）密切观察患者的体温变化，必要时给予物理降温。

（2）注意观察扁桃体有无肿大及其肿大的程度。

（3）观察患者疼痛的程度及进食量。

4. 对症护理

（1）给予患者抗生素，或抗病毒药物。

（2）指导患者配合局部用药。

5. 健康教育

嘱患者平素少食辛辣刺激之品，戒烟酒，避免过于劳累，及时增减衣被；注意咽部卫生，及时治疗可引发急性扁桃体炎的相关疾病；锻炼身体，增强机体抗病能力。

第四节　急性喉炎

急性喉炎指以声门区为主的喉黏膜的急性弥散性卡他性炎症，亦称急性卡他性喉炎，是成人呼吸道常见的急性感染性疾病之一。小儿急性喉炎常病情较重。

一、病因与发病机制

本病多继发于急性鼻炎、急性咽炎和上呼吸道感染，受凉和疲劳致机体抵抗力下降为内在诱因。一般认为本病的发生，先有病毒入侵，再继发细菌感染，常见的致病菌有金黄色葡萄球菌、溶血性链球菌、肺炎双球菌、奈瑟卡他球菌等。此外，吸入生产性粉尘和有害气体、发声不当或使用声带过度、烟酒过度、喉部外伤等均可诱发本病。儿童患者可为流感、百日咳、麻疹、猩红热等急性传染病的并发症。由于小儿免疫功能较低下，喉软骨柔嫩，喉腔狭小，喉黏膜较为松弛且淋巴管丰富，发生感染后极易因组织肿胀而导致喉阻塞。同时，小儿喉部神经敏感性强，受刺激后易引起喉痉挛；又因其咳嗽功能差，喉及气管内分泌物不易排出，故更易加剧呼吸困难。

二、临床表现

1. 症状

（1）声嘶：此为急性喉炎的主要症状，多突然发病，轻者发声时音质失去圆润和清亮，音调变低、变粗；重者会出现声音嘶哑，甚至完全失声。对于声门区肿胀较重的患者，可见吸气性呼吸困难，出现喉梗阻的相关症状。

（2）喉痛：患者喉部及气管前有轻微疼痛，发声时喉痛加重，常感觉喉部不适、干燥、异物感。

（3）喉分泌物增多：患者常有咳嗽，起初干咳无痰，呈痉挛性咳嗽，咳嗽时伴有喉痛，常在夜间咳嗽加剧；之后则有黏脓性分泌物，因较稠厚，故常不易咳出，黏附于声带表面而加重声嘶。

（4）全身症状：若患者同时有上呼吸道感染，则可伴畏寒、发热、疲倦、食欲不振等症状，一般成人较轻，小儿较重。

（5）鼻部、咽部的炎性症状：因急性喉炎多为急性鼻炎或急性咽炎的下行感染，故常有鼻部、咽部的相应症状。

2. 体征

行间接喉镜或电子喉镜检查时可见喉部黏膜弥散性充血、肿胀，声带亦呈红色，有时可见声带有黏膜下出血，声带边缘因肿胀而变厚，两端较窄，呈梭形，运动正常，但发声时不能闭紧，其表面常附有黏稠分泌物，室带、杓状会厌襞亦会显著充血、肿胀。

三、诊断

1. 诊断要点

（1）本病常见于外感之后；或因用声过度，吸入了有害气体、粉尘等而引发。

（2）患者多于感冒之后出现声嘶、咳嗽、咳痰、喉痛，可伴有鼻塞、流涕、咽痛，全身症状如畏寒、发热、乏力等。

2. 辅助检查

血常规检查可见白细胞总数增多，以中性粒细胞居多。

四、鉴别诊断

急性喉炎需要与以下疾病进行鉴别。

1. 喉结核

喉结核多继发于较严重的活动性肺结核或其他器官结核，可发生于喉的任何部位，声嘶是其主要症状，初起时轻，逐渐加重，晚期可完全失声，侵犯软骨膜时可伴有剧烈喉痛。

2. 麻疹喉炎

麻疹喉炎由麻疹病毒引起，病情发展与麻疹病程相符，在出疹高峰时可伴有明显声嘶、咳嗽或犬吠样咳嗽声，随着皮疹消退迅速好转，较少发生喉梗阻。若为继发细菌感染引起的喉炎，往往病情较重，可能导致喉梗阻。

五、治疗

1. 一般治疗

嘱患者严格噤声，减少声带运动；随时调节室内温度和湿度，保持室内空气流通，多饮温水，注意保持大便通畅，并需禁烟、酒等。

2. 药物治疗

一般应及早使用足量广谱抗生素。对于充血、肿胀显著者，可加用糖皮质激素。

3. 局部治疗

（1）给氧、解痉、化痰、保持呼吸道通畅：可用水氧超声雾化吸入或经鼻给氧。

（2）早期黏膜干燥时，可加入薄荷、复方安息香酊等。

（3）可给予 0.04％ 地喹氯铵气雾剂喷雾。

4. 手术治疗

对于药物治疗不能缓解的重症喉梗阻，需行气管切开术。

六、护理

1. 常规护理

(1)建立静脉通道,给予足量的抗生素和糖皮质激素治疗,补充液体和营养,防止发生全身衰竭。

(2)吸氧,并保持呼吸道通畅。

(3)禁食、禁水,以防窒息,急性症状缓解后可给予营养丰富的流质饮食。

(4)经常通风换气,保持室内空气新鲜,将温度控制在 18~20℃,湿度控制在 60%。

(5)遵医嘱给予雾化吸入,以稀释痰液,利于咳出。

(6)尽可能避免小儿哭闹,以免加重病情。

(7)做好患者的心理疏导,告知患儿家长本病虽然发展迅速,但若治疗及时,一般均可治愈。

(8)行气管切开术者,应按气管切开术后常规进行护理。

2. 病情观察

监测患者的生命体征,若发现异常,应及时通知医师进行处理。

3. 健康指导

(1)进行适当的体育锻炼,保持良好的作息时间,调整身体状态和良好心态,从而提高自身免疫力,避免感冒。

(2)避免过度用声和滥用嗓声。

(3)宜进行清淡饮食,避免辛辣、刺激性食物或烟、酒,多食蔬菜、水果。

(4)保持室内空气流通、湿润。

(5)远离过敏原,避免进食过敏性食物。

(6)积极治疗上呼吸道感染及邻近病灶的炎性疾病,如鼻窦炎、咽炎、气管炎等。

第十二章　眼科疾病

第一节　眼睑疾病

眼睑病是发生于眼睑部位的疾病,为局部疾病或全身疾病的一部分,发病部位在皮肤、睑腺、睫毛、肌肉等,包括眼睑的炎症、外伤、肿瘤,以及眼睑的内、外翻,睑下垂,眼睑先天性畸形等。

一、睑腺炎

睑腺炎是眼睑腺体的急性化脓性炎症,俗称麦粒肿,按其感染的腺体不同,可分为外睑腺炎和内睑腺炎。睫毛毛囊或其附属的皮脂腺、汗腺感染,称为外睑腺炎;睑板腺感染,称为内睑腺炎。

(一)病因与发病机制

Zeis腺(眼睑皮脂腺)、Moll腺(汗腺)或睑板腺受细菌侵袭而发生急性局限性的化脓性感染,最常见的致病菌是金黄色葡萄球菌。眼睑皮脂腺和汗腺被感染属外睑腺炎,睑板腺被感染属内睑腺炎。睑腺炎常并发睑缘炎或继发于睑缘炎,可反复发作。

(二)临床表现

睑腺炎初起时,表现为睫毛根部或睑缘内侧的红、肿、热、痛,疼痛较剧,继而有一小而圆且触痛明显的硬结,伴流泪、畏光和异物感;2~3天后,在硬结的中央出现黄色脓点,硬结软化,一旦破溃排出脓液,症状很快消退,1周左右可痊愈。外睑腺炎范围较弥散,如炎症位于外眦,可引起反应性球结膜水肿,少数严重者可发展为眼睑脓肿,除局部症状加重外,还可出现全身中毒症状。内睑腺炎因受致密的睑板组织限制,一般范围较小,常伴有睑结膜充血、水肿。

(三)诊断

1. 诊断要点

(1)病史:患者既往多有眼部手术史和外伤史,亦可有睑板腺囊肿或眼睑病变。

(2)外睑腺炎:初起眼睑红肿、明显压痛,之后近睑缘部位形成硬结,发病3~5天后软化,形成黄色脓点,可自行穿破,排出脓液,1周左右可痊愈;病变位于外眦部者,疼痛较甚,可引起严重的球结膜水肿。

(3)内睑腺炎:睑板腺开口处轻度充血,睑结膜下出现黄色脓点,其后脓点开口于睑结膜面,将脓排进结膜囊内,或经睑板腺开口排出而愈。

(4)眼睑皮肤有局限性红、肿、热、痛,可触到硬结,压痛明显,触之不移动。

(5)若治疗及时,硬结可消退,否则3~5天后可形成黄色脓液,切开排脓后症状会立即缓解。

(6)严重病例可致眼睑蜂窝织炎、睑脓肿,并可伴有淋巴结肿大、压痛及全身反应。

2. 相关检查

(1)外眼检查:触诊病变的眼睑多有小结节。

(2)裂隙灯检查:检查睑板腺时会有堵塞,翻转眼睑检查时可伴有其他病变。

(四)鉴别诊断

睑腺炎需要与以下疾病进行鉴别。

(1)睑板腺囊肿:此为睑板腺无菌性慢性肉芽肿病变,无疼痛,也无压痛,界限清楚,相应结膜面有慢性充血表现。

(2)眼睑慢性肉芽肿:常由外睑腺炎迁移而来,无明显疼痛,常见睫毛根部慢性局限性充血、隆起,边界清楚。

(3)眼睑疖:多发生于眉部附近,为皮肤毛囊的化脓性感染。

(4)眼睑蜂窝织炎:眼睑部有弥漫性潮红肿胀、皮温升高,病变界限不清,无局限性压痛和硬结;毒血症表现较重。

(5)急性泪囊炎:病变发生于泪囊区,有泪道阻塞和黏液脓性分泌物的相关病史。

(6)急性泪腺炎:病变在上睑外上方,同侧外上方穹隆部可见泪腺突出。

(7)急性结膜炎:眼睑各部并无硬结和压痛,眼睑球结膜充血显著而弥漫,结膜囊可有黏液脓性分泌物。

(五)治疗

(1)热敷 10 分钟,每天 4 次,轻轻按摩病变部位。

(2)局部应用抗生素:杆菌肽或红霉素眼膏,每天 2 次,用于治疗已经破溃、正在引流的病变或伴有睑缘炎的病变;强力霉素,口服,100mg,每天 2 次,用于抗菌和抗炎。

(3)经过 3~4 周治疗后,睑板腺囊肿仍未消退而患者要求将其去除时,应行手术切开或刮除,偶可行病灶内注射激素代替手术治疗,特别是病灶靠近泪小点时。例如,曲安奈德,40mg/mL,与 2%利多卡因及少许肾上腺素 1:1 混合,取 0.2~1.0mL 注入病灶内,注药量取决于病变的大小。所有复发和有异常表现的睑板腺囊肿都需行病理学检查。

(六)护理

(1)心理护理:应加强患者的心理护理,详细为其讲解手术方法及手术过程,解除患者的恐惧和不安心理,有利于患者对手术的配合。

(2)当脓肿未形成时,不要挤压排脓,以免导致感染扩散,引起眼睑蜂窝织炎、海绵窦脓毒血栓或败血症而危及生命。

(3)脓肿形成后,不要等到自行破溃再切开排脓。尽早切开排脓可以减轻患者的疼痛,并可缩短疗程。

(4)全身及局部应用抗生素可促进炎症消散。

(5)健康指导:①向患者讲解疾病的病因、临床表现、治疗原则、自我护理、预防及预后等知识,使患者在充分理解的基础上,积极配合治疗和护理。②告知患者勿用手揉眼,洗浴用物应专人专用,并经常用开水洗烫、晾晒。③嘱患者应注意休息,远离不洁环境或戴防护镜保护,女性化妆时要避开睑缘处。④告知患者睑腺炎有复发可能,除自身睑板腺分泌旺盛外,还与卫生、饮食、情绪、休息有关,注意少吃辛辣、油腻食物,保持心情舒畅,避免熬夜。⑤告知患者睑腺炎脓肿切开前、后切忌挤压,以免引起感染扩散至海绵窦,引起颅内感染,危及生命。⑥告知患者手术部位再次出现红、肿、痛等症状时,应及时就诊。

二、睑板腺囊肿

睑板腺囊肿是睑板腺特发性、无菌性、慢性肉芽肿性病变,曾被称为霰粒肿,多发生于青少年及中壮年人。

(一)病因与发病机制

慢性结膜炎、睑缘炎的慢性炎性增生,皮脂腺和汗腺分泌旺盛,维生素 A 缺乏造成腺体上皮组织过度角化,这些诱因可使睑板腺排出管阻塞、分泌物滞留,刺激管壁,引起肉芽增生,进而形成囊肿。囊壁为纤维结缔组织,囊内容物为睑板腺分泌物及慢性炎症细胞。

(二)临床表现

睑板腺囊肿发病缓慢,多无自觉症状,检查时可扪到眼睑皮下硬结,小如绿豆,大如樱桃,无触痛,不与皮肤粘连,好发于上睑,可单发或多发;病变区的结膜面略呈暗紫色或灰色团块,摩擦眼球可引起眼异物感。少数小的囊肿可自行吸收消退,多数长期不变或逐渐增大、变软,最后自行破溃,排出胶样内容物后,在结膜面上形成肉芽组织。

(三)诊断

睑板腺囊肿根据临床表现基本可以做出诊断。对于反复发作或老年人睑板腺囊肿,应将切除标本送病理学检查,以排除睑板腺癌的可能。

(四)鉴别诊断

本病不属于细菌感染引起的急性化脓性炎症,皮肤无充血,也无压痛,可与睑腺炎相鉴别。当继发感染时,与内睑腺炎症状一样,鉴别点在于本病发生急性炎症前已存在无痛性包块。当包块发生在下睑近内眦部时,应与慢性泪囊炎鉴别。

睑板腺癌也可表现为眼睑皮下硬结,症状与睑板腺囊肿相似,但睑板腺癌的肿块质地坚硬,年龄多在 40 岁以上,女性多见,确诊需要靠切除物的病理学检查。

(五)治疗

小且无症状的睑板腺囊肿无须治疗,待其自行吸收即可;大的睑板腺囊肿可通过热敷或向囊肿内注射糖皮质激素促其吸收,如不能消退,可在局麻下行手术切除。

(六)护理

(1)心理护理:加强患者的心理护理,详细为其讲解手术方法及手术过程,解除患者的恐惧和不安心理,有利于患者对手术的配合。

(2)对于儿童患者,应给予恰当的沟通,减轻其对手术的恐惧,积极配合治疗。

(3)对于复发性或老年人的睑板腺囊肿,应对切除物进行病理学检查,以排除睑板腺癌。

(4)全身及局部应用抗生素可促进炎症消散。

(5)经皮肤面切口的睑板腺囊肿,术后第一天应门诊复诊、换药,以后隔天换药,5 天后拆线。

(6)健康指导:①向患者讲解疾病的病因、临床表现、治疗原则、自我护理、预防及预后等知识,使患者在充分理解的基础上,积极配合治疗。②嘱患者按时点眼、服药,并告知患者药物的不良反应,若出现异常,应及时就诊。③对于较大的睑板腺囊肿影响外观者,告知患者治愈后一般不影响外观,消除其焦虑情绪;对于复发性或老年人的睑板腺囊肿,可疑肿瘤时,应注意与患者沟通的技巧,避免造成医源性伤害。

第二节 年龄相关性白内障

年龄相关性白内障是最常见的白内障,从中老年开始发生晶状体混浊,随着年龄增加,患病率明显增高。年龄相关性白内障可分为皮质性、核性和后囊膜下 3 类。

一、病因与发病机制

本病的病因与发病机制较为复杂,可能是环境、营养、代谢和遗传等多种因素对晶状体长期综合作用的结果。

二、临床表现

本病的主要临床表现为渐进性、无痛性视力减退,最后仅存光感;眼前出现固定不动的阴影,亦可出现屈光力增强、单眼复视或多视、畏光和眩光等。本病按发展过程可分为 4 期,即初发期、膨胀期、成熟期、过熟期。

三、诊断

1.诊断要点

诊断年龄相关性白内障的主要依据是晶状体混浊,必须用裂隙灯和检眼镜进行详细检查。应注意患者的主诉和检查的实际结果是否符合,如视力减退和晶状体混浊程度有较大出入,则应进一步做眼压、视野、超声波等检查,防止遗漏青光眼视网膜脱离、视神经萎缩等其他眼内病变。

2.相关检查

应在散大瞳孔后,以检眼镜或裂隙灯显微镜检查晶状体,根据晶状体混浊的形态和视力情况做出明确诊断。

四、鉴别诊断

年龄相关性白内障主要应与并发性白内障、外伤性白内障等其他白内障相鉴别。一般通过询问病史并检查晶状体混浊的情况,不难进行鉴别。

五、治疗

年龄相关性白内障目前尚无疗效肯定的药物,以手术治疗为主,常选用的手术方法有白内障囊外摘除联合人工晶体植入术、白内障超声乳化吸除联合人工晶体植入术、激光乳化白内障吸除联合人工晶体植入术。白内障早期可试用谷胱甘肽滴眼液或口服维生素 C 等药物,以延缓白内障的进展。

六、护理

(一)预防意外损伤

(1)对于有跌倒危险的患者,应在其床头悬挂"防跌倒"标识,并加强巡视。

(2)做好患者的安全教育,指导患者如何预防跌倒,教会患者使用床头的呼叫系统,将呼叫器放置于患者方便取到的位置,鼓励患者寻求帮助。

(3)评估患者的自理能力,根据患者情况协助洗漱、进食等,做好生活护理,保证安全。

(4)保持病床位置固定、高低适宜,需要时可安装床档;将常用物品定位放置,方便患者取用;为患者提供充足的光线,并使通道无障碍物;在厕所内安装防滑垫、扶手等,并教会患者使用。

(二)术前及术后护理

1. 术前护理

(1)心理支持:了解患者对手术的心理接受程度,耐心解答患者的疑问,安慰患者,给予心理疏导,减轻其对手术的恐惧心理。对于老年患者,因感觉器官和神经功能的衰退,不能迅速正确地接受和理解语言信息,故护士要注意沟通技巧,交流时应将语速放慢、耐心细致。

(2)术前准备:①向患者讲解术前各项检查的目的、意义并协助患者完成相关检查,包括眼部检查、全身检查、人工晶体度数的测量等。②对合并有糖尿病、高血压、心血管疾病的患者,术前应注意控制血糖、血压,评价心脏功能能否耐受手术。③进行双眼泪道冲洗和术眼结膜囊冲洗。④用散瞳滴眼剂对术眼进行充分散瞳。

2. 术后护理

(1)术后应注意观察术眼有无疼痛及不适:术眼胀痛伴同侧头痛、恶心、呕吐等症状,可能为高眼压。术眼剧烈疼痛伴视力急剧下降、流泪、畏光,可能为感染性眼内炎,应及时通知医生进行处理。

(2)由于手术的应激,合并糖尿病、高血压的患者血糖、血压可能会升高,应注意密切观察患者的全身情况,及时控制血糖、血压。

(三)健康指导

(1)嘱患者保持良好的心理状态,避免紧张、激动的情绪,选择富含维生素、蛋白质的饮食,促进疾病的恢复。

(2)坚持按时点眼药,并教会患者点眼的方法;告知患者术后 1 个月内遵医嘱坚持滴用抗生素和激素类眼液并逐渐减量,不能自行停药。

(3)出院后常规 1 周复诊,间隔 2 周、1 个月各复查 1 次;教会患者自我监测病情变化,如出现眼痛、视力快速下降等,应及时来院就诊,以免延误病情。

(4)对于做白内障手术而未植入人工晶状体的患者,可在术后 3 个月验光配镜。若人工晶状体植入术后视力下降,可能与出现后囊混浊有关,医生检查确诊后可行激光治疗。

(5)嘱患者应尽量避免紫外线的过多照射。

第三节　先天性白内障

先天性白内障是儿童常见眼病,为出生时或出生后第一年内发生的晶状体混浊,可伴发或不伴发其他眼部异常或遗传性、系统性疾病。

一、病因及分类

先天性白内障可分为内源性和外源性两种。①内源性先天性白内障:与染色体基因有关,常为常染色体显性遗传,约占全部先天性白内障患者的1/3。②外源性先天性白内障:指母体怀孕期间,特别是开始的3个月,宫内病毒感染(如风疹、麻疹、水痘、腮腺炎、脊髓灰质炎等)或药物、放射线及全身病变,影响胎儿晶状体的发育,从而导致的先天性白内障。

先天性白内障可按晶状体混浊的形态、部位不同,分为前极、后极、冠状、点状、绕核性、核性、膜性和全白内障,其中以绕核性白内障最为常见。

二、临床表现

(1)先天性白内障患者多为婴幼儿,呈双侧、静止性,少数患儿的病变在出生后可继续发展。

(2)视力障碍程度可因晶状体混浊发生部位和形态的不同而异,有的不影响视力,有的视力下降明显,甚至只剩光感。因患儿年龄太小,不能自诉,常依赖其父母观察才会被发现。

(3)先天性白内障常合并其他眼病,如斜视、眼球震颤、先天性小眼球等。

三、诊断

1.诊断要点

(1)出生时即有晶体混浊,可同时伴有眼部或全身的先天性畸形。

(2)患眼多为双侧性、静止性。

(3)根据晶体混浊的部位和形态特征,诊断为相应的各型先天性白内障。

2.相关检查

(1)裂隙灯显微镜检查:示晶状体混浊,眼底窥不进。

(2)眼部B超、CT检查或视觉电生理检查:可排除其他眼部疾患。

(3)染色体、血糖等检查:便于了解病因。

四、鉴别诊断

先天性白内障需要与以下疾病进行鉴别。

1.视网膜母细胞瘤

视网膜母细胞瘤患者的晶体大多正常,行眼底镜检查时可见视网膜上有青灰色新生物隆起,其上有扩张的血管。

2.外层渗出性视网膜病变

外层渗出性视网膜病变的晶体大多正常,行眼底镜检查时可见后极部或周边部视网膜有黄白色渗出块,渗出区可见出血斑,周边部血管扩张,并有新生血管,常伴有球形视网膜脱离。

3.晶体后纤维增生症

晶体后纤维增生症患者的晶体透明,而晶体后有白膜,其上有血管,可轻易窥见睫状体。晶体后纤维增生症多见于产后 10 天内接受过高浓度氧气治疗的早产儿。

4.原始玻璃体残留组织增生症

原始玻璃体残留组织增生症多出现在足月生产的婴儿,常单眼患病,患眼较小,表现为晶体混浊、肿胀,晶体后出现白色坚厚的结缔组织,以轴心部最厚,且有新生血管。

五、治疗

先天性白内障的治疗目标是恢复视力,减少弱视的发生。

(1)对视力影响不大者,一般不需治疗,定期随访即可。

(2)对明显影响视力者,应尽早选择晶状体切除、晶状体吸出、白内障囊外摘除等手术治疗,一般宜在 3～6 个月内手术,最迟不超过 2 岁,以免发生形觉剥夺性弱视。

(3)感染风疹病毒者不宜过早手术,以免因手术使潜伏在晶状体内的病毒释放而引起虹膜睫状体炎及眼球萎缩。

(4)对于白内障摘除后无晶状体眼,需及时进行屈光矫正和视力训练,以防发生弱视。屈光矫正包括框架眼镜、角膜接触镜、人工晶状体植入(考虑到婴幼儿眼球发育情况,一般认为在2 岁左右可施行人工晶状体植入术)。

六、护理

(一)术前护理

1.心理护理

先天性白内障患儿的理想治疗时间是出生 6 个月内,护士需采用通俗易懂的语言向患儿家长介绍先天性白内障的有关知识,讲解手术经过及预后,尤其是早期施行手术的重要性,消除或减轻患儿家长的忧虑。

2.生活护理

(1)主动巡视病房,尽量满足患儿生活上的合理需求。

(2)协助患儿家长做好患儿的生活护理。

3.安全管理

(1)结合患儿的年龄、肢体活动度、有无全身疾病等因素,评估患儿的安全状况。

(2)做好安全指导,防止坠床和跌碰伤。

(3)保证患儿能触及的环境的安全,避免患儿接触锐器、腐蚀性物品等。

(4)告知患儿家长床旁传呼系统的使用方法,有困难时要寻求帮助。

(5)患儿睡觉时,可用床档保护,夜间可打开夜灯。

(6)加强巡视,防止意外情况的发生。

4.眼部准备

(1)术前滴用抗生素滴眼液,4 次/天。

(2)协助患儿完成眼部的各项检查,排除眼部炎症。

(3)术前半小时,应用复方托吡卡胺滴眼液散瞳。

5.术前常规准备

(1)协助完善相关术前检查:如心电图、出凝血试验、血液生化、血常规、胸部X线等检查。

(2)若行全身麻醉手术,术前应禁饮、禁食6~8小时。

(3)术晨应建立静脉通道,并按医嘱给予5%葡萄糖溶液静脉补液。

(4)取下患儿身上的金属饰物。

(5)与手术室工作人员进行交接。

(二)术后护理

1.麻醉恢复期的护理

全身麻醉后,药物对机体仍有一定的影响,患儿在恢复过程中可能会出现呼吸、循环等方面的异常,需要定期监测其生命体征。评估患儿麻醉后的苏醒情况,患儿意识清醒,呼吸、血压和脉搏平稳30分钟以上,心电图显示无心律失常,可转回病房。

2.麻醉后的护理

(1)一般护理:安置合理患儿体位。对于全身麻醉术后未清醒的患儿,应去枕平卧,使其头偏向一侧,以保持呼吸道通畅,防止因呕吐物误吸而引起窒息;安装好各种监测仪器;保持各种管道和引流物的通畅,观察及记录引流量。

(2)吸氧:对于全身麻醉的患儿,应吸氧至血氧饱和度在自主呼吸下达到正常。

(3)维持重要器官功能:由于麻醉影响,患儿重要组织器官常受到不同影响,护理中应注意维护患儿的重要器官功能,遵医嘱合理用药,并注意观察药物的疗效。

(4)保持正常体温:术中长时间的暴露和大量输液均可使体温过低,术后应注意保暖。

(5)防止意外损伤:麻醉恢复期的患儿需有专人守护,防止因躁动而使各种导管脱落及坠床事故的发生。

(三)病情观察

1.麻醉期间的观察

密切观察患儿呼吸、循环和中枢神经系统的功能,判断麻醉深度,并注意监测麻醉机的工作状况。

2.术后观察

全身麻醉患儿未清醒前,应密切观察其血压、脉搏、呼吸,直至稳定,同时观察其意识、皮肤色泽、末梢循环等的情况。

(四)健康指导

(1)加强患儿个人卫生,特别是眼部卫生,嘱家长勿让患儿用脏水洗脸以及用不洁净的毛巾擦眼等。

(2)注意劳逸结合,勿让患儿长时间看电视,注意眼睛的休息。

(3)嘱家长按时给患儿用药、按时复诊;发现患儿突然出现视力下降、眼红、眼痛时,应及时就诊。

(4)先天性白内障摘除术后,可用人工晶状体植入、框架眼镜或角膜接触镜矫正,以提高视力、预防弱视和促进融合功能的发育。

(5)告知患儿家长内源性先天性白内障具有遗传性,应注意优生优育。

第四节　视网膜脱离

视网膜脱离是指视网膜神经上皮层与色素上皮层之间发生分离,可分为孔源性(原发性)、牵拉性及渗出性(继发性)三类。

一、病因与发病机制

视网膜脱离多见于高度近视、受过眼外伤或视网膜脉络膜炎患者。因视网膜变性、萎缩,玻璃体液化后脱离及牵拉等形成视网膜裂孔,液化的玻璃体经裂孔进入视网膜神经上皮层与色素上皮层之间,从而引起视网膜脱离。

二、临床表现

(1)眼前有闪光感或黑影飘动。

(2)有不同程度的视力障碍,如累及黄斑区,则视力会严重减退。

(3)对应的视网膜脱离部位出现视野缺损。

(4)眼压常偏低,多由眼内液体过多地通过色素上皮进入脉络膜上腔所致。

三、诊断

1.诊断要点

患者眼前有闪光感或黑影飘动,视野上方出现帘幕或阴影遮挡,视物变形,周边或中心视力下降,一般即可做出视网膜脱离的初步诊断;结合专科检查所见,诊断并不困难。

2.专科检查

(1)间接检眼镜检查:主要做眼底病变检查,常可以找到视网膜裂孔,裂孔多位于颞侧。

(2)三面镜检查:主要用于检查视网膜病变。

(3)眼压检测:眼压一般低于正常。若眼压<1.3kPa,须注意有无发生脉络膜脱离。

四、鉴别诊断

视网膜脱离需要与以下疾病进行鉴别。

1.老年性视网膜劈裂症

老年性视网膜劈裂症一般双侧发病,常发生在颞下方,玻璃体中无色素细胞或出血,视网膜内层血管周围常有血管鞘,视网膜内层可见白色的"雪片",患者多无症状。本病与原发性视网膜脱离所见的相对性暗点相反,视野检查时可见绝对性暗点,一般不出现分界线。当出现分界线时,必须查找视网膜裂孔,因为长期的脱离看起来很像劈裂,甚至可出现绝对性视野缺损。

2.青年性视网膜劈裂症

青年性视网膜劈裂症常双侧发病,当劈裂在赤道以后时,可出现花瓣样改变,劈裂不波及锯齿缘,为 X 性连锁隐性遗传。

3. 脉络膜脱离

脉络膜脱离比视网膜脱离更有实质感,常常不用巩膜压陷即可见到锯齿缘,脱离范围可达眼球全周的 $360°$,一般有低眼压。

五、治疗

视网膜脱离的治疗方法是行手术封闭裂孔,可采用激光光凝、透巩膜光凝、电凝或冷凝,使裂孔周围产生炎症反应以闭合裂孔;再根据视网膜脱离情况,选择巩膜外垫压术、巩膜环扎术。对于复杂病例,可选择玻璃体手术、气体或硅油玻璃体腔内填充等手术,使视网膜复位。

六、护理

1. 术前护理

(1)基础护理:保持病房的安静和整齐,将患者的生活用品放置在其触手可及的地方,经常巡视病房,询问患者的情况,满足患者的生活需求;根据患者的病情,适当限制其活动量,特别是新鲜的上方脱离时,嘱患者必须卧床休息,并覆盖眼垫或包扎双眼,以减少眼球运动,防止视网膜脱离加重。

(2)卧位:若患者为视网膜下部脱离,应采取半卧位;若患者为视网膜上方脱离,应采取仰卧头低位。

(3)术前宣传教育:指导患者对手术和预后及可能出现的严重后果要有充分的了解,并指导患者在手术过程中如何配合,以期达到手术的最佳效果。

(4)饮食护理:行视网膜脱离手术的患者术后 $1\sim2$ 天多不能正常进食,故叮嘱患者术前适当食用富有营养的食物,以备术后体力的消耗。

(5)术前准备:执行内眼手术常规检查及准备,术前做好患者的全身清洁;若为长发女患者,应为其梳两条辫子,以利于术后卧床;术前常规给予滴眼药消炎、剪睫毛、清洁手术区;术前 1 天晚间应给予镇静剂。

2. 术后护理

(1)眼部敷料包扎:术后需加压包扎至少 1 天,往往可使患者感到面部不适和疼痛,要向患者做好解释并取得合作,嘱患者不要自行拆解敷料。若出现敷料松动、移位、渗血或污染,则应更换敷料并重新包扎。

(2)体位:根据患者的病情不同,术后遵医嘱严格执行特殊体位,如黄斑裂孔术后注入空气后应取俯卧位。护理人员需向患者宣传体位的重要性和必要性,使患者理解,并给予很好的配合。

(3)饮食护理:术后嘱患者进半流质饮食 3 天,适当吃些水果,术后 24 小时打开绷带,每天换药并滴散瞳及消炎眼药水,并涂眼膏。

(4)生活护理:嘱患者不做剧烈活动,适当卧床休息,避免碰撞伤口,保持大便通畅。

(5)健康宣传教育:预防上呼吸道感染及感冒,鼓励患者多饮水;减少病室探视人员,保证患者获得充分休息;嘱患者出汗后应及时更换病号服,保持衣服清洁、干燥;协助患者搞好个人卫生。

3. 病情观察

(1)术后应密切观察眼部情况,如敷料有无松脱及渗出、术眼疼痛程度等,并监测体温变化,注意有无其他全身症状,必要时遵医嘱应用镇静药或镇痛药镇痛。

(2)严密观察患者全身情况,术后患者多有恶心、呕吐等症状,可遵医嘱给予止吐药;如出现伤口疼痛,可给予口服镇痛药或肌内注射镇痛、镇静药。

4. 健康指导

(1)术后恢复期应遵医嘱继续坚持适当体位。

(2)避免造成眼压升高的因素,恢复期应避免用力大便、咳嗽、剧烈运动或重体力劳动等,以防视网膜再次脱离。

(3)教会患者正确滴眼药水的方法,嘱患者按时用药、按时复查,如有异常,应随时就诊。

(4)术后应继续戴小孔镜 3 个月。

第四篇
皮肤科及感染科常见疾病

第十三章 皮肤科疾病

第一节 痤 疮

痤疮是一种累及毛囊皮脂腺的慢性炎症性皮肤病,好发于皮脂溢出部位,可表现为粉刺、丘疹、脓疱、结节、囊肿及瘢痕等皮损。

一、病因与发病机制

痤疮的发病因素很多,主要与以下四个因素有关。

（1）毛囊上皮增生和毛囊栓形成。

（2）皮脂腺分泌增多。

（3）痤疮丙酸杆菌的存在和活动。

（4）炎症。

雄激素是痤疮发病的始动因子。雄激素可使皮脂腺增大,皮脂分泌增多,同时可以导致毛囊皮脂腺导管角化异常,导管口径变小,毛囊壁脱落的上皮细胞和皮脂混合栓塞毛囊,形成粉刺。痤疮丙酸杆菌在痤疮感染性炎症中起主要作用,吞噬痤疮丙酸杆菌的白细胞可产生皮脂分解酶,分解皮脂产生的非酯化脂肪酸,进而刺激毛囊而引起炎症反应。粉刺破裂或非酯化脂肪酸进入真皮,在细菌的作用下,触发炎症反应,产生了丘疹、脓疱、结节、囊肿。同时,机体的免疫反应(包括针对痤疮丙酸杆菌体液和细胞的免疫反应)扩大了痤疮炎症的反应过程。应用抗菌药物治疗后,伴随毛囊内寄生的痤疮丙酸杆菌数量减少,痤疮的临床症状也会得到改善,从另一方面证实了痤疮丙酸杆菌在痤疮发病中所起的重要作用。

此外,精神因素、内分泌紊乱,以及遗传、饮食、药物等在痤疮的发生发展过程中也起一定的作用;日常生活中,化妆品使用不当,可堵塞毛囊口,也是痤疮发生的重要原因。

二、临床表现

1.寻常痤疮

寻常痤疮多于青春期发病,通常女性发病年龄常早于男性,可在月经初潮前半年至一年发病。皮肤损害主要发生于前额、双颊、颏部和鼻颊沟,其次为前胸与背肩部,多对称分布,常伴有皮脂过度溢出。患者的初发损害多为粉刺。粉刺是与毛囊一致的圆形丘疹,分为白头粉刺和黑头粉刺。白头粉刺亦称封闭性粉刺,为针头大小的白色丘疹,毛囊开口不明显,不易挤出脂栓;黑头粉刺则为开放性粉刺,丘疹中央为扩大的毛孔,由于皮脂氧化及黑色素沉积,使皮肤表面呈黑色,较易挤出头部呈黑色而体部为黄白色的脂栓。

粉刺可因脂栓的去除而消退,亦可因炎症或人为抠剥而继发感染,发展为炎性丘疹、脓丘疹或脓疱、结节及囊肿等。炎性丘疹一般为米粒至绿豆大小,中心有脓头,可成为脓丘疹或脓疱;皮损进一步发展,深在性损害可形成结节,小的结节虽能较长期存在,但多能渐被吸收,也可化脓破溃而形成瘢痕。囊肿性损害则经久不愈合,可继发感染、化脓而成脓肿,当附近数个脓肿汇聚融合时,则发展为聚合性痤疮。因此,痤疮的损害是多形性的,患者常以一两种皮损为主。

寻常痤疮病程多较长,时轻时重,多无明显自觉症状,女性可周期性在经前加重。绝大多数寻常痤疮患者在青春期后可逐渐缓解而自愈。

2. 聚合性痤疮

聚合性痤疮是痤疮中最严重的一型,多见于青年男性,因皮损愈合后会留下显著的瘢痕,影响外貌,故而多受患者的重视。聚合性痤疮好发于背、臀、颊部,包括多种类型的损害,初起有丘疹、粉刺、脓疱、囊肿等,之后逐渐融合,以囊肿为主,脓肿呈长梭形或不规则形,触之有波动感,破溃后可成为窦道或瘘管,并形成瘢痕,若发生于面颊,则会影响容貌。本病病程迁延,常经数年不退,偶在急性发作时伴发热、不适等全身症状。

三、诊断

青年患者有发生在颜面及胸背部的粉刺、丘疹、脓疱、结节,呈对称分布,即可做出痤疮的诊断。

四、鉴别诊断

痤疮需要与以下疾病进行鉴别。

1. 酒渣鼻

酒渣鼻常中年发病,皮损分布于鼻尖、颊、额、颏部,患部有皮肤潮红、毛细血管扩张、丘疹和脓疱,晚期可形成鼻赘。

2. 马拉色菌毛囊炎

马拉色菌毛囊炎常有上胸、肩背部的毛囊性炎性丘疹、丘脓疱疹,皮损取材后镜检可见多数马拉色菌,做组织病理切片时在毛囊皮脂腺内可见到马拉色菌。

3. 颜面播散性粟粒性狼疮

颜面播散性粟粒性狼疮好发于成年人。皮损为粟粒至绿豆大小的暗红色、褐色半球状或略扁平的丘疹及结节,触之柔软,分布于眼睑、鼻唇沟及颊部,在下睑部往往融合成堤状是本病的特征。

五、治疗

痤疮的治疗原则是减少皮脂分泌、纠正毛囊皮脂腺管口异常角化、杀菌消炎、减少囊肿与瘢痕的形成。

1. 一般治疗

告知患者少食高糖、高脂和辛辣刺激性食物,多食蔬菜及水果;常用温水洗涤患处,忌挤压;避免使用油脂较多的化妆品,禁用碘、溴类药物。

2. 外用药物治疗

以粉刺、炎性丘疹为主的患者,首选具有去脂溶解角质、杀菌消炎作用的外用药,常用的有含硫黄、间苯二酚的复方硫黄洗剂;此外,0.025%～0.05%的维A酸霜有角质溶解及剥脱作用,有利于脂栓排出,因有光敏性,故宜晚上避光使用;5%～10%过氧化苯甲酰凝胶或霜剂通过释放活性氧而抑制痤疮丙酸杆菌的异常增生,减轻炎症反应,同时有抑制皮脂分泌和粉刺形成的作用。需要注意的是,维A酸霜和过氧化苯甲酰制剂均有一定的刺激性,出现刺激反应后应暂停使用。炎症明显时,可外用抗生素制剂,如克林霉素洗剂、1%克林霉素霜等。若单纯外用效果不理想时,可考虑配合使用内服药治疗。

3.内服药物治疗

以结节、囊肿损害为主,或皮损数量多、炎症明显的重症患者,除局部治疗外,常需考虑使用若干内服药物。

(1)抗生素:常用四环素类,如米诺环素,100～200mg/d;或多西环素,100～200mg/d,疗程为6～12周。有四环素类药物禁忌证或不能耐受时,可使用红霉素。需要注意的是,使用抗生素时应注意其光敏性、菌群失调等不良反应。

(2)异维A酸:可作用于痤疮发病的多个环节,减少皮脂分泌,抑制痤疮丙酸杆菌繁殖,对重型痤疮有较好疗效,口服,0.5mg/(kg·d),连续服用3～6个月。本药有皮肤黏膜干燥、肝损伤等诸多不良反应,需加强监测,尤其应注意其致畸作用,育龄期患者服药期间应避孕,停药半年后方可妊娠。

(3)螺内酯:有抗雄激素作用,在靶器官水平上可竞争性地阻滞二氢睾酮的受体,用于伴有激素水平异常的女性难治性痤疮患者,常用剂量为20～40mg,每天2次或3次。

(4)性激素疗法:拮抗雄激素药物可以通过减少皮脂分泌对痤疮产生治疗作用,但也可引起内分泌紊乱,一般不主张常规应用,目前多用于中重度痤疮、经前期加剧且其他方法疗效较差或不能耐受常规长期抗生素的女性患者。例如,己烯雌酚,1mg/d,于月经开始后的第14天起服用,连服2周为1个疗程。

(5)糖皮质激素:严重的结节性、囊肿性和聚合性痤疮,短程内口服泼尼松(30～40mg/d)有一定疗效,且有助于减少瘢痕的发生。

4.光疗法

蓝光、红光或蓝光与红光的混合光兼有抗菌、抗感染的作用,治疗轻至中度痤疮(特别是丘疹、脓疱较多的患者)疗效较好。

六、护理

1.一般护理

(1)注意面部的清洁卫生,提倡用温水清洗皮肤,不要用手强行挤捏患处,不使用油性化妆品,以免堵塞皮脂排泄孔。

(2)少食刺激性、油腻性、含糖过多的食物,不饮酒、不吸烟,多吃水果、蔬菜,保持大便通畅,养成每天排便的习惯。

2.局部护理

遵医嘱,轻者仅使用外用药治疗即可,可酌情选用0.1%维A酸乳膏、2.5%过氧化苯甲酰洗剂、1%林可霉素制剂等。

3.用药护理

(1)维A酸类药物：用于囊肿型痤疮，一般可用维A酸，0.5mg/(kg·d)，口服，连用4~8周。

(2)抗生素类药物：常用四环素，每次0.25~0.5g，每天3次或4次，口服，1个月后逐渐减至0.25~0.5g/d，再维持1个月。

(3)抗雄激素类药物：严重病例方可使用，一般可给己烯雌酚，1mg/d，2周为1个疗程，治疗数月方可见效。

第二节　白癜风

白癜风是一种常见的获得性色素脱失性皮肤黏膜疾病，可发生于任何年龄及任何部位，以暴露及摩擦损伤部位多见。本病典型的皮损为境界清楚的色素脱失白斑，形态各异，中央可见散在的色素岛，皮损上的毛发也可变白。

一、发病机制及分类

(一)发病机制

白癜风发病机制不清，可能与遗传素质及多种因素导致黑色素细胞功能缺失有关。

(二)疾病分类

根据皮损分布不同，可将白癜风分为以下两大类型。

1.局限型白癜风

局限型白癜风又分为如下几型。

(1)局灶型：一个区域内，不在一个节段，也不呈带状排列的白斑，数目可一至多个。

(2)节段型：呈半侧皮节状分布的一至多个白斑，多见于儿童。

2.泛发型白癜风

泛发型白癜风较常见，又分为如下几型。

(1)肢端面型：白斑见于肢端和面部。

(2)寻常型：白斑全身散在分布。

(3)混合型：如肢端面型＋寻常型、节段型＋寻常型、节段型＋肢端面型＋寻常型。

(4)普遍型：全身有完全或几乎完全的色素脱失。

二、临床表现

本病的皮肤损害可发生于身体的任何部位，但多见于暴露部位，如面颈、头皮，以及骨突处、前臂伸侧、腕屈侧、手背等易受反复外伤的部位和口腔周围等。皮损为大小不一的乳白色色素脱失斑，边缘境界清晰，白斑周边常绕以色素带，无脱屑和皮肤萎缩，该处毛发亦可变白。患者一般可无自觉症状。本病的病程较长，可迅速发展、缓慢发展或间歇性发展，亦可长期稳定不变。一般可将其病程分为早期、进展期、稳定期与好转期。早期白癜风的白斑不明显，可仅有痒感；进展期白斑范围扩大，数目增多，有同形反应；稳定期皮损停止发展，白斑边缘色素加深；好转期白斑内缩，或白斑中出现色素性斑点。

三、诊断

根据后天发生的乳白色色素脱失斑、边缘色素加深、无炎症改变、无自觉症状,白癜风一般不难诊断。

四、鉴别诊断

白癜风需要与以下疾病进行鉴别。

1.单纯糠疹

单纯糠疹指常见于面部的局限性浅色斑,有时表面有细碎脱屑,多见于儿童。本病为色素减退,而非色素脱失,可自愈。

2.无色素痣

无色素痣常于出生时或生后不久出现,为一片不规则色素减退斑,边缘不整,周围无色素加深,系神经痣的一型,可持续终身。

3.贫血痣

贫血痣为出生时或生后不久出现的色素减退斑,如摩擦局部,浅色斑处不发红,而周围正常皮肤发红。

五、治疗

由于本病的病因不明,因此治疗较为困难,目前常用的治疗方法如下。

1.光疗法

(1)光化学疗法:多采用甲氧沙林,也有用中药补骨脂的粗提取物制成片剂或注射剂者。光化学疗法可用于泛发型白癜风患者,每周治疗2次或3次,连续数月,有效指征为自毛囊口周围开始的再生色素斑点逐渐融合成片,最有效的部位是面部和肢端。

(2)308nm准分子激光:可用于治疗局限性稳定期白癜风,特别是当白斑面积小于体表面积的30%时,该疗法安全有效,耐受性也好。

2.激素疗法

对泛发型、疑与免疫有关者以及应激状态下皮损迅速发展者,可口服糖皮质激素,如泼尼松,15~30mg/d,1~2个月见效后逐渐减量,减至隔天5mg后,维持治疗3~6个月。

3.脱色素治疗

如果白斑面积过大,应用其他疗法治疗失败后,可选用正常皮肤脱色素治疗,能使白斑变得不明显。

4.外科疗法

自体表皮移植和自体表皮黑素细胞移植可用于顽固的片状稳定期皮损。

六、护理

1.做好个人防护

嘱患者应采取一些有效的自我防护措施,避免环境、食品污染对人体的损害,防止病情复发或加重。

(1)减少有害物的接触：嘱患者尽可能减少接触化工原料、油漆涂料、重金属盐类等有害物。对于经常接触有害物的工作人员，要做好劳动防护措施。

(2)减少自呼吸道吸入的有害物：不在空气不新鲜或相对密闭的场所内做剧烈运动，如跑步等。

(3)减少有害食物的摄入：食用蔬菜、水果前要洗净，如时间允许，清洗后以净水浸泡 15～30 分钟，再次冲洗后食用，以减少农药等有害残留物的摄入。

2. 生活护理

嘱患者应避免皮肤外伤（机械性、物理性、化学性），以免发生同形反应。

(1)嘱患者选择衣服时宜宽大适身，尤其是内衣、内裤等不可过紧，并且尽可能选择纯棉制品，不可穿着化纤制品类内衣。临床上，乳房下、腰部、腹股沟等处的白斑常因局部受压迫所致。

(2)避免摩擦、压迫：洗澡时，不可用力搓擦。

(3)避免接触酚及酚类化合物：若经常接触橡胶制品，如橡胶手套、橡胶鞋带等，常会引起局部脱色而出现白斑，而且在远隔部位也会发生白斑损害。此外，经常接触汽油、油漆、沥青等也易引发白癜风。

(4)有湿疹、皮炎、虫咬症等皮肤病时，应及早治疗。

(5)进行期患者不可用强烈刺激性外用药，亦不可照射紫外线。

3. 心理护理

嘱患者调摄精神，稳定情绪，保持开朗、豁达的胸怀，避免焦躁、忧愁、思虑、悲哀、恼怒等不良情绪的刺激。

4. 加强锻炼

嘱患者应劳逸结合，加强体育锻炼，提高机体免疫力，避免患感冒、扁桃体炎等。

5. 饮食护理

嘱患者应纠正偏食嗜好，养成良好的饮食习惯，做到合理膳食与营养平衡。

第三节　黄褐斑

黄褐斑指发生于面部呈淡褐色或褐色的原因不明的蝶形色素沉着斑，主要分布于眼眶周围、鼻、颊、额等处，多见于中青年女性，可能与妊娠、日晒、服用避孕药、肿瘤及肝病有关。

一、病因与发病机制

黄褐斑的发病可能与遗传（家族性）和激素等因素有关。本病日晒后加重，化妆品、药物和光毒剂可诱发和加重本病，均与遗传易感性有关。此外，妊娠（多因素影响）、雌激素/黄体酮改变、口服避孕药和甲状腺功能失调（自身免疫性或非自身免疫性）等亦与黄褐斑的发生有一定联系。

二、临床表现

黄褐斑虽也可见于男性(约10％),但以中青年女性最为常见。皮损主要见于面部,表现为对称分布的褐色、黄褐色、灰褐色或浅蓝色斑。黄褐斑的发生部位主要有面中部、颧颊部、下颌部,偶见于颈和前臂,日照后颜色加深,夏重冬轻。

三、诊断

黄褐斑根据患者的年龄及性别因素,以及典型的临床特征,结合皮肤镜检查所见,诊断并不困难。

四、鉴别诊断

黄褐斑需与单纯性雀斑样痣进行鉴别。单纯性雀斑样痣的皮损可见于身体任何部位,色素较深,受日光照射影响不大;病理学检查示基底层黑素细胞密度增加,表皮突延长,呈棒状。

五、治疗

黄褐斑的治疗原则:健康教育,在抗感染、修复皮肤屏障、防晒的基础上给予去除色素的药物治疗。

(一)健康教育

(1)患者年龄越大或病程越长,治疗难度越大,故建议其及早治疗。

(2)嘱患者避免服用引起激素水平变化的药物及光敏性药物。

(3)注意劳逸结合,保证睡眠充足,舒缓紧张、焦虑的情绪,规律饮食。

(二)药物治疗

1. 抗感染

甘草酸苷具有抗感染、抑制黑素合成和转运的功效。以复方甘草酸苷注射液(美能)为例,推荐量为每次80mg,静脉滴注,每周2次,4～12周可起效,其不良反应少见,偶可出现低钾血症、血压上升、水肿、尿量减少、体重增加等假性醛固酮增多症的相关表现。

2. 去除黑素及促进黑素代谢

(1)系统用药:具体如下。①氨甲环酸:可抑制黑素合成,还可抑制毛细血管生成,减轻红斑;一般口服是最方便有效的用药方式,小剂量时即可有效,用法为每次250～500mg,每天2次或3次,用药1～2个月起效,治疗时间越长,疗效越好,建议连续使用6个月以上。②维生素C和维生素E:维生素C能抑制黑素合成,维生素E具有较强的抗脂质过氧化作用,两者联合应用的疗效更强;推荐以口服为主,维生素C,每次0.2g,每天3次;维生素E,每次0.1g,每天1次。③谷胱甘肽:能抑制黑素的生成,常与维生素C联用,可口服或静脉注射给药。

(2)外用药物:具体如下。①氢醌及其糖苷衍生物:常用浓度为4％的氢醌霜,每晚使用1次,治疗4～6周后可有明显效果,6～10周效果最佳;将氢醌、维A酸及糖皮质激素局部联合使用可提高疗效。②壬二酸:对黑素细胞有抗增生和细胞毒性作用,临床常用浓度为15％～20％的霜剂,每天2次,疗程为6个月。

六、护理

(1)嘱患者保持精神放松,保证充分的休息和睡眠,愉快地生活。

(2)长期坚持做皮肤护理,或可进行皮肤按摩,避免强光直接照射皮肤。

(3)摄取充足的营养物质,尤其是富含维生素 C 的蔬菜和水果,亦可口服维生素 E 胶丸。

第四节 雀 斑

雀斑是发生在面部皮肤的浅褐色或深褐色点状色素沉着斑,因其状如雀卵壳上的斑点而得名。

一、病因与发病机制

本病的确切病因与发病机制尚不清楚,可能与遗传有关,多为常染色体显性遗传病,往往于日晒后加重。

二、临床表现

本病多见于女性,5 岁左右开始发病,损害逐渐增多,至青年时最明显,老年后逐渐减轻。皮损为深浅不一的圆形或卵圆形色素沉着斑点,针头至绿豆大,具有多发性和对称性的特点。皮损多见于鼻背、颧、颊等处,也可见于颈肩、手背等区域。患者常无自觉症状,夏季日晒后皮损会加重。

三、诊断

雀斑依据典型的临床表现即可做出诊断。

四、鉴别诊断

雀斑需与单纯性雀斑样痣进行鉴别。单纯性雀斑样痣的皮损可见于身体任何部位,色素较深,受日光照射影响不大;病理学检查示基底层黑素细胞密度增加,表皮突延长,呈棒状。

五、治疗

(1)可外涂各种脱色剂(同黄褐斑)。

(2)可用液氮冷冻治疗,或用有腐蚀作用的药物(如酚或 30％～50％三氯醋酸等)点涂患处,进行化学剥脱,但大面积使用时应注意其不良反应。

(3)激光治疗:可使色素颗粒瞬间爆破而不损伤附近的组织,减少留下瘢痕的可能。需要注意的是,该治疗不能防止复发,治疗后应严格防晒。常被用来治疗雀斑的激光有倍频 Nd∶YAG 激光、Q-开关红宝石激光、Q-开关翠绿宝石激光和 IPL 强脉冲激光。

倍频 Nd∶YAG 激光:不良反应包括局部红肿、水疱或血疱形成等,治疗后应立即用冰袋冷敷,可减轻肿痛,并应注意创面卫生,避免感染。

Q-开关红宝石激光:不良反应为引起色素减退。

Q-开关翠绿宝石激光:临床显示,该激光治疗雀斑高效且安全。

IPL强脉冲激光：治疗后有轻微的烧灼感和暂时性红斑，一次清除率较低，需多次治疗。

六、护理

(1)注意防晒，尽量选择防晒指数较高的防晒霜，均匀地涂抹于皮肤暴露的部位；选择适合自己的化妆品，天气干燥时注意做好皮肤的保湿护理；亦可选择中药类护肤品，如茯苓研粉，涂擦患部，每天2次。

(2)注意清洁皮肤，不宜经常使用去角质的清洁用品，洗后需立即涂抹护肤品；禁忌使用含有激素、铅、汞等有害物质的"速效祛斑霜"，以免加重病情；做面部熏蒸时的时间不可过长，因热刺激可使色素生成，致使雀斑加重。

第十四章　感染科疾病

第一节　猩红热

猩红热是一种由 A 组乙型溶血性链球菌引起的临床以发热、咽峡炎、全身弥漫性猩红色皮疹和疹退后皮肤脱屑为特征的急性传染病。

一、流行病学特征

A 组乙型溶血性链球菌为革兰氏阳性球菌,其菌体成分和所产毒素与酶构成其毒力。急性期患者及健康带菌者为猩红热的主要传染源,通过鼻咽分泌物飞沫传播或直接密切接触传播。此外,病菌也可通过污染的玩具、生活用品和食物等经口传播,还可以通过皮肤创伤或产道入侵,成为"外科型"或"产科型"猩红热。

二、临床表现

(一)常见症状与体征

1.发热

猩红热患者常持续高热,体温可达 39℃,多为稽留热型,并伴有头痛、全身不适及食欲缺乏等一般中毒症状,病程为 1 周左右。

2.皮疹

(1)皮疹多在发病后 1～2 天内出现。

(2)出疹始于耳后颈部和上胸部,24 小时内可蔓延至全身。

(3)典型皮疹是在全身弥散性充血潮红的基础上,散布着针尖大小、密集而均匀的点状充血性斑丘疹,触摸有沙粒感或如鸡皮样,疹间皮肤不正常,皮疹多于 48 小时达高峰。

(4)病后 1 周左右出现皮肤脱屑,皮疹少者为糠麸样脱屑,皮疹多者可成片脱落,重者可呈手套、袜套样脱皮。

3.咽峡炎

患者表现为咽部疼痛,吞咽时疼痛尤甚,咽部可见充血、扁桃体肿大并覆盖有脓性分泌物,腭部可见充血或出血性黏膜疹,颌下淋巴结可有肿大及疼痛。

4.其他特征性表现

出疹的同时,患者可出现舌乳头肿胀、舌披白苔,肿胀的舌乳头突出且覆以白苔的舌面,称为"草莓舌";2～3 天后舌苔脱落,舌面光滑,呈绛红色,舌乳头突起,称为"杨梅舌";颜面部仅有充血而无皮疹,口鼻周围充血不明显,与面部充血形成反差,称为"口周苍白圈";皮肤皱褶处皮疹密集,常因压迫、摩擦而引起出血,形成紫红色线条,称为"帕氏线"。

(二)常见并发症

1.化脓性病变

细菌侵入邻近组织、器官,可引起化脓性病变,如中耳炎、颈淋巴结炎、鼻窦炎、支气管肺炎等。

2.中毒性病变

中毒性病变是由细菌毒素及各种生物因子引起的非化脓性病变,如心肌炎、心包炎、关节炎等,常见于疾病早期,多为一过性,预后良好。

3.变态反应性病变

变态反应性病变主要为风湿热、急性肾小球肾炎和关节滑膜炎,常发生于病程的2~4周,大多能自愈,预后良好。

三、诊断

(一)诊断要点

冬、春季节发病,发病前与猩红热或咽峡炎患者有接触史,患者突起发热、咽峡炎和典型的皮疹三大主要特征以及出疹期间伴随出现的草莓舌、口周苍白圈、帕氏线及后期的皮肤脱屑等表现,皆有助于本病的诊断。分泌物培养分离出 A 组乙型溶血性链球菌或免疫荧光法检测证实上述细菌的存在,为确诊猩红热的主要依据。

(二)辅助检查

1.血常规检查

血白细胞总数升高,可达(10~20)×10⁹/L 或更高,中性粒细胞比例可达 80% 以上,胞质内常可见中毒性颗粒;出疹后嗜酸性粒细胞增多,可达 5%~10%。

2.尿液检查

单纯猩红热患者尿中可有一过性少量蛋白;并发肾炎时,尿蛋白明显增加,并可出现红细胞、白细胞和管型。

3.病原学检查

患者咽拭子或其他分泌物可培养出 A 组乙型溶血性链球菌;亦可用免疫荧光法检查咽拭子,若涂片发现致病菌,可进行快速诊断。

四、鉴别诊断

猩红热患者有发热、咽峡炎和皮疹等特征性表现,应与以下疾病进行鉴别。

1.其他发热类疾病

猩红热应与急性上呼吸道感染和其他细菌所致的化脓性扁桃体炎等其他发热类疾病进行鉴别。急性上呼吸道感染除发热、咽部充血发红外,常伴有流涕、鼻塞、咳嗽等相关症状;其他细菌所致的化脓性扁桃体炎亦可有发热、咽痛和扁桃体肿大以及表面脓性分泌物。猩红热的发热多为持续高热,体温可达 39℃,多为稽留热型,多同时伴有咽部充血化脓性扁桃体炎,发热 1~2 天后出现特征性皮疹,与其他发热类疾病不难鉴别。

2.其他相关出疹性疾病

(1)猩红热样药疹:患者有用药史,一般在用药后 1~2 周内发病,皮疹呈多形性,出疹无一定顺序,呈对称性,可有皮肤瘙痒,常无咽峡炎、草莓舌等表现;一般停药后皮疹可迅速消退。

(2)金黄色葡萄球菌感染:可产生红疹毒素,亦能引起猩红热样皮疹;出疹多在起病后 3~5 天,持续时间短,消退快,无皮肤脱屑;但中毒症状重,皮疹消退后全身症状不缓解,常有原发病灶和迁徙病灶;一般需做病原学检查予以鉴别。

(3)麻疹:往往有明显的上呼吸道卡他症状,一般具有"热 3 天、出 3 天、退 3 天"的病程经过,皮疹为红色斑丘疹、大小不等、形状不一,疹间皮肤正常,皮疹先见于面部,再扩散到全身,面部皮疹多且明显,退疹后留有色素沉着或糠皮样脱屑。

(4)风疹:一般为发热 1 天即出皮疹。皮疹的特点为"一麻、二猩、三退疹",即第 1 天如麻疹,第 2 天如猩红热皮疹,2~3 天后消退,疹退后不遗留色素沉着,无脱屑,咽部无炎症,而后可出现淋巴结肿大。

五、治疗

(一)治疗原则

猩红热的治疗以抗感染为主,辅以全身对症支持疗法。早期给予足量和足够疗程的敏感抗生素可缩短病程、减少并发症,是保证疗效的关键。

(二)治疗方法

1.一般治疗

(1)采取呼吸道隔离,直至临床症状消失、咽拭子连续 2 次阴性。

(2)对患者的分泌物予以消毒。

(3)嘱患者注意卧床休息和口腔卫生。

(4)给予患者退热药物或物理降温。

(5)嘱患者每天需摄入足够的热量,并依据病情适当补充液体量。

2.病原学治疗

猩红热的病原学治疗首选青霉素 G。依据患者病情的轻重,成人可应用 80 万~600 万 U/d,儿童可应用 2 万~20 万 U/(kg·d),分次肌内注射或静脉注射,疗程为 7~10 天。对青霉素过敏者,可选用红霉素、氯霉素、林可霉素、头孢菌素及喹诺酮类抗生素,疗程为 7~10 天。

3.对症治疗

本病除大剂量应用抗生素外,还应依据患者临床表现给予对症治疗,如病情较重、身体虚弱者,可输入少量血浆、鲜血,或给予丙种球蛋白或恢复期血清,对抢救患者较为有利。

六、护理

1.发热的护理

对于急性期的患儿,嘱其一定要卧床休息 2~3 周,遵医嘱服用退热药,以预防其他并发症的发生;必要时,可为患儿进行物理降温,建议采用冷敷及温水擦浴的方法,切不可用冷水或酒精擦浴。

2.口腔护理

猩红热患儿的口腔卫生十分重要。对于年龄较大的患儿,建议让其自己用温盐水漱口,并嘱其饭后及睡前要刷牙;对于一两岁的患儿,建议护士用镊子夹着消毒的纱布或棉花为患儿擦洗口腔。

3.皮肤护理

(1)将患儿的指甲剪短,以免其抓破皮肤。

(2)告知患儿在脱皮的时候不要用手撕扯,家长可用消毒的剪刀为其进行修剪,以避免传染。

(3)经常用温水为患儿清洗皮肤,以缓解瘙痒,注意不要用肥皂水、酒精等对皮肤进行擦拭。

(4)必要时,可为患儿涂抹炉甘石洗剂。

4.心理护理

治疗期间,嘱患儿保持良好的心态,告知其猩红热出现之后,只要及时地进行治疗,是能够完全恢复的。

5.饮食护理

在饮食方面,告知患儿家长可以喂患儿多喝些水或纯奶,避免给予患儿高营养、油腻、过酸、过甜的食物,以免加重病情。

第二节　狂犬病

狂犬病又名恐水症,是由狂犬病病毒所致的自然疫源性人畜共患急性传染病。本病通常由病兽以咬伤的方式使人体受到感染,病死率极高,典型的临床表现为特有的恐水、恐声、怕风、恐惧不安、咽肌痉挛、进行性瘫痪等。

一、病因与发病机制

狂犬病主要由狂犬病病毒所致。狂犬病病毒含有 5 种主要蛋白,即糖蛋白(G)、核蛋白(N)、聚合酶(L)、磷蛋白(NS)及膜蛋白(M)等,其中的糖蛋白能与乙酰胆碱结合,决定了狂犬病病毒的嗜神经性。

二、临床表现

狂犬病的临床表现可分为四期。

1.潜伏期

狂犬病的潜伏期长短不一,短者可仅有 3 天,长者可长达 19 年,一般多为 20～90 天。在潜伏期中,感染者可没有任何症状。

2.前驱期

感染者开始时表现为全身不适、低热、头痛、恶心、疲倦,继而恐惧不安、烦躁失眠,对声、光、风等刺激敏感,且有喉头紧缩感。在愈合的伤口及其神经支配区,常有痒、痛、麻及蚁走等感觉异常。本期可持续 2～4 天。

3.兴奋期

兴奋期患者常表现为极度的恐水、怕风。典型患者虽极渴,但不敢饮水,见水、闻水声、饮水或仅提及饮水时也可以引起严重喉肌痉挛;外界刺激(如风、光、声)也可引起喉肌痉挛,表现为声音嘶哑、说话吐词不清;呼吸肌痉挛时,可出现呼吸困难和发绀。患者多伴有交感神经功能亢进,表现为大量流涎、大汗淋漓、心率加快、血压升高、精神失常及幻觉等。本期可持续 1～3天。

4.昏迷期

如果患者能够度过兴奋期而侥幸活下来,就会进入昏迷期。本期患者多发生深度昏迷,但狂犬病的各种症状均不再明显,大多数进入此期的患者最终会因呼吸功能衰竭及喉痉挛而窒息身亡。

三、诊断

(一)诊断要点

在狂犬病的早期,患者多有低热、头痛、倦怠、全身不适、恶心、烦躁、失眠、恐惧不安等症状,对声音、光线等刺激变得异常敏感,稍受刺激即可感觉咽喉部发紧,在愈合的伤口周围及其神经支配区会有麻木、痒痛及蚁走的异常感觉;两三天后,病情进入兴奋期,患者常高度兴奋,突出表现为极度恐水、怕风,遇到声音、光线、风等刺激会出现咽喉部的肌肉严重痉挛。患者虽然口渴,却不敢喝水,甚至听到流水的声音或者别人说到水也会出现咽喉痉挛。严重的患者还可伴有全身疼痛性抽搐,导致呼吸困难。狂犬病患者大多神志清楚,但也有部分患者会出现精神失常。兴奋期后,患者会变得安静下来,但随之会出现全身瘫痪,以及呼吸和血循环系统功能衰竭,迅速陷入昏迷,数小时后就会死亡。

恐水是多数狂躁型狂犬病患者特有的症状之一。

(二)辅助检查

行血常规检查时可见白细胞总数轻至中度升高,中性粒细胞占 80% 以上;脑脊液中的细胞数及蛋白质可稍增多,糖和氯化物正常。

四、鉴别诊断

狂犬病需要与以下疾病进行鉴别。

1.破伤风

破伤风虽也有全身肌肉的阵发性痉挛,但狂犬病的痉挛主要发生于咽喉部的肌肉。狂犬病可以有明显的怕风、怕光、怕声的现象,而破伤风并没有。

2.病毒性脑膜炎

病毒性脑膜炎会有明显的脑膜刺激征表现,还可以出现意识障碍、精神异常,但不会出现狂犬病典型的怕风、怕光、怕声以及咽喉痉挛的现象,二者比较容易鉴别。

五、治疗

1. 急救措施

（1）被疯狗咬伤后，应立即冲洗伤口，关键是洗的方法。若伤口较小、较表浅，且无活动性出血时，可自行先用自来水或肥皂水直接冲洗伤口，至少冲洗 30 分钟，尽量把可能进入伤口的病毒冲洗掉，冲洗之后要用干净的纱布把伤口盖上。对于严重的咬伤，应立即前往医院进行处理。

（2）被疯狗咬伤后，即使是再小的伤口，也有感染狂犬病的可能，同时可感染破伤风，故伤者应按照要求注射狂犬病疫苗和/或破伤风抗毒素预防针。

（3）及时、正确地处理伤口，及时全程预防接种，可以预防狂犬病和降低其发病率。

2. 药物治疗

狂犬病发病后，一般以对症综合治疗为主，通常没有特效的治疗方法。

（1）单室严格隔离患者，尽量保持患者处于安静状态，减少光、风、声的刺激，若出现狂躁，应使用镇静剂。

（2）加强监护及治疗，维持水、电解质及酸碱平衡，给予生命支持；伴有脑水肿者，可行脱水治疗。

六、护理

（1）按传染病护理常规进行处理及隔离，一般需要隔离至症状消退后 1 周或每天 1 次连续咽拭子培养 3 次阴性；若有化脓性并发症者，则应隔离至治愈并发症。

（2）病房应通风换气，每天 3 次或 4 次，或用紫外线照射进行空气消毒；患者使用的餐具、水杯等需煮沸 15 分钟；患者的鼻咽分泌物需以 2% 洗消净浸泡消毒。

（3）嘱发热期患者应卧床休息，并发心肌炎时应绝对卧床休息；避免接触其他传染病患者，并做好患者的生活护理。

（4）对于急性期患者，应给予高热能饮食；若并发肾炎者，应给予低盐饮食。

（5）对于出疹期患者，应禁用肥皂水进行擦洗。

（6）注意观察患者有无心肌炎及肾炎等并发症发生，并注意观察患者的心率、心律、血压变化，以及有无眼睑水肿、尿量减少和血尿等。

第三节　水痘和带状疱疹

水痘-带状疱疹病毒（varicella-zoster virus，VZV）感染可引起两种表现不同的疾病，即水痘和带状疱疹。人体初次感染水痘-带状疱疹病毒后，可发生水痘。水痘是小儿常见的急性呼吸道传染病，患儿皮肤黏膜分批出现斑疹、丘疹、疱疹及结痂，全身症状轻微。水痘痊愈后，水痘-带状疱疹病毒可潜伏在感觉神经节内，在中老年期被再次激活后，可发生带状疱疹。带状疱疹的特征是沿身体单侧感觉神经分布的相应皮肤节段出现成簇的斑疹和疱疹，常伴有较严重的疼痛。

一、病因与发病机制

水痘-带状疱疹病毒是引起水痘及带状疱疹的直接因素。病毒经上呼吸道、口腔、结膜侵入人体,病毒颗粒在扁桃体或其他局部淋巴组织的 T 细胞中复制,被感染的 T 细胞随后将病毒转运至皮肤组织、内脏器官及神经系统,形成病毒血症,发生水痘。水痘发病后 2～5 天,特异性抗体出现,病毒血症消失,症状随之好转。水痘的皮肤病变为棘细胞层细胞水肿、变性、细胞液化后形成单房性水疱,内含大量病毒,随后由于疱疹内炎症细胞和组织残片增多,疱内液体变混浊,病毒数量减少,最后结痂,下层表皮细胞再生。水痘因病变表浅,故愈合后不留瘢痕。由于特异性抗体的存在,受染细胞表面靶抗原消失,可逃避致敏 T 细胞的免疫识别,病毒可隐伏于脊髓后根神经节或脑神经的感觉神经节内,在机体受到某些刺激(如发热、疲劳、创伤等)或免疫力降低的情况下,潜伏状态的病毒则被激活并开始复制,病毒沿感觉神经向远端传播至所支配的皮区增殖,从而引发带状疱疹。

二、临床表现

1. 水痘

水痘的潜伏期为 10～21 天。前驱期可无症状,或仅有轻微症状,也可有低热或中等程度的发热及头痛、全身不适、乏力、食欲减退、咽痛、咳嗽等,发热第 1～2 天即迅速出疹。水痘的皮疹具有特征性,其特点可概括为向心分布,分批出现,斑丘疱(疹)痂"四代"同堂;初为红斑疹,数小时后变为深红色丘疹,再经数小时发展为疱疹;皮损位置表浅,形似露珠水滴,呈椭圆形,直径为 3～5mm,壁薄易破,周围有红晕;疱液初透明,数小时后变为混浊,若继发化脓性感染,则可成为脓疱。水痘患者常有局部瘙痒感,可使患者烦躁不安,1～2 天后疱疹从中心开始干枯结痂,周围皮肤红晕消失,再经数天后痂皮脱落,一般不留瘢痕。若继发感染,则脱痂时间会延长,甚至可能留有瘢痕。皮疹呈向心性分布,先出现于躯干和四肢近端,以躯干部的皮疹最多,其次为头面部,四肢远端较少,手掌、足底更少。部分患者鼻、咽、口腔、结膜和外阴等处黏膜也可发疹,黏膜疹易破,形成溃疡,常伴有疼痛。水痘的皮疹一般会分批出现,每批历时 1～6 天,皮疹数目为数个至数百个不等,数目愈多,则全身症状愈重。一般水痘的皮疹需经过斑疹、丘疹、疱疹、结痂各阶段,但最后一批皮疹可在斑丘疹期停止发展而隐退,发疹 2～3 天后,同一部位常可见斑疹、丘疹、疱疹和结痂同时存在。

水痘为自限性疾病,经 10 天左右可自愈。儿童患者全身症状及皮疹均较轻;成人及婴儿患者病情较重,皮疹多且密集,病程可长达数周,易并发水痘肺炎。伴有免疫功能低下者,易形成播散性水痘,病情重,高热及全身中毒症状重,皮疹易融合成大疱型或呈出血性,继发感染者可呈坏疽型。若多脏器受病毒侵犯,则水痘的病死率极高。妊娠早期若感染水痘,可能会引起胎儿畸形,孕期水痘较非妊娠妇女重;若发生水痘后数天内分娩,亦可发生新生儿水痘。此外,重症水痘患者可并发水痘肺炎、水痘脑炎、水痘肝炎、间质性心肌炎及肾炎等。

2. 带状疱疹

带状疱疹发疹前 2～5 天,患者局部皮肤常有瘙痒、感觉过敏、针刺感或灼痛,触摸皮肤时疼痛尤为明显,局部淋巴结可有肿痛,部分患者有低热和全身不适。皮疹先为红斑,数小时后发展为丘疹、水疱,数个或更多的水疱呈集簇状,数簇连接成片,水疱成批发生,簇间皮肤正常。

带状疱疹沿周围神经相应皮区分布,多限于身体一侧,皮损很少超过躯干中线,5～8天后水疱内容物开始出现混浊或部分破溃、糜烂、渗液,最后干燥结痂,第2周时痂皮脱落,遗留渐进性淡红色斑或色素沉着,一般不留瘢痕。带状疱疹的病程为2～4周。

带状疱疹可发生于任何感觉神经分布区,但以脊神经胸段最为常见。三叉神经第一支亦常受侵犯,可能会发生眼带状疱疹,常累及角膜及虹膜睫状体。若发生角膜瘢痕,则可导致失明。当累及三叉神经其他支或面神经时,可出现口腔内小囊泡等不典型表现;偶可侵入第Ⅴ、Ⅷ、Ⅸ和Ⅹ对脑神经而出现面瘫、听力丧失、眩晕、咽部皮疹或咽喉麻痹等。当存在免疫缺陷时,病毒可侵袭脊髓而出现肢体瘫痪、膀胱功能障碍、排泄困难,偶可引起脑炎和脑脉管炎。皮损轻重随个体而异,有的仅在某一感觉区内出现疼痛而不发疹;有的只有斑疹而无疱疹;有的局部疱疹融合而形成大疱或出血性疱疹;有的出现水疱基底组织坏死,形成紫黑结痂。

严重带状疱疹患者可发生播散性带状疱疹,局部皮疹后1～2周全身可出现水痘样皮疹,伴有明显的高热及毒血症表现,甚至病毒播散至全身脏器,发生带状疱疹肺炎和脑膜脑炎,病死率高。此类患者多有免疫功能缺陷或免疫抑制。

三、诊断

典型的水痘和带状疱疹依据临床表现,尤其是皮疹的形态及分布特征,一般不难做出诊断。对于非典型病例,需要依靠实验室检查做出病原学诊断。

四、鉴别诊断

水痘需与丘疹样荨麻疹进行鉴别。丘疹样荨麻疹多见于婴幼儿,系皮肤过敏性疾病,皮疹多见于四肢,可分批出现,多为红色丘疹,顶端有小水疱,壁较坚实,痒感显著,周围无红晕,不结痂。

带状疱疹在出疹之前,还应注意与胸膜炎、胆囊炎、肋软骨炎、流行性肌痛等进行鉴别。

五、治疗

水痘和带状疱疹的治疗以一般治疗与对症处理为主,可加用抗病毒药,并注意防治并发症。

1. 一般治疗与对症处理

(1)水痘:急性期患者应卧床休息,注意水分和营养的补充,避免因抓伤而继发细菌感染。伴有明显皮肤瘙痒者,可用含0.25%冰片的炉甘石洗剂或5%碳酸氢钠溶液局部涂擦,疱疹破裂后可涂甲紫或抗生素软膏预防继发感染。此外,使用维生素 B_{12} 500～1000mg,肌内注射,每天1次,连用3天,可促进皮疹干燥、结痂。给予全身紫外线照射治疗,有止痒、预防继发感染,以及加速疱疹干涸、结痂、脱落的效果。

(2)带状疱疹:局部治疗可用5%碘去氧脲嘧啶溶液溶于50%二甲基亚砜制成的溶液外涂,或用阿昔洛韦溶液外敷,每天数次,同时可适当使用镇静剂(如地西泮)或镇痛剂(如阿米替林)止痛。此外,高频电疗法对消炎止痛、缓解症状、缩短病程效果较好;使用氦-氖激光照射皮疹相关脊髓后根、神经节或疼痛区,有显著的镇痛作用。

2. 抗病毒治疗

对于年龄大于50岁的带状疱疹患者、有免疫缺陷或应用免疫抑制剂的水痘和带状疱疹患者、侵犯三叉神经第一支有可能播散至眼的带状疱疹,以及新生儿水痘或播散性水痘肺炎、脑炎等严重患者,应及早(发病 24 小时内)使用抗病毒药,首选阿昔洛韦,每次 200mg(水痘用量,带状疱疹用量为 800mg),每天 5 次口服,或 10～12.5mg/kg 静脉滴注,每 8 小时 1 次,疗程为 7 天(免疫抑制患者需静脉给药)。其他核苷类似物,如泛昔洛韦(FAV)、伐昔洛韦(VCV),作用与阿昔洛韦相同,且半衰期长,不良反应少。伐昔洛韦是阿昔洛韦的前体药物,只能口服给药,生物利用度是阿昔洛韦的 3～5 倍,并且药代动力学比阿昔洛韦更好,给药方法简单(300mg,每天 2 次,连用 7 天)。泛昔洛韦是喷昔洛韦的前体药物,也只能口服给药(250mg,每天 3 次,连用 7 天)。现已证实,口服泛昔洛韦、伐昔洛韦治疗皮肤带状疱疹比阿昔洛韦更为便捷,用药次数少,能明显减少带状疱疹急性疼痛的持续时间,但阿昔洛韦因其价格优势,仍是目前带状疱疹抗病毒治疗的一线首选用药。对于病情严重者,早期可加用 α 干扰素 100 万 U,皮下注射,能较快抑制皮疹发展,加速病情恢复。对于阿昔洛韦耐药者,可给膦甲酸钠 120～200mg/(kg·d),分三次静脉注射。抗病毒治疗有助于减少带状疱疹患者急性神经炎症的发生,加速皮损修复,对免疫缺陷患者及早使用抗病毒药物可防止病毒扩散。

3. 防治并发症

(1)发生皮肤继发感染时,可加用抗菌药物。

(2)因脑炎出现脑水肿、颅内高压者,应行脱水治疗。

(3)发生眼部带状疱疹者,除应用抗病毒药物治疗外,亦可用阿昔洛韦眼药水滴眼,并用阿托品扩瞳,以防虹膜粘连。

六、护理

1. 一般护理

(1)指导发热期患者卧床休息,进食高维生素、高蛋白饮食;鼓励患者多喝水,保障足够的营养支持与水分的供应。

(2)对水痘患儿应做到早期隔离,直至全部皮疹结痂。对于其污染物、用具,可用煮沸或暴晒的方法消毒。与水痘患者接触过的儿童,应隔离观察 3 周。

(3)带状疱疹患者虽不必隔离,但应避免与易感儿童和孕妇接触。

(4)年老体弱患者或症状较重者应注意卧床休息,尽量减少活动,以缓解局部皮肤的症状,同时注意加强营养,提高机体免疫力。

(5)保持皮肤清洁、干燥,保护好皮损部位;不能为了减轻自觉症状而自行将水疱挑破,以免继发感染。

(6)皮肤损害如为出血性、坏疽性或全身泛发,表明机体抵抗力低下,可能伴有潜在的恶性疾病,应及时告知医生进行处理。

(7)如患者出现头痛、恶心、呕吐、惊厥、感觉障碍、共济失调等神经症状,则有发生脑膜脑炎的可能,应引起高度重视。

(8)对后遗神经痛的患者,建议做物理治疗或采用中医疗法,如针灸、红外线照射等,均有明显的止痛及缓解症状的作用。

2. 心理护理

许多老年带状疱疹患者对疾病所造成的后遗神经痛症状表示焦虑,情绪较急躁,甚至担心是否还存在其他疾病。因此,护士应多与患者沟通,多关心和体贴患者,做好解释工作,向患者介绍疾病的临床特征、治疗要点及预后等,以消除患者的后顾之忧。

3.创面护理

(1)保护皮损创面:局部应避免用热水烫洗或其他不良刺激,以免加重皮肤损害;指导患者正确使用外用药物;告知患者局部糜烂面可用抗生素溶液湿敷,已结痂者不能强行将痂壳剥离。

(2)对于发生在眼部的带状疱疹,应做好眼睛的护理:眼部分泌物较多时,应及时用生理盐水清洗,同时要求患者遵医嘱按时点眼药水或眼膏,防止眼部并发症(如溃疡性角膜炎)的发生。

参考文献

[1]唐前.内科护理[M].重庆:重庆大学出版社,2016.

[2]王姗姗.实用内科疾病诊治与护理[M].青岛:中国海洋大学出版社,2019.

[3]王瑞静,马春霞,秦莹.血液系统疾病护理[M].郑州:河南科学技术出版社,2017.

[4]王蓓,彭飞,杨亚娟.内科疾病健康宣教手册[M].上海:上海科学技术出版社,2020.

[5]亓娟秀.外科常见疾病的护理[M].昆明:云南科学技术出版社,2016.

[6]王春霞.实用护理技术与疾病护理[M].北京:科学技术文献出版社,2019.

[7]张晓兵.临床常见疾病的诊疗与护理[M].昆明:云南科学技术出版社,2016.

[8]赵利英,王秀霞,赵永艳,等.护理学操作规范与临床实践[M].青岛:中国海洋大学出版社,2018.

[9]王文鹏.临床外科疾病诊治[M].北京:科学技术文献出版社,2019.

[10]孟莎莎.现代护理技术新进展[M].济南:山东科学技术出版社,2017.

[11]任晓斌.实用普外科疾病诊疗学[M].北京:中国纺织出版社,2019.

[12]沈斌,吕玲梅,刘琴.内科疾病诊疗与新进展[M].南昌:江西科学技术出版社,2018.

[13]吴至久.实用外科疾病诊疗思维[M].北京:科学技术文献出版社,2019.

[14]丁琼,王娟,冯雁,等.内科疾病护理常规[M].北京:科学技术文献出版社,2018.

[15]邓范艳.临床医学与护理[M].长沙:湖南科学技术出版社,2017.